1100日間の葛藤

新型コロナ・
パンデミック、
専門家たちの記録

尾身 茂

日経BP

プロローグ

2020年2月23日日曜日、令和最初の天皇誕生日は日差しの暖かな日だった。午後1時から新型コロナウイルス感染症対策専門家会議のメンバー10人ほどが急きょ「勉強会」を開いた。場所は、東京・白金台にある東京大学医科学研究所、メンバーの一人である武藤香織東京大学教授の研究室隣の会議室であった。

当時、政府は横浜に停泊していたクルーズ船「ダイヤモンド・プリンセス号」内の感染者対応に忙殺されていた。この時期、私たち専門家に求められていたのは、早朝の大臣室で、あるいは、2月に入って開催された専門家助言組織の会議で、クルーズ船の乗客を降ろすべきかなど個別の質問について意見を述べることだけだった。

この時点で私たちは、本感染症が無症状者や潜伏期間中の人でも他の人に感染させ、既に国内での市中感染が始まっていると判断していた。症状がある人を隔離するだけでは不十分で、少なくともワクチン接種が普及するまでの間、人と人との接触をなるべく減らす必要があると考えていた。

私たちの見解を国に示さなければ専門家としての責任を果たせないと皆が思い始めていた。

個別の問題だけに答えることに強い危機意識とフラストレーションを感じ、居ても立ってもいられず集まったのだ。

翌24日には第3回専門家会議の開催が予定されていた。何が何でもその日のうちに見解をまとめなければならない。どんな言葉ならこの切迫感が国や国民に伝わるか。「瀬戸際」という言葉はどうか。議論は白熱したが、日が暮れる頃には独自見解案の大筋が決まった。

私たちは政府によってつくられた会議のメンバーである以上、この時点で政府に私たちの考えを伝えるべきだと考えた。メールで厚生労働省に見解案を送信した。我が国では専門家助言組織のメンバーが独自の見解を出すのは、決して一般的ではない。私たちの見解案を国がそのまま受け入れてくれるか自信はなかった。

すぐに厚労省から反応があった。

「専門家会議としてではなく、専門家個人の名前で出してほしい」と言われた。当初の見解案では「呼気による感染の可能性」にも言及していた。この部分は一般市民に不要な恐怖感を与えかねないという理由で削除を求められた。厚労省は政府がつくった助言組織のメンバーが独自の見解を示すことに懸念を抱いていたようだ。

政府が新型コロナウイルス感染症対策に一生懸命取り組んでいるのは十分に分かっていた。もとより私たちの狙いは政府を批判することではない。政府と違う考えを私たちが押し通せば、政府と専門家の間に緊張感が生まれ、その後の仕事に支障を来す。しかしこのままでは、感染が急速に広がる可能性が高い。私たちの見解を今示さなければ、大変な事態になりかねない。

しかし専門家が独自見解を出せば、政府から煙たがられるかもしれないし、批判されることもあり得る。

政府に対して聞かれてもいないのに自ら独自見解を出すことは禁じられているわけではないが、「専門家は政府から聞かれた個別の課題に答える」という暗黙の境界線を越えることを意味する。「ルビコン川を渡りますか」。私はメンバー全員に聞いた。

皆の気持ちは固かった。武藤さんと私が最後まで残って見解案の一字一句を点検し、会議室を出たときには、外は真っ暗闇で暴風が吹き始めていた。

この2020年2月23日がその後も続く、専門家たちの葛藤の始まりだった。

勉強会はお互いの考えをぶつけ合って、合理的な提案をつくるための場だった。勉強会に参加したメンバーの専門性は、疫学、ウイルス学、呼吸器内科、感染症、公衆衛生、医療社会学、リスクコミュニケーション、法律、経済学など多様だった。

私は政府との交渉役とともに、勉強会のまとめ役も担った。私が医師として変わり種だったからかもしれない。

そもそも私たち専門家の最も重要な役割は、感染リスクの分析・評価と、求められる対策を政府に提案することであった。それに最も多くの時間と労力を割いてきた。コロナ禍の3年間で私たち専門家が出した提言は100以上に上り、できるだけ根拠も示してきた。私自身はこれらの提言を「作品」と呼んでいた。

この「作品」づくりで最も意識したことは、合理的で人々に納得してもらえるかどうか。歴史の検証に堪えられるかどうかだった。

これまでに出した提言の根拠やそれに込めた思いを中心に、専門家同士の激しい議論、首相や大臣、行政官などとのやりとりなどを思い出しながら書いたのが本書である。次のパンデミックに備え、少しでも参考になればとの思いがあった。

本書は、専門家グループそして私自身が１１００日間、どんな問題に直面したか、何に悩んだか、その葛藤の記録である。

目次

第2部 提言の裏にあった葛藤

第3部

新型コロナが投げかけた問い

カバー写真：毎日新聞社／アフロ
○「新型コロナウイルス」「新型コロナウイルス感染症」とも、初出についてはそれぞれ「新型コロナウイルス」「新型コロナウイルス感染症」と記し、2回目以降は全て「新型コロナ」とした。
○ 人物名は、基本的には、本文の初出時のみ当時の肩書きを付けた。

装丁　奥村靫正／TSTJ
本文構成デザイン　山田開生／TSTJ

第1部

パンデミックと専門家

第1部

第1章 葛藤の始まり

非公開提言書を提出してから1週間以上たっても、政府から新型コロナ対策の全体像は示されなかった。私たちの危機感とフラストレーションが高まっていった。

1-1 武漢の第一報、そのとき何を考えたか？

中国・武漢市において、原因不明のウイルス性肺炎患者が相次いでいる――。

２０２０年年明け、このニュースを目にした直後から、私は他の感染症専門家と連絡を取り合い、国内外の情報収集を始めた。

シンガポールなどでは、我が国より先に新型コロナウイルス（新型コロナ）の市中感染が始まっていた。私が情報交換した専門家の中にはそうした国・地域の感染症対策担当者と、２００３年のＳＡＲＳ（重症急性呼吸器症候群）対策で共に取り組んだ経験を持つ人が何人かいた。我が国で海外渡航歴のない国内感染例が一例も確認されていなかった２０２０年1月中旬時点で既に、新型コロナウイルス感染症（新型コロナ）に関して、限定的ではあるが、情報を得ていた。

それらの情報のうち、私たちが最も注目したのがＳＡＲＳとの違いである。新型コロナもＳＡＲＳも同じコロナウイルスによる感染症だ。ＳＡＲＳは症状が出てから初めて他の人に2次感染させるが、潜伏期間中あるいは無症状の人は2次感染させない病気であった。従ってＳＡＲＳ対策で採用した基本方針は有症状者を隔離することで更なる感染を防ぐことであった。このため、ＳＡＲＳは21世紀最初の公衆衛生学的危機と受け取られたが、約半年で制圧された。なお公衆衛生学とは、社会や地域、行政との関わりを通じて感染症を含む疾病の予防などを図るための学問である。

一方、新型コロナは潜伏期間中や無症状の人も他の人に2次感染させるという。実際そのことを裏付けるように、2020年1月28日には、武漢からの症状のない観光客を乗せたツアーバス運転手の感染が日本国内で初めて確認された。

武漢の封鎖は2020年1月23日に開始されたが、そもそも封鎖以前にある程度は感染が広がっており、既に武漢からの感染者が日本に入国していた可能性が高いと私たちは考えていた。従って、同年1月末から2月初旬の段階で感染が確認された人たちの背後では静かにウイルスの伝播が始まっていると私たちはみていた。

独自見解に先立つ「非公開提言書」

2020年1月中旬には厚生労働省の行政官が単独で記者会見を行っていた。ところが同年1月の終わりごろには、まだ正式な専門家助言組織は発足していなかったが、国立感染症研究所長の脇田隆字さん、川崎市健康安全研究所長の岡部信彦さん、私などが厚労省の記者会見に同席を求められるようになった。この頃から厚労省は専門家による助言組織が必要だと考え始めたようだ。

2020年2月3日、私たち専門家は厚労省の専門家助言組織「新型コロナウイルス感染症対策アドバイザリーボード」のメンバーになるよう厚労省から電話で依頼された。メンバーは12人だった。

たまたま同じ日の夜、乗客の感染が確認されたクルーズ船「ダイヤモンド・プリンセス号」が横浜港に到着した。

このアドバイザリーボードの第1回会合は、２０２０年2月7日に開かれた。なお、その後、同年2月14日、内閣官房に新たに「新型コロナウイルス感染症対策 専門家会議」が設置され、アドバイザリーボードのメンバーがそのまま専門家会議にスライドした。

この時期、既に私たちは、この感染症のしたたかさについて強い危機感を抱いていた。このため、厚労省からアドバイザリーボードのメンバー就任を依頼された数日後、厚労省に宛てた提言書案を書き始めた。Ａ４用紙６枚のその文書の改稿は10回に及び、２０２０年2月13日、「アドバイザリー・ボードメンバーからの新型肺炎対策（案）」というタイトルの非公開提言書を厚労省に送った。

２０２０年2月13日に送ったその非公開提言書の中で、私たちは「国内にいる全ての感染者とその感染ルートを追跡できているわけではなく、日本国内でも、軽症者を含む感染が広がるか、既に広がっている可能性もある。そのため、現在の状況は国内における感染の早期であると考えられる」と国内の感染状況について分析し、対応策を示した。

なかでも最もスペースを割いたのが、市民への情報提供の在り方である。リスクコミュニケーションの観点から、２つの原則を示した。１つ目は、毎日の感染者数など断片的情報だけではなく、市民に全体像が理解できる説明が求められること。２つ目は、状況が変化した場合にはその都度可及的速やかに全体像を分かりやすく説明することである。

この文書のタイトルには「（案）」とあえて付けた。この非公開提言書を、政府が対策の方向性を打ち出す際に参考にしてもらえればとの思いからだった。一般に公表するつもりはなかった。

1-2 ルビコン川を渡る

非公開提言書を厚労省に送った翌日の2020年2月14日、内閣官房新型インフルエンザ等対策室からメールが来た。政府の新型コロナウイルス感染症対策本部の下に専門家会議を立ち上げることになったから、アドバイザリーボードのメンバーにその構成員となってほしい、という内容だった。

2020年2月16日、安倍晋三首相も出席し、第1回専門家会議が首相官邸で開かれた。安倍首相は「この専門家会議で出された医学的・科学的な見地からのご助言を踏まえ、先手先手で更なる対策を前例にとらわれることなく進める」とあいさつした。

しかし、2020年2月13日に非公開提言書を提出してから1週間以上たっても、政府から新型コロナ対策の全体像は示されなかった。私たちの危機感とフラストレーションが高まっていった。

加藤厚労大臣に直談判

2020年2月21日午前0時過ぎ、専門家会議の構成員全員に宛てて、1通のメールが届いた。送り主は武藤香織東京大学教授。専門家会議の構成員の一人だ。

今の政府の状況では市民に対して適切なタイミングで警告を発することができなそうだから、専門家会議が独自にリスクメッセージを作成して発信すべきではないか、という内容だった。

座長の脇田さんを含め、専門家会議の構成員何人かが即座に武藤さんの呼びかけに賛同した。

2020年2月23日午後1時、東京・白金台の東京大学医科学研究所内の会議室に10人ほどが急きょ集まった。夕方になって独自見解案の大筋が何とか決まり、厚労省に送ったところ、厚労省は専門家会議として独自見解を出すことそのものに懸念を示した。

「ルビコン川を渡りますか」と私はメンバー全員に聞いた。「専門家は政府から聞かれた個別の課題に答える」という暗黙の境界線を越える覚悟があるかと尋ねたのだ。皆の覚悟を確認した。

翌2月24日朝に開催された第3回専門家会議で、加藤勝信厚労大臣に私たちの考えを直接、率直に訴えることにした。会議の冒頭、脇田さんと会議直前に相談した通り、私は手を挙げた。「政府からの個別の案件に対する諮問があればこれまで通り喜んでお答えさせていただきたいが、それに加えて、私どもの全体の戦略や考えを述べさせてもらえませんか」と尋ねた。その場で了承を得た。

さらに会議終了後、私たちのうち数人が大臣室に呼ばれた。加藤大臣に「専門家個人としてではなく、専門家会議として見解を出してもよろしいでしょうか」と聞くと、これも認めてもらった。

こうして専門家有志ではなく専門家会議の名前で、2020年2月24日午後、私たちの独自見解を厚労省に提出した。ただしこの時点では、記者会見などで市民に直接説明することは考えていなかった。だが独自見解はなぜかすぐにマスコミの知るところになり、公の場で説明を求められた。

まず24日夜7時のNHKのニュース番組に私が出演し、独自見解について説明するよう求められた。その後、国や他メディアの要請で、夜9時に、他の専門家メンバーとともに厚労省での記者会見に臨んだ。この会見はさまざまなメディアで取り上げられた。

私自身はなぜルビコン川を渡る決断をしたのか

私は国内外で30年以上にわたり感染症対策に関与してきたが、そうした経験を通じて学んだことが2つある。

第1に、感染症には不確実性が付き物で、特に流行初期には分かっていないことの方が多い。その時点で何が分かっていて、何は分かっていないか。どこまでエビデンスがあるのか。またエビデンスがない場合にもその時点で何らかの判断をせざるを得ないことがあるが、その根拠は何か。こうしたことをできるだけ分かりやすく丁寧に説明することが、国の政策に対し市民に理解と納得をしてもらう上で必須である。

第2に、不都合なことでも率直に伝える姿勢が、市民から信頼を得ることにつながる。一方、政府は問題点を指摘しても対策がない場合については、市民に対し不要な恐怖心を与えるだけなので、公表は慎重にすべきであると考える傾向がある。行政機関としてそう考えるのは理解できる。

しかし多くの市民は、仮に自分たちにとって好ましくなくてもそれが事実であれば知るべきだ、あるいは、知りたいと思っているのではないか。後で知ることになると政府に対する信頼を失う可能性がある。

政府は2020年2月頃のパンデミック初期にはクルーズ船の対応で忙殺されており、感染対策の大まかな方針を示す余裕がなかった。誰かがその役割を担う必要があった。私たち専門家は同年2月24日にルビコン川を渡り、独自見解を提出することを決めた。

２０２０年2月23日には専門家が独自見解を出すことに難色を示した厚労省だったが、翌24日には態度が急変した。その背景は、私たちが独自見解を出すことについて加藤大臣のお墨付きを得たこともあっただろうが、クルーズ船対応に追われていた上に、厚労省の行政官には優秀な人が多いが、２〜3年でポストを動くため、実際の感染症対策を経験した人が少なかったことが関係していると思われる。この頃は専門家たちが前面に出ることをむしろ期待するような雰囲気が政府内にはあった。

２０２０年2月24日に国やマスメディアの要請で記者会見において提言の内容や根拠を説明したことで、その後も提言を出すたびにその内容などを記者会見や記者ブリーフィングで説明することが定例化した。

こうした専門家組織の在り方は後に「前のめり」と言われるようになり、全てを専門家が決めているような印象を与えることにもなった。「前のめり」の原点となったのが、２０２０年2月24日の独自見解であった。

第1部

第2章 専門家とは？

「仲間内の人間関係についてくだくだ言うよりも、闘うならもっと大きな目的のために闘おうではないか。私たちに与えられたミッションを忘れちゃ駄目だ」と、私は強い口調で皆に迫った。

2-1 正解のない中での勉強会

感染症対策とは複雑な方程式を解くようなものである。ウイルスや感染状況は変化する。検査や医療提供体制も無尽蔵というわけではない。人々に感染対策に協力してもらうことが欠かせない。特にワクチンが行き渡るまでは強い行動制限が求められる。

加えて、一人ひとりの立場や価値観などによって人々の考え方はそれぞれ異なる。誰にとっても正しい、唯一絶対の正解はない。しかし、社会を構成する人々の間で、この感染症の特徴や求められる対策の大筋について、ある程度の共通認識がなければ危機は乗り切れない。

私たちは当初から新型コロナは無症状者あるいは潜伏期間中でも他の人に感染させる手ごわいウイルスだと考えており、2020年2月初旬には国内市中感染が始まっているという強い危機感を抱いていた。

唯一の正解がない中で、科学的に見ても合理的で、人々にも納得してもらえるような提案を政府に提出したいという思いが当初から私たちにあった。

2020年2月23日に専門家たちで独自見解をまとめるために集まって以降、私たち専門家は政府が開く公式の会議とは別に、非公式に、いわゆる「勉強会」を継続してきた。

専門家の誰一人として、新型コロナ対策に関わる全てのテーマを熟知している完璧な人はいない。

それぞれ異なる視点から見た考え方をぶつけ合う場所と時間が必要だった。参加者は大学や研究機関に勤務する研究者や、病院の感染症対策責任者などだ。専門家会議の正式な構成員に限らず、必要に応じて他の分野の専門家も誘った。多くの人に理解してもらえるような合理的な対策を専門家が政府に提案するためには、ウイルス学、免疫学、感染症学、公衆衛生学だけではなく、法律、経済学、リスクコミュニケーション、医療社会学など多角的視点から考察する必要があった。

それぞれ一流の専門家であり、提言をまとめるのは、皆もそうだっただろうが、私も苦労した。

勉強会が6時間を超えることは珍しくなかった

例えば、２０２０年2月23日の最初の集まりには田中幹人早稲田大学准教授も参加した。科学的コミュニケーションやリスクコミュニケーションの研究者だ。当時の専門家会議にはこうした分野の専門家がいなかったためだ。

各自、自分の専門知識や経験を新型コロナ対策に役立てられればという思いで、手弁当で集まった。私たちは勉強会を最低でも週1回、多いときには週3回、開催した。東大医科研にある武藤さんの研究室に集まることが多かった。勉強会メンバーの一人である公衆衛生の専門家、和田耕治さんが会場を手配してくれることもあった。オンラインでも開催した。それぞれが本来の仕事を持っており、勉強会は平日夜遅くか毎週日曜に開かざるを得なかった。議論が白熱し、勉強会が6時間を超えることは珍しくなかった。

2-2 私を含むメンバー同士の衝突

２０２０年2月の当初から、私たち勉強会のメンバーは我が国の新型コロナ対策に関して「ゼロコロナ」ではなく、できる限り感染のレベルを抑え、重症者や死亡者の数をなるべく少なくすることを目指してきた。

２０２０年2月下旬から北海道では急激な感染拡大の兆候が見られ、同年3月中旬には北海道以外の国内でも感染者数が漸増していた。このまま放置すれば気付かないうちに市中感染が広がってしまい、欧州のように「オーバーシュート（爆発的患者急増）」は起こらないとしても医療逼迫が起こりそうだという危機感が私たち専門家の間にはあった。

このため２０２０年3月19日の第8回専門家会議に向けて提言を作成しなければならないと考えた。勉強会の頻度は週1回ではなく週2～3回に増えた。

提言の具体的文言を詰める段階になると、感染対策そのものと、重症化対策のどちらに重点を置くかについて意見が分かれた。

それは、共に世界保健機関（ＷＨＯ）西太平洋地域事務局で感染症対策に従事し、国内でもこの分野で信頼が厚かった2人、押谷仁東北大学教授と、岡部信彦さんとの間であった。押谷さんが「ともかく感染のレベルを少しでも下げるべきだ」と主張すると、岡部さんが「いや、人々の日常の生活への配慮も必要なので重症化対策に力点を置くべきだ」と反論した。怒鳴り合いになり、片方が席を立つほど険悪なムードになった。

二人とも、他人と意見が違っても自分の考えを述べることがプロとしての責任だという強い思いがあったのは明白だった。私の中では、これでチームワークが乱れることを心配したが、同時に、異なる意見のぶつかり合いを歓迎する気持ちもあった。私たちが目指すべき提言書は、専門領域、経験・価値観が違う専門家がそれぞれの考えをぶつけ合い、違いを乗り越えることでしか作成できないと思っていたからだ。

専門家グループの危機

この３年間で、専門家グループが分裂するのではないかという不安を抱いたことが何度かあった。

２０２０年３月27日には、第１回基本的対処方針等諮問委員会の開催が予定されていた。基本的対処方針等諮問委員会とは、緊急事態宣言の発出や解除など、新型コロナ対策に関する重要事項について政府からの諮問を受ける有識者の会議である。専門家会議のメンバーに対して、同諮問委員会の構成員になってほしいという要請が政府からあった。ところが、初会合の１週間ほど前、同諮問委員会の構成員を辞退したいという専門家が２人いることが分かった。

まず、武藤さんが「法律や倫理など複数の人文・社会科学系の専門家が必要な事態なのに、自分以外に入らないのはおかしい」という理由で、内閣官房に辞退の意思を伝えたという。これを聞いた私はすぐに武藤さんに電話した。「対策で大きな影響を受ける人たちの問題に深い見識を持つあなたの存在は不可欠だ」と説得した。

押谷さんが「少数意見が記録されないなら諮問委員会には入らない」と回答したことも分かった。押谷さんは疫学（ある集団の中で出現する病気などの頻度や分布、要因などを明らかにして対策に役立てる科学）のプロ中のプロだ。武藤さんや押谷さんが基本的対処方針等諮問委員会にいなければ、勉強会の議論の質が下がり、ひいてはよい提言も出せなくなるのではないかと危惧した。私は勉強会で、皆に向けてこう話した。「これからも続けることが私たちの責任ではないのか」

また、勉強会では一部の専門家の間で人間関係がぎすぎすしているという話も上がった。私は「そんな内輪もめをしている場合か。仲間内の人間関係についてくだくだ言うよりも、闘うならもっと大きな目的のために闘おうではないか。私たちに与えられたミッションを忘れちゃ駄目だ」と、強い口調で皆に迫った。

その後もメンバーは増えたが、誰一人欠けることなく、3年間、勉強会は続いた。ただし勉強会に危機が訪れたのは、このときだけではなかった。最も大きな危機は、2022年夏に起こった。具体的には第2部第7章で述べたい。

勉強会メンバーのうち岡部さんや押谷さん、世界的にも有名なウイルス学者である河岡義裕さん、防衛医科大学校教授の川名明彦さんなどだいたいの人は知っていたが、脇田さんや武藤さん、田中さん、「8割おじさん」と呼ばれた西浦博さんなどはこの勉強会で初めて知り合った。各専門分野にお

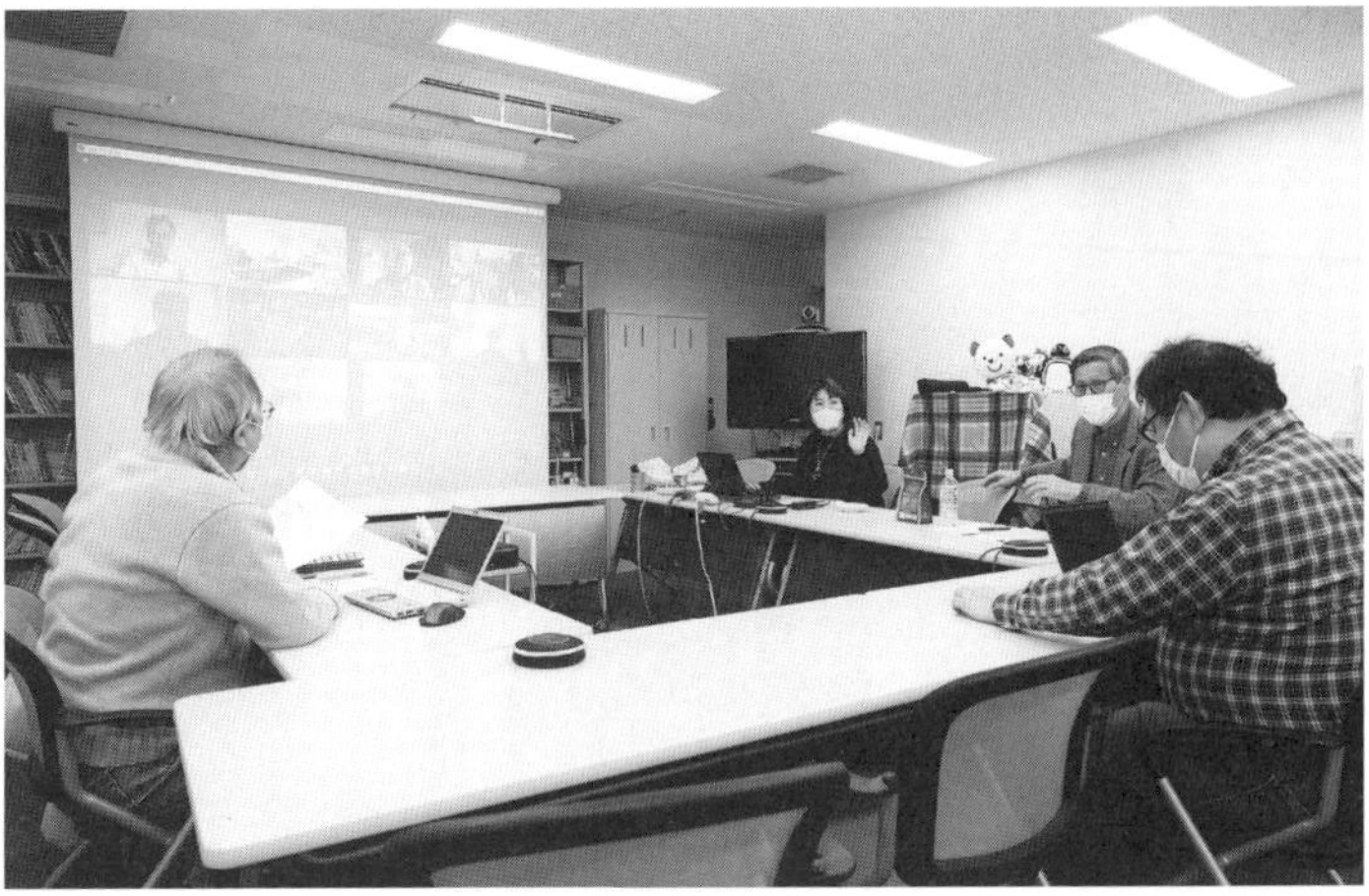

提言を作成するための専門家の勉強会は３年以上にわたってほぼ毎週末、日曜日に開かれた。オンラインで参加した人も多数いた。議論が白熱し、6時間を超えることは珍しくなかった。上の写真は2023年2月26日、東京・白金台の東京大学医科学研究所の会議室にて撮影（写真：村田和聡）

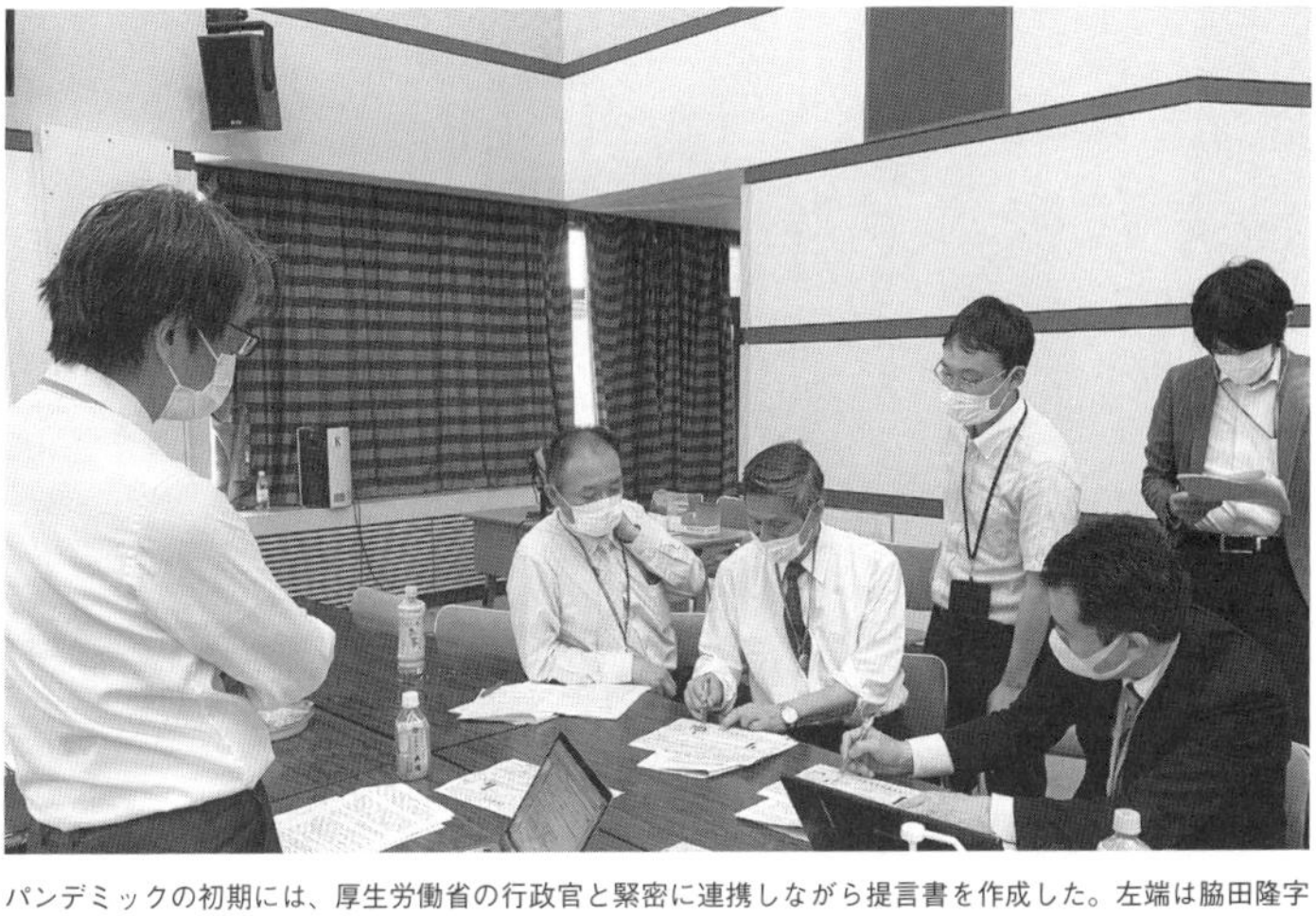

パンデミックの初期には、厚生労働省の行政官と緊密に連携しながら提言書を作成した。左端は脇田隆字専門家会議座長。左から２人目は正林督章新型コロナウイルス感染症対策本部事務局長代理（肩書きはいずれも当時）。前列右端は勉強会メンバーで専門家会議にも出席していた和田耕治氏（写真：著者提供）

いて卓越した知見を持つだけではなく、人間的にも信頼できる、個性的な人たちばかりだった。

私自身が声を張り上げたとき

私自身が声を張り上げたことも何度かあった。

2020年4月7日、政府は東京都など7都府県を対象に第1回緊急事態宣言を発出した。私たちはその根拠として、感染者が急増し、医療逼迫が起き、クラスター対策ができなくなったという3つの点を挙げた。私が激論の当事者となったのは同年5月8日、第1回緊急事態宣言解除の条件を議論する勉強会でのことだ。テーマの重要性については皆十分に認識していたので緊迫した雰囲気だった。

「感染がゼロに近づいてから解除すべきだ」

「感染者ゼロを解除の条件とするならば、宣言発出時に明言すべきだった」

「緊急事態宣言は1~2年継続すべきだ」

「感染ゼロ」「緊急事態宣言の1~2年継続」。こうした言葉を聞いて、「一体何を考えているのか」と私は声を荒らげた。

「緊急事態宣言発出の理由のうち感染急拡大と医療逼迫という2つは既に改善されてきている。残るは、クラスター対策ができるレベルに感染者数が落ちているかどうかだけではないか」

クラスター対策を担当している鈴木基国立感染症研究所感染症疫学センター長に「どのくらいのレベルまで下がれば、クラスター対策を再開できるのか」と迫った。鈴木さんは困惑したような表情を浮かべた。科学者として簡単に答えられない問いであることは私にも分かっていたが、無理を承知でお願いした。解除の目安がなければ、国の判断は恣意的になり、社会に説明できなくなる。

実はその4日前の2020年5月4日の基本的対処方針等諮問委員会で「ある程度定量的な解除基準の目安」を2週間以内に示すことを同委員会として約束していた。このことが私の頭の中にあった。

鈴木さんにとっては、明確なエビデンスがない中での苦渋の判断だったと思う。

結局、第1回緊急事態宣言の解除基準として専門家は直近1週間の累積新規感染者の報告数10万人当たり0・5人未満程度を当初提言した。その後、政府の最終判断で10万人当たり0・5人〜1人の幅を持たせることに決まった。

これと似たようなことは特にパンデミック初期にデータ分析の専門家と私の間で何度か起きた。データを分析している人はできるだけエビデンスを基に提案したい。データも限られている中で明確なエビデンスが得られない場合には提言はすべきでないと考えるのは、研究者としての良心だ。

一方、政府との交渉役を担っていた私は「ここは学会ではない。政府に助言するための組織だ。厳密な意味での科学的根拠がなくても、専門家としての判断や意見を言わなければ、専門家としての役割を果たせない」と考えていた。振り返れば、特にパンデミック初期には専門家と政府との役割がはっきりしていなかったこともあって、データ分析の専門家には声を張り上げてまで何度か無理難題をお願いしたが、彼らはそれに応えてくれた。感謝している。

2-3 私の風変わりな経歴と与えられた役割

なぜ私が勉強会のまとめ役や政府との交渉役を担ったのか。専門家会議の副座長がなぜ偉そうに記者会見で提言内容を説明していたのか。

理由はメンバーの中で高齢であったことに加え、医師として変わり種だったからかもしれない。

自由な校風であった東京教育大学附属駒場高校（現・筑波大学附属駒場高校）では剣道に夢中になり、生徒会長も務めた。高校３年の夏、留年を承知の上で、ＡＦＳという交換留学制度を通じて、１年間米国ニューヨーク州のポツダムという町に留学した。ドイツ系米国人の大学教授の家にホームステイをしながら現地の高校に通った。世界を飛び回って活躍する外交官に憧れるようになった。

帰国した１９６８年当時の日本は、受験を考えていた東京大学の入試中止が決まるなど学園紛争の真っただ中だった。翌69年の春、慶應義塾大学法学部に入学した。反権力や反体制が叫ばれる中、「外交官になりたい」と言えば「国家権力にくみするのか」と言われかねない雰囲気が漂っていた。若かったせいもあり時代の空気にあらがえず、外交官になる夢は諦めた。かといって、ゲバ棒を持ってデモに参加する気分にはなれなかった。青春の彷徨の始まりである。

大学にはろくに行かず、通学途中の渋谷にあった書店に通っては、小林秀雄や森有礼など哲学や宗教、人生論などの書物を読みあさった。ある日、一般書の書棚で『わが歩みし精神医学の道』というタイトルが目に留まった。内村鑑三の長男の内村祐之が精神科医としての人生を振り返った自伝だった。生き方に悩んでいた心にその本は救世主のように響いた。これが内科や外科であればどうだったか。今になると思うことがある。

医師になることを決意

突如、医師になることを決意し大学を中退した。そもそも、いわゆる文科系だったため、理系科目はほとんど勉強してこなかった。だが後先考えずに医学部受験を決めた。普段はおとなしい父が激怒し、取っ組み合いになったが、太っ腹の母が仲裁してくれた。

受験勉強を始めて数カ月後の1971年秋、有力新聞の一面に翌春、地域医療のメッカを目指す「自治医科大学」が第1期生を募集するという記事が載った。卒業後9年間、離島などでの医療に従事すれば学費は免除される。「地域医療」や「第1期生」という言葉も魅力的だった。第1志望を自治医大に決め、このときばかりはひたすら勉強に明け暮れた。

1972年、自治医大に入学した。学内にあった書店の社長と親しくなった。勉強もそこそこに、その家へ頻繁に出入りし、徹夜で麻雀をしながら人生論議にふけった。その人のおかげで、私はクリスチャンではないが『聖書』の面白さを知ったり、吉本隆明にも興味を持ったりした。

医師免許を取得し、3年間、東京都立墨東病院で研修を受けた後、妻と子どもの家族3人で伊豆諸島の利島村に移り住んだ。3人が移住すると人口が1％増えるという小さな村だった。30歳そこそこの若造だったが、小学校の卒業式で祝辞を求められ、葬式に行けば上座に通された。大きな病院だけにいたら経験できないような実社会の仕組みや関わり方も学んだ。ここで行政の面白さを知った。

WHOに就職した理由

都内の大病院での勤務と離島での勤務を繰り返し、9年間の義務期間も終わる頃になると、臨床医としての仕事を続けるべきか悩んでいた。そんなとき、国連児童基金（UNICEF）に勤めており、一時帰国していたAFS留学時代の仲間と会う機会があった。彼はこう言った。

「一人ひとりの患者さんに向き合うのも価値のある仕事だが、君のようなタイプの人間は、WHOのような国際機関でポリオワクチンなどの予防接種推進のために働いてみてはどうか」

一度は封印した外交官への夢がよみがえってきた。医師としてのキャリアやバックグラウンドも活かせる。二度目の転機だ。

既に37歳になっていたが、WHOで何としても仕事をしたいと思うようになった。WHOに就職するには高い専門性が求められていた。そこで母校の自治医大医学部感染・免疫学講座ウイルス学部門（当時は予防生態学教室）で、真弓忠先生と岡本宏明先生の指導の下、B型肝炎の分子生物学的研究において博士号を取得した。さらに行政を学ぶため、1989年、当時の厚生省（現・厚労省）に医系技官として約1年半勤務した。WHOの選抜試験を受けた後、90年、フィリピンのマニラにあるWHO西太平洋地域事務局に赴任した。厚生省にあった籍は94年に完全になくなった。

ＷＨＯには約20年間、勤務した。最初の10年間は、感染症対策基本方針の立案や発展途上国のサーベイランス強化など医学・公衆衛生学的仕事がメインであった。だが既にその頃から、当時上司であった韓相泰（ハン・サンテ）西太平洋地域事務局長が行う加盟国との医学的側面を超えた複雑な交渉も手伝っていた。

ＷＨＯ西太平洋地域事務局長に就任

１９９９年、西太平洋地域加盟国の選挙で選ばれ、西太平洋地域事務局長に就任した。その後の10年間は、各国の厚生大臣や時には首相などに直接会って議論することが多かった。

例えば、２００３年に発生したＳＡＲＳパンデミックでは、その初期対応が遅れた中国政府の衛生部長（厚生大臣）と直接の厳しいやりとりを何度かした。さらに、西太平洋地域でのポリオ根絶においてもさまざまな難題に直面し、その解決に向けて関係者と協議することが多かった。例えば、ワクチン購入のための50億円にも及ぶ資金をどう集めるか、フィリピンやカンボジアなどの紛争地域へワクチンをどう運ぶか、また、中国で第2子や第3子に感染者が圧倒的に多かった原因とも考えられる一人っ子政策にどう対処するか……。これらを解決するためには、各国政府、ロータリークラブやＵＮＩＣＥＦなどの関係団体と協議することが不可欠だった。

ＷＨＯ西太平洋地域事務局長としての任期を終え、２００９年2月に帰国した。

母校の自治医大で公衆衛生の教授となったが、帰国直後に新型インフルエンザ（Ａ／Ｈ１Ｎ１）の大流行が起こり、同年5月、麻生太郎首相から内閣官房新型インフルエンザ対策本部専門家諮問委員会の委員長に就くように要請された。また、2014年に国内でデング熱の感染が拡大したときには東京都蚊媒介感染症対策会議の座長となるなど、国内でもさまざまな感染症対策に関与するようになった。2012年から約10年間、全国で57の病院を経営する独立行政法人地域医療機能推進機構(JCHO)の理事長を務めた。2022年から現在まで、公益財団法人結核予防会の理事長として国内外の結核対策に関与している。

脇田さんから「尾身さん、お願いします」と頼まれた

2020年、新型コロナのパンデミックが発生した際、同年2月に設置された専門家会議の構成員は、ウイルス学、呼吸器感染症、疫学、公衆衛生などそれぞれの専門領域で長く研究や臨床に携わった人が多かった。しかし私の場合は、すでに述べたように、臨床、地域医療、研究、行政、国際保健、組織のマネジメントなど多様な場面を経験し、いわば医師の総合職のようなものであった。このため、勉強会のまとめ役や政府との交渉役を担うようになった。

なお2020年2月当初の記者会見で副座長である私が説明役を担ったのは、非公開提言書をめぐるやりとりなどを通して私のずうずうしい性格を知った座長の脇田さんから「尾身さん、お願いします」と頼まれたからである。背景には、脇田さんは国立感染症研究所長という国家公務員であったため、前面に出ることは控え、独法の理事長という比較的自由な立場の私に説明役を期待したようだ。

2-4 役割の異なる専門家組織

専門家集団は3つの異なる役割を担った。

第1の役割は、感染状況の分析とリスク評価である。2020年2月7日に厚労省アドバイザリーボード第1回会合が開かれた。同年2月14日には政府が専門家会議を設置し、アドバイザリーボードのメンバーがそのまま専門家会議の構成員となった。

アドバイザリーボードや専門家会議は主に保健・医療関係者より構成された。メンバーを務めた医療関係者の多くは、過去に国内外の感染症対策に関わってきた。

感染症の専門家の中でも感染症疫学の専門家がその時々の疫学情報などを収集・分析し、リスク評価を担当した。彼らは2020年2月25日に厚労省の一室に設置された「クラスター対策班」としてデータ不足の中で必死に感染状況を分析した。

第2の役割は、リスク評価を基に求められる対策案を政府に提言することである。2020年2月のアドバイザリーボードのメンバーによる非公開提言書や専門家会議の初の独自見解を皮切りに、「新型コロナウイルス感染症対策分科会」など専門家集団が出した提言書は100以上に上る。

当初は専門家会議の中で感染状況の分析やリスク評価だけではなく、政策に関する提言も行っていた。2020年4月7日の第1回緊急事態宣言発出以降、感染対策の社会経済への影響なども議論する必要があると考え、保健・医療関係者以外の参画も政府に要請した。その結果、2020年7月に経済学者や知事なども参加する新型コロナ対策分科会が発足した。

アドバイザリーボードは、専門家会議発足後に開催されなくなっていたが、専門家会議の廃止と新型コロナ対策分科会発足に伴って再開した。新型コロナ対策分科会だけでは検査や医療提供体制、サーベイランスなど医療・公衆衛生分野の技術的な助言をする機能が弱まる恐れがあったためだ。

専門家の役割は提言、政府はその採否を判断して対策を実行

新型コロナ対策分科会は、感染状況の分析やリスクの評価を基に、政府に対して求められる対策について提案する。なお、医療や公衆衛生分野の厚労省への提言はアドバイザリーボードでもなされた。専門家会議や新型コロナ対策分科会の役割はあくまでも提言である。専門家助言組織の提言について採用するかどうかを判断し、対策を実行するのは政府の役割だ。

第3の役割は、緊急事態宣言やまん延防止等重点措置の発出や解除などに関する政府からの諮問について意見を具申することである。そのための会議体が「基本的対処方針等諮問委員会」だ。新型インフルエンザ等対策特別措置法（特措法）改正に伴い、2021年4月から「基本的対処方針分科会」と名称を変更した。この会議の主目的は、専門家会議や新型コロナ対策分科会などとは違って専門家が提案するのではなく政府の提案に意見を述べることである。この会議も本来、政府の提案を無条件に了承する場ではない。実際、専門家が政府の提案を覆したこともある。

図　政府における主な専門家助言組織

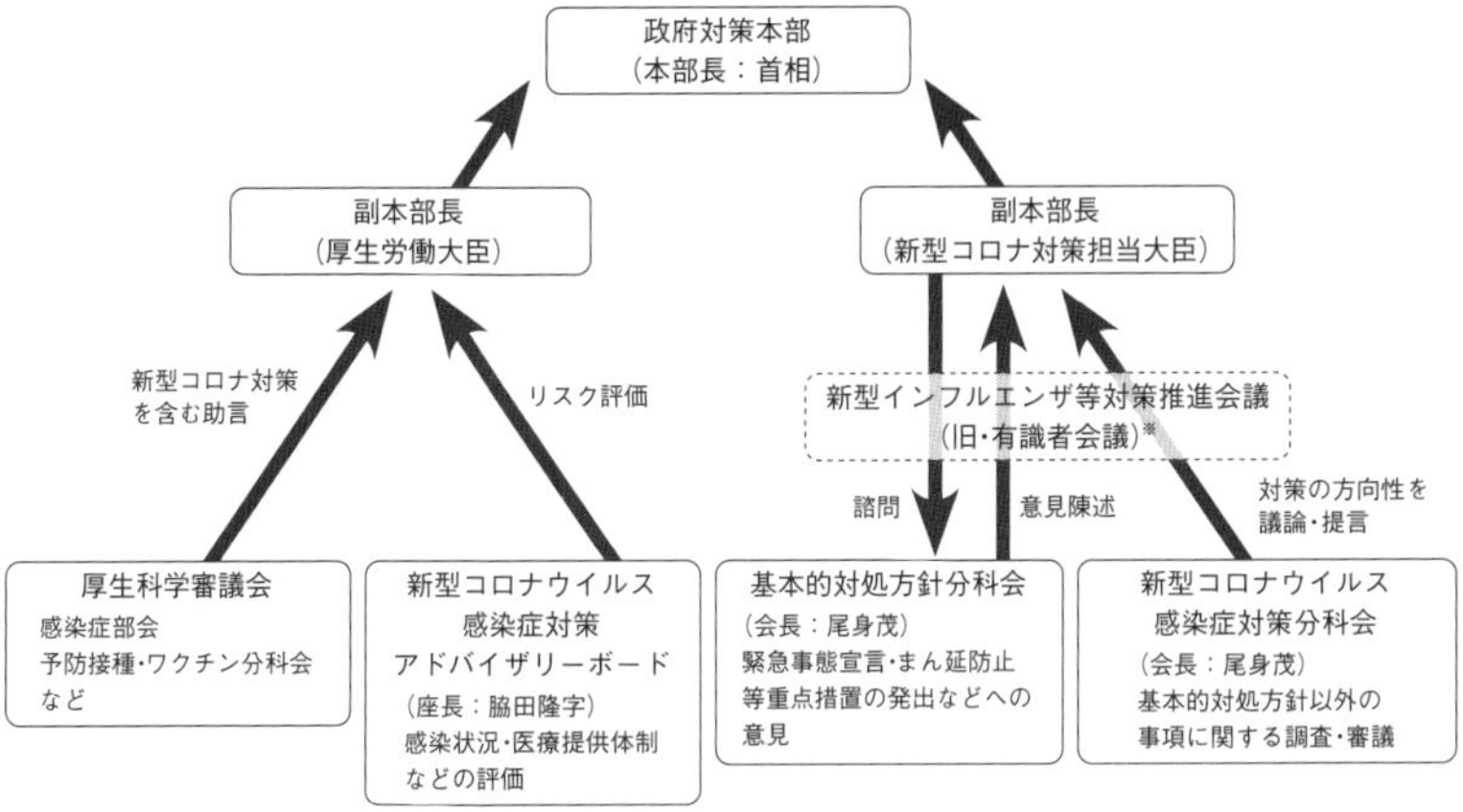

※2021年4月の新型インフルエンザ等対策特別措置法の施行に伴い「有識者会議」は「推進会議」に改組。ただし同会議は新型コロナ対策において十分活用されなかった（出所：2022年5月20日「新型コロナウイルス感染症対応に関する有識者会議」尾身茂・脇田隆字提出資料を基に作成）

図　役割の異なる専門家助言組織

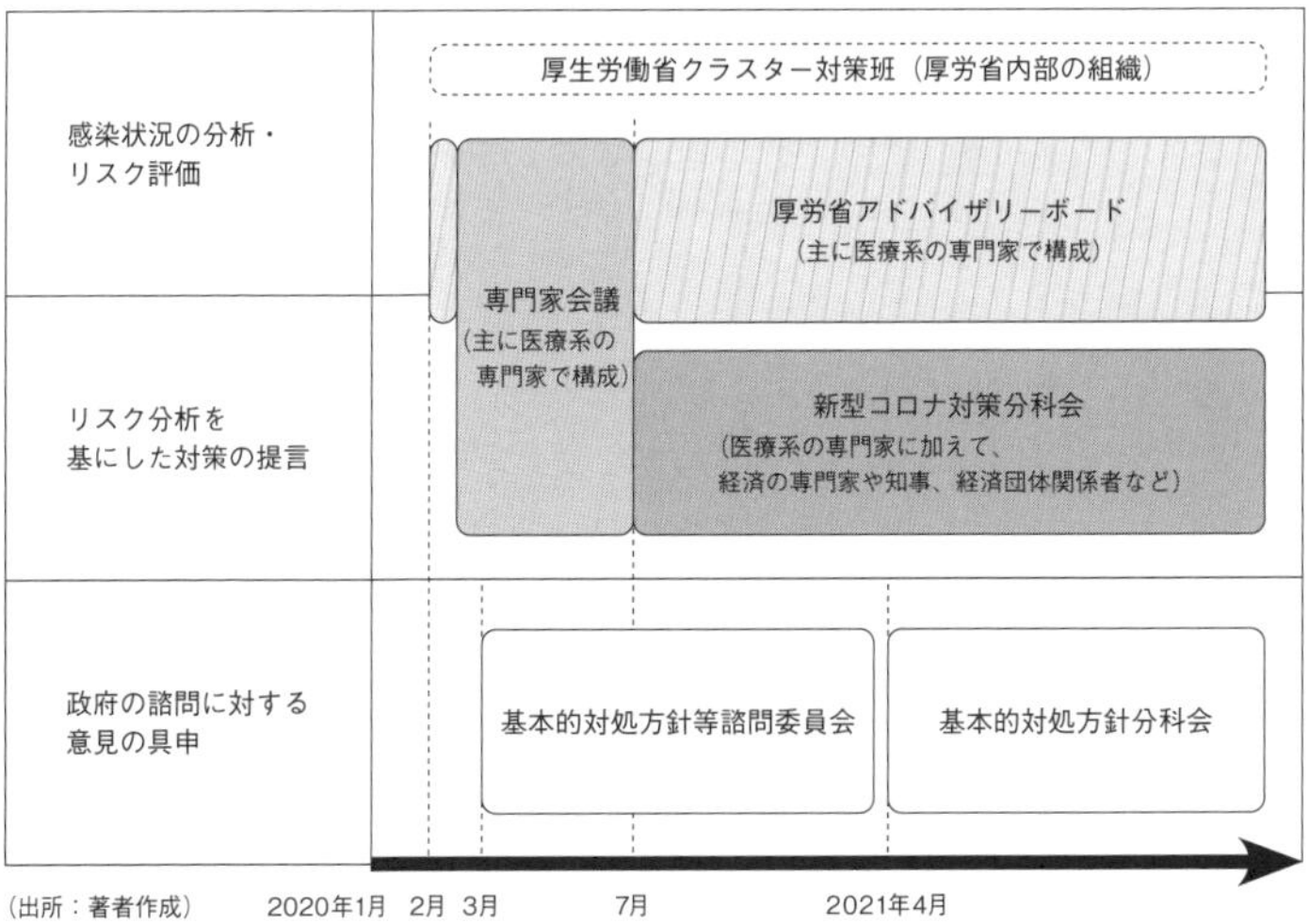

（出所：著者作成）

「三密」という言葉を知らない人がいた

正式な組織ではないが、専門家は「有志の会」を立ち上げた。

２０２０年2月以降、私たち専門家はたびたび提出した提言書の中でその根拠については詳しく説明し、さらに記者会見を通じても提言の内容や根拠を公表してきた。ところが同年4月になると、私たちのメッセージが特に若年層にはほとんど届いていないことが分かってきた。実際、大学教授を務める専門家の一人によれば、「三密」という言葉や緊急事態宣言が発出されそうなことも知らない学生がいるという。若い人は新聞をほとんど読まず、テレビもあまり見ないためとのことだった。

そこでリスクコミュニケーションやＩＣＴ活用を得意とする専門家などに相談したところ、たった数日でソーシャルメディアに「有志の会」というプラットフォームを開設してくれた。このプラットフォームを通じ、他の専門家の協力を得て、これまでさまざまなテーマに関する情報を発信してきた。東京オリンピック・パラリンピック競技大会（東京オリパラ）の開催に関する提言のように、新型コロナ対策分科会などでの提言ではなく「有志」として実施した提言もここに掲載している。

その後、ＩＣＴ活用に詳しい知人の提案で２０２１年8月、インスタグラムにおいて「#ねえねえ尾身さん」というハッシュタグを付けた情報発信も行った。

また私自身もテレビ番組に出演し、爆笑問題の太田光さんやＥＸＩＴのりんたろー。さんと対談したこともあった。

2-5　専門家集団が直面した壁

新型コロナ対策で私たち専門家が直面した壁は４つあった。

（1）情報が不足していた

１つ目の壁は情報の不足である。感染状況の分析やリスク評価のために必要な情報に迅速にアクセスできなかった。特に初期にはこの問題は非常に大きかったが、その後もなかなか解消されなかった。

実は、現場には保健師などが感染者との信頼関係の中で得た、感染発生状況などに関する詳しい情報が存在していた。だが、個人情報の扱い方が各自治体によって異なるため感染のリスク評価に不可欠な情報が国と自治体との間、あるいは自治体間でも共有されず、専門家もアクセスできなかった。

このため、データ分析担当の専門家は、マスコミで公表された情報に頼るか、あるいは自身が直接地域に赴いて関係者と個別に接触し当該自治体に迷惑にならないように情報を得るという方法に頼らざるを得なかった。

政府の行政機関の一部である厚労省クラスター対策班は人手が足りず、メンバーが属する大学の研究室の大学院生なども駆り出された。クラスター対策班のオフィスには電子レンジなども持ち込まれ、あたかも学生のクラブ活動の部室のようだった。このしたたかな感染症に対応するにはお粗末なインーネット環境の中で、各自がスマートフォンを使ってデータを共有していた。

さらに、特に感染者数が多くなると、データそのものが入力困難になった。こうしたことが起こった本質的な背景には、ＩＣＴを活用して迅速に感染者情報を収集・把握するシステムが整備されてこなかったことが挙げられる。

（２）専門家の役割、政府との関係が不明確だった

２つ目の壁は、専門家助言組織の責任や役割、そして、政府と専門家の役割分担が不明確であったということだ。

専門家集団はこれまで１００以上の提言書を出した。前述のように、専門家の役割は提言で、その採否の判断や実行は政府の責任だ。特に政府と専門家の意見が異なり、政府が専門家の意見を採用しない場合にはその理由について十分な説明が求められる。この考えは国際的にも広く認められている。しかし実際にはその説明は不十分だった。従って、市民から見ても、誰が意思決定しているかが分かりづらいときがあったものと推察される。

さらに政府と地方自治体の責任および役割分担などが不明確な場合があった。それが緊急事態宣言発出などの政策決定や実行の遅れにつながったこともあった。

専門家会議や新型コロナ対策分科会、アドバイザリーボードといった専門家助言組織の設置要綱は極めて簡略であった。新型コロナ対策分科会などの開催が必要だと専門家が思っても、提案はできるが、開催の可否や時期について決めることができる仕組みはなかった。

また、諸外国では政策に助言する立場の専門家は政策提言の責任を負わされないという、いわゆる「免責」という考えが認められている。しかし日本にはこうした仕組みがなかった。

（３）専門家の仕事が属人的だった

３つ目の壁は、専門家の仕事が属人的になっていたことだ。

例えば、感染状況の分析やリスク評価をする疫学の専門家を支援する仕組みが必ずしも十分でなかったため、個人に過大な負担がかかった。この重要な作業は本来、知識やスキルを持つ専門家だけが頑張ればいいという話ではない。しかし厚労省にも余裕がなかったため、属人的な取り組みが続いた。このため、専門家の中には過労で入院を余儀なくされた人もいた。

専門家はそれぞれ本業を持っていた。だが新型コロナ対策分科会など正式な会議に費やすよりもはるかに多くの時間を勉強会などで提言の準備に割いた。

また専門家助言組織に属する専門家以外にも、他学会などとの連携も含め、多様な専門性を持つ人たちを集めて調査研究や提言をする必要があった。しかし、調査研究課題の優先順位を決定したり、研究全体を調整・支援したりする仕組みは脆弱で、メンバーの個人的なつてをたどって他学会や他の専門家と連携せざるを得ないことも多かった。

（4）専門家の提言の意図が伝わらなかった

4つ目の壁は、専門家の提言の意図が伝わらなかったことだ。

本来、リスクコミュニケーション（リスコミ）は、リスコミや感染症の専門家の助言を受けつつも、基本的には政府の仕事である。政府が政策の根拠について説明し、市民に周知する役割と責任を担っている。

当初、私たちは専門家が独自に対外発信することは想定していなかったが、国やマスコミの要請で専門家会議や新型コロナ対策分科会などのたびに記者会見を開くなど、専門家が前面に出ざるを得なかった。そのために、事実に反して、専門家が最終的な政策を決めているのではないかと市民からしばしば受け取られることになった。これは私自身も含め私たち専門家がコロナ禍で最もつらかったことの一つだった。

これらの4つの壁がなぜ生じたか。要因としては、準備不足が大きかったといえる。

第1部

第3章 専門家の最も重要な役割

「分科会メンバーへのリスペクトが足りない」と私は政府に苦言を呈した。

3-1 なぜ100を超える提言を出すことになったのか

今回のパンデミックにおいて、私たち専門家の最も重要な役割は、まず感染状況の分析やリスク評価をすること、そして、それを基に、政府に対し、採るべき対策について提言することだった。事実、その2つに私たち専門家はほとんどの時間を割いてきた。

第1部第1章で既に述べた2020年2月13日の非公開提言書以来、私たち専門家が記した提言書や見解は100を超える。単純計算すれば、10日に1本程度のペースで提言を出してきたことになり、自分でも驚いている。

なぜ提言書の数が100を超えることになったのか。

最大の理由は、状況が絶えず変化する中で新たな課題が現れ、その時々で求められる解決策も異なってきたからだ。実際、8つの感染の波があり、それぞれの波の中でも感染が拡大している時期と比較的落ち着いている時期があった。

100以上の提言といっても100以上のばらばらなテーマについて書いていたわけではない。毎回どんなテーマで提言書を書くかは、感染状況や社会の関心、政府の要請などに基づいて勉強会で議論して決めた。振り返ってみると、私たちの提言は「感染状況の分析・リスク評価」「検査・保健所・医療提供体制」「行動制限・行動変容」「リスクコミュニケーション」「法改正とステージ分類」「水際対策」「専門家助言組織の在り方」と大きく7つのジャンルに分けられた。

このうち最も提言が多いジャンルは、検査・保健所・医療提供体制と、行動制限・行動変容であった。保健・医療関係者の頑張りがなければパンデミックは乗り切れない。市民の協力も不可欠である。そのため、この2つのジャンルで多くの提言書を出した。

また、提言書とは別に、毎回のアドバイザリーボードで感染状況の分析・リスク評価を専門家は出していた。こうした分析や評価が全ての提言書の土台にあった。これらは押谷さん、西浦さん、鈴木さん、大東文化大学教授の中島一敏さん、国立感染症研究所感染症危機管理研究センター長の齋藤智也さん、東京都医学総合研究所社会健康医学研究センター長の西田淳志さん、東京都北区保健所長の前田秀雄さんなどによる仕事であった。

非公開提言書以外は、内閣官房や厚労省のウェブサイトなどで全て公開されている。提言書には結論のみならずその根拠やデータをなるべく記述するようにしていた。さらに、多くの場合、当日に記者会見や記者ブリーフィングで提言書の内容について根拠も含めて説明した。

提言を文書として出す必要があると考えた理由

そもそもなぜ提言を文書として出す必要があると考えたのか。

私は約20年間、ＷＨＯで勤務した。ＷＨＯも他の組織と同様、いろいろな課題を抱えているが、特に学んだことの一つは、言葉とロジックを非常に大事にする風土があったことだ。国際機関であるため、多国籍のさまざまなステークホルダー（利害関係者）に納得してもらえるよう、しっかりと文書にまとめ、それを共有する必要があった。

今回も、提言書には結論のみならず、その背景や理由、根拠となるデータをなるべく分かりやすく示すことに努めた。後世の人々に検証してもらうためでもあった。

ちなみに、2009年、新型インフルエンザのパンデミック発生時にも、私は専門家諮問委員会の委員長を務めていた。しかし当時、事務局は議事録を作らなかったため、政府の統括会議の報告書とは別に、当時の専門家の考えや判断を記録として残すのが自分たちの責任だと考えた。他の専門家委員4人と私の連名で、「パンデミック（H1N1）2009―わが国の対策の総括と今後の課題」と題する11ページの文書を雑誌「公衆衛生」（医学書院）において発表した。

提言書を作成する中で気を付けた3つのポイント

合理的で説得力のある提言書を出すために、次の3つの点に気を付けた。

第1に、専門家同士でしっかりと議論をすることだ。私を含め専門家の誰一人として完璧ではない。感染症対策全てに精通している人はいない。それぞれ得手不得手がある。従って、専門家助言組織の会合に出席した時間よりもはるかに多くの時間とエネルギーを日曜などに開催した勉強会に費やした。

第2に、新型コロナ対策分科会やアドバイザリーボードなどの委員ではない専門家や、感染症以外の分野の学会などとも連携することだ。例えば、オミクロン株の流行では、身体の脆弱な高齢者の感

図　ハンマー&ダンス

感染拡大がみられ医療逼迫が懸念される段階には人々の行動制限を含む感染対策を強化して医療逼迫を回避する方（ハンマー）に、
感染状況が比較的落ち着いているときには行動をそこまで制限せず社会経済をできる限り動かす方（ダンス）に軸足を置く

東京都における緊急事態宣言とまん延防止等重点措置の時期

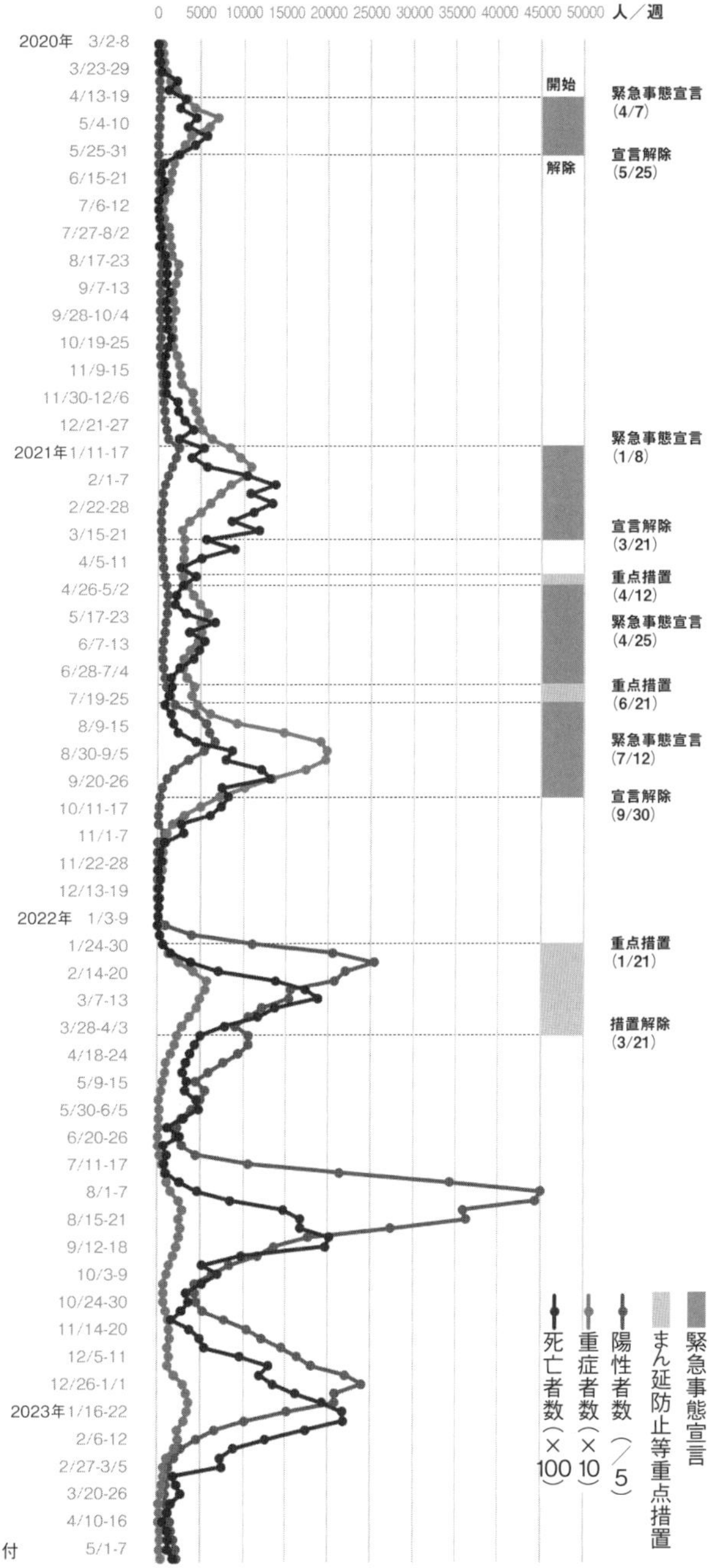

出所：東京都オープンデータカタログサイトを基に、中島一敏大東文化大学教授作成

染が特に問題となったが、日本老年医学会などの専門家との共同提言にも取り組んだ。

第3に、「状況よりも半歩進んだ提言を出す」ということだ。国は確証や前例がないと政策を打ち出せないことも多く、どうしても動きが遅れがちになる。だが、問題が誰の目にも明らかになってから対策を検討するのでは遅すぎる。

半歩先に何が起こるかをよく考え、問題が深刻化する前に先手を打つことが重要だ。2020年5月1日の専門家会議の提言では今後の見通しとして、いわゆる「ハンマー&ダンス」の考え方を示した。感染拡大がみられ医療逼迫が懸念される段階においては人々の行動制限を含む感染対策を強化して医療逼迫を回避する方（ハンマー）に、感染状況が比較的落ち着いているときには行動をそこまで制限せず社会経済をできる限り動かす方（ダンス）に軸足を置くというものだ。ダンスの時期にはできるだけ先手を打つために次の波を見据えた感染対策を提言するようにしていた。

本書の巻末にある、私たちの出した主な提言書の一覧表には、専門家会議や新型コロナ対策分科会の名義による提言書と、専門家が個人名を出している提言書がある。

専門家会議の場合は、勉強会を踏まえて私たちがたたき台を作成し、官僚たちと文書にまとめた。アドバイザリーボードに出した提言は、個人名で提言書を出すことが多かった。

新型コロナ対策分科会の提言書は、基本的には、私たちが勉強会の中で作成し、政府や自治体などともある程度すり合わせてからたたき台として提出している場合が多い。新型コロナ対策分科会で他の委員の意見も踏まえて了承されたものが、最終的に同分科会名義の提言書となる。

3-2 政府の諮問にどのような心構えで臨んだか

基本的対処方針分科会の在り方について時々、私たち専門家は疑問を抱いていた。専門家たちの深い議論を経ずに、政府の提案を認めることを前提としているように思えることがあったからだ。

そのため、２０２１年５月７日の第５回基本的対処方針分科会で私は専門家の意見を代表し、「政府提案に基本的にはイエスと答えるのが政府にとっての前提で、せいぜい私たちができるのは、政府提案を実行してもらうために条件や希望を述べることぐらいではないか」と述べた。

「分科会メンバーへのリスペクトが足りない」

さらに２０２１年９月９日の第16回基本的対処方針分科会では、「分科会メンバーへのリスペクトが足りない」と私は政府に苦言を呈した。なぜか？

この分科会は朝９時から開かれたが、招集の連絡は前日の８日夜、委員には当日、会議開始数時間前に資料が送られた。資料には「取り扱い厳重注意」と書かれていた。しかし、これから会議で議論してから決めるはずの内容が９日の朝刊や朝のニュースで会議前に既に報じられていた。政府も忙しいので、招集の連絡や資料の送付が遅れたことは理解できる。しかしこれから議論し、変更もあり得る資料がそのままマスメディアに流されるのでは私たちは何のために委員を引き受けているのか。普段は大臣や行政官と真摯に協議しているのに、なぜこういうことが起きるのか。この件に関し、私も含め多くの委員が強い不満を感じた。

基本的対処方針等諮問委員会や基本的対処方針分科会についても、私たちはできるだけ自分たちの意見を発言するように心掛けてきた。実際に、極めて例外的ではあったが、政府が専門家の意見を聞いて当初の政府提案を覆したこともあった。詳細は第2部第4章をお読みいただきたい。

なお私も含む一部の専門家は、新型コロナ対策分科会や専門家会議、アドバイザリーボードとは別に、基本的対処方針等諮問委員会（2020年3月〜2021年3月に開催）や基本的対処方針分科会（2021年4月〜2023年2月に開催）にも参加していた。これらの会議の役割は、緊急事態宣言やまん延防止等重点措置の発出や解除など、新型コロナに関する政府の「基本的対処方針」を書き換える際に、政府から諮問を受け、委員として議論することだ。従ってこれらでは提案するのは基本的には政府である。私は新型コロナ対策分科会だけではなく、これらの会議体でも会長を務めた。

座長としての私の癖

国内外でさまざまな会議の座長を務めてきた私には、長年にわたり染みついた癖がある。WHOの20年間も含め、私の医師としての経歴が少し変わっていることは既に述べた。座長としての癖はWHO時代に身に付いたと思っている。

それは前節の（3-1）で述べた、文書を共有するというWHOで学んだことと関係がある。WH

O本部および6つの地域の事務局長は加盟国による選挙で選ばれる。WHOにとっての加盟国は国内で言えば国民に当たる。人々の間にさまざまな意見や価値観があるように、加盟国にもそれぞれの国の事情がある。このため、利害が対立することも時々ある。2005年に改正された「国際保健規則(IHR)」や同年に発効した「たばこ規制枠組み条約」の議論は典型的な例だった。テーマの複雑性ゆえに合意に達するのは難しいと当初思われた。しかし数年の継続的な議論を経て、最終的にはこれらの規則や条約がまとまった。それを可能にした〝肝〟は、各国の賛成や反対の理由、その会議で合意できた、あるいはできなかった点、次の会議で何を議論するかなどを議事録に全て残し、加盟国に公表することだ。次の会議はその公表された議事録を踏まえて進む。

ところが一般的には、複雑で難しいテーマを議論する会議ではメンバーが現状の問題点などをそれぞれの言葉で繰り返し指摘するだけで終わってしまうことが多い。

問題の在りかを分析することはもちろん必要だ。しかしできればその会議で解決策の方向性だけでも明らかにし、次の会議でさらに議論を深めるべきだ。そうでなければ、会議開催の意味がないと私は思っている。私はWHOでもJCHOでも、今の結核予防会でも、特に幹部職員には「給料をもらっているのは難しい問題を解決するためだ」と口酸っぱく言ってきた。

基本的対処方針分科会では、政府の諮問内容を委員が了承することを前提としている傾向がみられた。私は、会議の前半では委員に問題点などを指摘してもらうが、後半ではそれらの問題点についてできるだけじっくり議論し、どんな方向に行くかについて、なるべくまとめるようにしてきた。

3-3　〝エビデンス〟を得る困難さの中で

私たちは100以上の提言を出してきたが、できる限り科学的な根拠を提示するように試みてきた。だが、感染症対策における調査研究では、実験室で得られるような厳密な意味でのエビデンスを取得することの本質的な難しさがある。

そうした困難さの中で、私たちが提言作成の際に用いた具体的な研究方法に関しては巻末に述べているので、興味があればお読みいただければ幸いである。

理想的な因果関係の証明方法は、一般にランダム化比較試験（ＲＣＴ）と呼ばれるものである。性別や年齢などが同じで、調べたい条件だけを変えた2つのグループを無作為に振り分けて、それぞれのグループで症状などの発生状況を比較するものである。

例えば、不十分な換気が感染リスクをどれだけ高めるかをＲＣＴで調べるとする。この場合、スペースや人数、会話の程度などは同じで、換気の状況だけが異なる2つのグループを振り分けて感染者が発生する割合を比較することになる。

だが、換気の悪い場所がどのくらい感染リスクが高いかを厳密に調べたいという理由で、感染リスクが高い場所での実験に参加者を募るというのは倫理にもとる。従って、このように、有害な要素の因果関係を検証するような研究は事実上、不可能である。

さらに、感染症対策は、地域や時期によって変化する感染状況や客観的に測定できない人々の行動など、多岐にわたる複雑な事象を扱う。そのため、観察に基づく疫学研究において厳密な研究方法を採ることは容易ではない。

その上、対策立案に必要で正確な情報がいつも存在するわけではない。また、社会や経済の情勢や医療提供体制の状況なども考慮する必要も出てくる。例えば社会経済を動かすことと医療逼迫を避けることのどちらを重視するかなど、価値観に属する問題も出てくると、ますます科学的な根拠だけでは判断できない。

客観的なデータだけで常に提言を作成することの難しさがあったが、私たち専門家はさまざまな研究方法を用いてできる限り合理的な根拠を示しながら提言を出し、新型コロナ対策分科会などのウェブサイトや記者会見でオープンにしてきた。

不十分な支援体制による、個人への過大な負担

実験室で得られるような厳密な意味でのエビデンスは極めて得られにくいという本質的な難しさに加えて、提言に必要なエビデンス取得のための体制が不十分であった。データ分析を担当する疫学の専門家は、感染状況の分析やリスク評価のために必要な情報に対して迅速にアクセスできなかった。

理由としては、ＩＣＴを活用して迅速に個々の感染者の行動記録などの詳細な情報を国立感染症研究所に集約する仕組みは存在せず、２０２０年5月に新型コロナウイルス感染者等情報把握・管理支

援システム（ＨＥＲ－ＳＹＳ）が運用を開始してからも入力負荷の高さからたびたび見直しを迫られたことが大きい。厚労省や国立感染症研究所も人員が足りず、専門家への支援が必ずしも十分ではなく、疫学の専門家個人に過大な負担がかかった。

さらに、多分野にわたる調査研究を実施するに当たっては、メンバーが個人的なつてをたどって協力を依頼せざるを得なかった。

こうした課題については、改善の余地があると思われる。

政府にはしっかりとした検証を踏まえて、次のパンデミックに備えたデータ収集体制や調査研究支援体制の整備をお願いしたい。

第2部

提言の裏にあった葛藤

第2部

第1章 試行錯誤

ルビコン川を渡った時点で何らかの批判を受けることはある程度覚悟していたが、殺害を予告されるまでとは考えていなかった。

私たちはこれまで100以上の提言を出してきた。それぞれの提言の概要については巻末に表をまとめているのでご覧いただきたい。

第2部では、私たちが専門家会議やアドバイザリーボード、新型コロナ対策分科会などに出した専門家の提言、そして基本的対処方針等諮問委員会や基本的対処方針分科会での専門家の発言を振り返りながら、それらの裏にあった私たちの考え、さらに抱えた葛藤について述べたい。

なお、ここでは特に重要な提言や発言についてのみ取り上げた。

各流行波の時期に明確な定義は存在しない。ここでは勉強会メンバーでもある中島一敏さんが作成した資料を参考に、各流行波の特徴が分かりやすいように整理した。

第1波　2020年1～6月

試行錯誤

2020年2月24日、私たちは「ルビコン川」を渡ると決め、専門家会議として初の独自見解を出した。その後、政府やマスメディアに要請され、私たちが提言を出すたびに、記者会見をすることが定例化した。

パンデミック初期は新型コロナに関して分からないことも多く、試行錯誤している面が強かった。そうした中、日本の新型コロナ対策は「後ろ向き積極的疫学調査」に基づいた「クラスター対策」や「三密回避」などを中心に始まった。

パンデミック初期には、クラスター対策により欧米のような急激な感染拡大は抑えられたが、3月下旬になると、クラスター対策だけでは難しくなり、緊急事態宣言を発出せざるを得なくなった。

私たちは2020年2月以降、提言作成のための勉強会を継続的に実施していた。勉強会では科学的な根拠となる明確なデータがなければ提言書を出すべきではないと考えるデータ分析の専門家と、明確なデータがない場合でも必要であれば専門家としての判断や意見を述べるべきだと考える私との間では何度か衝突があった。

また、官僚にどこまで提言作成の支援を求めるのかという点でも専門家たちの意見は分かれた。政府の言いなりになってしまうのではないかといった不満も高まっていた。

未知のウイルスへの不安と、感染を防ぎたいという気持ちが社会で共有されていたため、私たちの発信する情報が社会に届きやすかった。しかし同時に、「専門家が全て決めているのではないか」といった疑念を持たれるようになった。

私たちは早い段階で新型コロナとの長期戦を覚悟していた。政府と専門家の役割分担や専門家助言組織の在り方があいまいなまま、長く苦しい闘いが幕を開けた。

2020年3月9日（月）

「新型コロナウイルス感染症対策の見解」

「日本型の感染症対策」の誕生、「これはいける」

日本の新型コロナ基本戦略は、私がかつてWHOで共に働いた押谷さんや、今回初めて一緒に働くことになった西浦さんら俊英の研究者が構築したものだ。さまざまな疫学情報を基に彼らが行ったデータ分析結果を見せてもらうと「これはいける」と思った。

2020年3月9日の専門家会議の見解では「感染拡大防止に向けた日本の基本戦略」として、2つのポイントを示した。

1つ目のポイントは「社会・経済機能への影響を最小限としながら、感染拡大防止の効果を最大限にする」という点だ。新型コロナはSARSとは違って無症状者や潜伏期間中の人でも感染性がある。中国は徹底的に封じ込めて感染者をゼロにする「ゼロコロナ政策」を長きにわたって導入した。もちろん無症状の人を含め、地域全体に徹底的な検査を一度だけでなく頻回に実施すれば感染拡大を制御することは可能だ。しかし、仮にこの方法を日本で採ろうとしても検査キャパシティーが当時極めて小さかったことに加え、本人の意思に関係なく住民全体に検査することの困難さを考えれば、日本の実態にそぐわないと考えていた。このため、日本は感染当初からゼロコロナ戦略を採らなかった。

一方、スウェーデンのように当初から感染者数が増えることは許容し、重症者への対応に注力する「被害抑制」の戦略も採らなかった。日本が目指したのは、感染者数を抑制し、死亡者数を一定数以下にとどめる「感染抑制」で、言ってみれば中国方式とスウェーデン方式の中間に当たる。

「三密」は「3Cs」として世界に普及

２つ目のポイントは「三本柱」を提言したことだ。この三本柱を中心とした基本戦略を２０２０年3月19日に出した提言書では「日本型の感染症対策」と呼んだ。

第１の柱は「クラスターの早期発見・早期対応」だ。我が国ではクラスター（集団）を発見するため、多くの国で実施されていない「後ろ向きの積極的疫学調査」を実施した。後ろ向きの積極的疫学調査とは感染が確認された人が過去に訪問した場所などを調べることで、共通項を見いだしてそこをクラスター発生場所として特定し、次のクラスター発生を防ごうとした。

第２の柱は、「医療提供体制の確保」だ。我が国では合わせて４回緊急事態宣言が発出されたが、いずれもその直接の要因は、感染者数の増加よりも医療逼迫であった。ＷＨＯから世界トップクラスの医療の質だといわれた我が国でなぜ医療の逼迫が起きたのかについては第３部第１章で述べるが、医療提供体制の強化は極めて重要だった。

第３の柱は「市民の行動変容」である。後ろ向きの積極的疫学調査の結果、これまで集団感染が確認された場に共通するのは、①換気の悪い密閉空間、②多くの人が密集、③近距離での会話や発声という3条件が同時に重なった場だと判明した。これは押谷さんや西浦さんなどのクラスター対策班の発見であった。この3条件はその後すぐに「三密」と言われるようになり、「三密を避けよう」という形で市民の行動変容の目安として普及した。国際的にも「3Cs」と呼ばれて普及した。

2020年2月24日の独自見解で、私たちは「この1~2週間が急速な拡大に進むか、収束できるかの瀬戸際となる」と述べた。3月9日の段階では爆発的な感染拡大には進んでおらず、一定程度、持ちこたえていると考えていた。ただし、全ての感染源（リンク）が追えているわけではなく、国内の流行をいったん抑制できたとしても、いつ再流行してもおかしくない状況が続くと考えていた。また国外からの流入も懸念された。このため、長期戦を覚悟する必要性について初めて公式に言及した。

2020年3月17日（火）

「専門家会議から厚生労働省への要望」

「居ても立ってもいられず」提言した水際対策強化、もっと強く主張すればよかった

水際対策については外交問題も絡むため、「検査・保健所・医療提供体制」や「行動制限・行動変容」など他の課題に比べて私たち専門家が提言を出したり意見を述べたりすることは少なかった。

しかし、このときばかりは居ても立ってもいられなかった。2日後の2020年3月19日には提言

を出す予定で準備を進めていたのに、２０２０年3月17日、脇田座長名で急きょ、水際対策に関する要望を厚労省に対して出すことにした。

新型コロナは世界中で感染を拡大し、２０２０年2月下旬、イタリアで感染者数が爆発的に増加した。3月に入るとフランスやドイツ、スペインなどでも感染者が急増した。同年3月11日、ＷＨＯのテドロス事務局長は「パンデミック（世界的な大流行）と見なせる」と表明した。

２０２０年3月10日以降、国内でも欧州諸国、東南アジアやエジプトから感染者が移入したと疑われる事例が増加していた。2～3月は春休みの学生による海外旅行シーズンに当たっていた。政府は、中国や韓国からの入国者については14日間の待機や国内公共交通機関の使用中止といった対策を実施していた。一刻も早く水際対策をさらに強化し、感染が急拡大する欧州や距離的に近い東南アジアからの感染流入を食い止めなくてはならないと考えた。この強い危機感のため、3月19日を待たず17日に提言を出した。

しかし、実際に2週間の待機が開始されたのは、欧州からの帰国者・入国者については２０２０年3月21日から、それ以外の地域の健康観察は緊急提言から2週間後の同年4月3日からであった。後の調査で、２０２０年1～2月の感染者は武漢由来のウイルスでいったん封じ込めに成功したが、同年3月中旬以降に欧州株が流入したことが感染急拡大につながったことが判明した。

もっと強く主張すればよかったと思っている。

2020年3月19日（木）
「新型コロナウイルス感染症対策の状況分析・提言」

「そんなものを入れてどうするんだ」と厚労省から強い反対

当時、東京では桜が咲いていた。3連休に花見などで人出が増加し、一部の地域ではオーバーシュートもあり得ると予想された。そうした中、3連休前の2020年3月19日に提言を出した。

最大の懸念事項は、リンクの分からない感染者が増加していることだった。このまま続けば、欧米で見られるような医療崩壊が起こり、新型コロナだけではなくそれ以外の疾患の患者も含め、本来なら救うことができたであろう命が救えなくなる。

欧米の複数の国では数週間、都市を封鎖したり強制的な外出禁止をしたり、生活必需品以外の買い物をできなくしたりする「ロックダウン」が実行されていた。日本の特措法では罰則を伴う外出禁止措置などは実施できない。だが、オーバーシュートが起これば日本でもロックダウンに類する措置を講じる以外の方策はほとんどないと思われた。しかし、ロックダウンのような措置は多くの犠牲を伴うため、日本型の感染症対策を模索することで何とかそれを回避したいと思っていた。

「命を賭ける覚悟でいる」

「そんなものを入れてどうするんだ」

西浦さんが何も対策をしなかった場合には、地域にある人工呼吸器の台数を超えてしまうほど感染が拡大してしまうというデータを提言書の中に入れようとしたところ、厚労省から強い反対を受けた。厚労省としては不要な不安を市民に与えるべきではないと考えたようだ。政府がそう考えることは理解できる。しかしそのことで、事実であれば市民に伝えるべきだと考える専門家たちの一部が厚労省に対して不満を持つようになった。

２０２０年2月下旬から3月初旬までの専門家会議の見解については、厚労省の関与は文言修正などに限定され、私たち専門家が勉強会を通じて独自に作成してきた。

ところが、２週間に一度のペースで10ページ以上の提言書を作り続けるのは、それぞれ本職を持っている私たちにとって体力的にも精神的にも難しかった。このため、２０２０年3月19日の提言は厚労省も一緒に作成を進めていたのだった。

この提言を作成するための２０２０年3月14日の勉強会で、私は皆に「体を痛めてまで、これからも自分たちだけで提言書を作るのか。図表作成やデータ収集など事務的な作業を含め厚労省にも応援を求めるのか。どうするか」と尋ねた。すると「応援を求めると、政府の言いなりの文章になってしまうのではないか」と厚労省と一緒にやることに対する警戒心を何人かが表明した。専門家が政府の言いなり、つまり「御用学者」になることは絶対に避けねばならない。しかしだからと言って、政府が持っている情報や考え方を知らなければ、本当の意味でのよい提言はできない。

脇田さんも私と同じ気持ちだと分かっていたので、私はとっさに「政府にも行政の責任者としての考えが当然ある。よい意見なら取り入れればよい。ただし絶対譲るべきでない点ははっきりと主張すればよい。いざとなったら、脇田さんと私は命を賭ける覚悟で厚労省に言う」と私は言った。西浦さんの著書『理論疫学者・西浦博の挑戦　新型コロナからいのちを守れ！』（聞き手・川端裕人、中央公論新社）によると、私はそのとき「テーブルを叩きながら目に涙をためていた」という。目に涙をためていたかは記憶していないが、きつい口調で言ったことはよく覚えている。

結局、西浦さんのデータは、西浦さんと厚労省との話し合いの結果、専門家会議の見解の中に盛り込まれた。

同時に、既にこの時期には専門家の勉強会で緊急事態宣言の発出も視野に入れた議論を始めていたので、本提言の最後に緊急事態宣言の発動の可能性についても言及した。

なお、2020年3月24日、安倍首相は国際オリンピック委員会（IOC）のバッハ会長と電話で協議し、同年夏に予定されていた東京オリパラを1年程度延期することで合意した。同年3月30日、東京五輪が2021年7月23日に、東京パラリンピックが2021年8月24日にそれぞれ開幕することが決まった。

2020年4月7日（火）
第2回基本的対処方針等諮問委員会

第１回緊急事態宣言発出、「８割は厳しい」と安倍首相

２０２０年３月末になると、かなり強い危機感を抱いていた押谷さん、西浦さん、私などは、新型コロナ対策を担当する西村康稔経済再生担当大臣と大臣室でほぼ毎日、１時間ほど緊急事態宣言発出の必要性などについて率直な議論を交わすようになっていた。

２０２０年４月３日、西浦さんが独自の記者勉強会で「早急に欧米に近い外出制限をしなければ、オーバーシュートを防げない」とする試算結果を公表した。

現状のまま何もしなければ１日の感染者数は５０００人を超えてさらに増加するが、人と人の接触を８割削減すれば減少に転じるとして、「接触８割減」を提唱した。同年３月から私たち専門家は西浦さんの考えを知っていたが、西浦さんはそれを記者勉強会で発表したのである。

接触８割減の根拠

８割削減の根拠はこうだ。基本再生産数（R_0：全ての者が感受性を有する集団において１人の感染者が生み出した２次感染者数の平均値）を２・５とする。これは当時、爆発的な感染増加を示していた欧州各国の中で平均的な増加傾向だったドイツの基本再生産数であり、その後の系統的レビューの結果においても２・５が各国の基本再生産数の代表値として引用されることになった値である。接触をｐ減らす場合、２次感染は（1-p）R_0と表せる。ｐが０・６未満であれば新規感染者数が減り、

流行は収束に向かう。つまり理論的には6割超削減すればいいことになる

ただし医療従事者の接触は避けられないし、大都市の歓楽街への介入は難しいため、その分を人口全体で負担する必要がある。医療分野や大都市の歓楽街などで感染が起こる確率を加味して試算した。流行がある程度収束し、それまで実施してきたようなクラスター対策ができるようになるまでに接触7割減であれば9週間程度かかり、8割減であれば4週間程度で落ち着くという結果となった。

私たち専門家は「緊急事態宣言を1カ月以上続けるのは避けたい」と考えていた。従って接触8割減という数字を専門家は提案したのである。

2020年4月6日午後、私は西村大臣とともに首相官邸を訪れ、安倍首相と会った。私がWHO西太平洋地域事務局長としてフィリピンのマニラで働いていた頃、現地の日本大使館で安倍さんにお会いしたことがあったが、首相になってからは初めて会った。

私は安倍首相にこう進言した。

「明日、緊急事態宣言を出さざるを得ません」

そして「人と人との接触を8割減らさなければ感染を短期間で収束させられません」と続けた。

安倍首相は「8割は厳しい。何とかなりませんかね」と即座に私に返した。安倍首相は政治家としての直感で、「8割削減」では経済活動や国民生活に負担がかかりすぎるため、企業や市民の納得を得られないと感じたようだった。

4月6日夕方、安倍首相は首相官邸で記者会見し、新型コロナ感染拡大を受けて過去最大の

108兆円の緊急経済対策を実施すると表明した。東京都、神奈川県、埼玉県、千葉県、大阪府、兵庫県、福岡県の7都府県を対象に、翌7日に基本的対処方針等諮問委員会を開催した上で緊急事態宣言を発出することも首相自ら明らかにした。

諮問委員会当日に「最低7割、極力8割」

4月6日の夜中、私は西浦さんの携帯電話を鳴らした。そして「感染を1カ月である程度収束させるにはどうしても8割削減が必要なのですよね？」と尋ねた。西浦さんは「そうです」と即答した。しかし安倍首相は「8割」という言葉だけが一人歩きすることに極めて強い懸念を示した。ならば、表現を工夫するしかない。

翌4月7日午前10時、第2回基本的対処方針等諮問委員会が開催された。前述の7都府県に対して5月6日まで緊急事態宣言を発出することについて政府から諮問があった。私は同諮問委員会の会長として1枚の資料を提出し、「最低7割、極力8割」を提案した。

前述のように西浦さんの試算では、7割削減では感染収束までに9週間かかり、8割削減であれば1カ月程度で済む。西浦さんの2020年4月3日の記者勉強会はメディアで大きく取り上げられ、市民に「8割削減」は比較的受け入れられているようにも思われた。しかし首相の強い意向もあり、「最低7割」という言葉を入れた。

最終的には「最低7割、極力8割の接触機会低減」が諮問委員会で了承された。

首相の記者会見に同席

2020年4月7日夜、私は安倍首相の記者会見に同席した。7日当日に首相官邸から「首相の記者会見に一緒に出るように」と依頼されたためだ。首相への質問の中で専門的な質問があったときに首相を補佐するのが専門家の役割と思われたので、同席を了承した。まさか首相の隣で答弁するとは思わなかった。いくらずうずうしい私でも緊張のためか、記者からの質問に答えるのに精一杯で、それが社会にどんな印象を与えるかについて想像する余裕はなかった。

記者から出た首相への質問の一つに「緊急事態宣言が出る7都府県以外の人たちにメッセージはあるか」というものがあった。安倍首相から7都府県を選んだ基準について私に説明するように促されたので、私は累計の感染者数、倍加時間、リンクの追えない孤発例の割合の3つの指標を考慮したと答えた。それ以外の地域は7都府県ほどの状況には達していないが、感染拡大の恐れがあり、「これからも三密を中心とした警戒を怠れない状況だ」と述べた。果たして感染は拡大し、2020年4月16日、全国に緊急事態宣言が発出された。

2020年4月16日（木）

第4回基本的対処方針等諮問委員会

寝耳に水だった一斉臨時休校、「専門家の判断」にされそうになる

２０２０年2月27日、政府は全国の小中高・特別支援学校の一斉臨時休校を要請した。私も含む専門家はこの要請について事前に相談されておらず、報道で知った。

２００９年の新型インフルエンザのパンデミックのときには小中学生が感染して家庭や地域に感染が広がっていたため、一斉臨時休校には効果があった。しかし新型コロナの場合、子どもは地域の感染拡大の起点になっていたわけではないので、一斉臨時休校をしてもあまり意味がなく、子どもの教育に対する影響を考えればマイナスだと私たちは考えていた。

この日政府が示した基本的対処方針案に「文部科学省は、専門家の判断を踏まえ（中略）５月６日までの間、学校の一斉休業をすることとする」という文言があった。「専門家の判断を踏まえ」とあったが、私たち専門家はそもそも専門家会議などでそうした見解を出しておらず議論もしていなかった。

この会議の中では多くの専門家が「学校の全国一斉休業は望ましくない」「子どもが教育を受ける権利をしっかり保障すべきである」「あくまでも流行対策なのでウイルスが流行しているところかどうかで判断をすべきだ」といった意見を表明した。

これによって、「専門家の判断を踏まえ」などと案に書かれた文言は同日変更となった基本的対処方針からは削除された。

2020年5月1日（金）

「新型コロナウイルス感染症対策の状況分析・提言」

データ分析専門家と私の激論、緊急事態宣言の評価は？

4月下旬の勉強会において、緊急事態宣言の評価をめぐり、データ分析を担当する西浦さんと私との間で激論があった。市民の皆さんに緊急事態宣言に協力してもらうには、宣言の効果について何らかの考えを示すことが必要だと私は考えていた。

しかし、西浦さんの主張は「実効再生産数は確かに落ちたが、緊急事態宣言の因果効果として科学的に根拠のあるデータが得られていない。その状態で緊急事態宣言を評価しても結果に責任が持てない」というものだった。私もその考えはよく理解できた。研究者としては当然の考えだと思う。

一方、政府との交渉役を担う私は、「この場は学会ではない。政府への助言組織だ。完璧なエビデンスではなくても、専門家としての意見や判断などを述べるのが、当然の我々の役割ではないのか」と返した。

この場面を見ていた、専門家会議メンバーで弁護士の中山ひとみさんによれば「弁護士として仲裁しなければ」と腰を浮かせかけたほど激しかったようだ。

2020年5月1日の提言書では、「接触率（1人当たりが経験する単位時間当たりの接触頻度）」

と「人流（都市の人口サイズ）」の積に相当するとして算出した「接触頻度」による評価を示した。

東京・渋谷駅や大阪・難波駅のような地域では年齢群によって達成状況が異なっており、日中の30歳代以上の接触頻度の減少は8割に達していなかったものの、一定程度は減少していた。東京・丸の内の夜間における接触頻度は、8割減を達成していた。市民による大幅な行動変容があったことが推察された。オーバーシュートを免れたことにひとまず安堵した。

2020年5月4日（月）
「新型コロナウイルス感染症対策の状況分析・提言」

検査の「37・5℃4日間目安問題」をめぐり、専門家が受けた批判

「尾身さん、もう疲れました」

当時、押谷さんから私の元に電話がかかってきた。「限界までがんばったのだから、少し休んだらどうか」。私はそう言ってすぐにＪＣＨＯのある病院を紹介し、押谷さんは入院した。

押谷さんは世界的にも名の知られたデータ分析の専門家である。手に入るデータが極めて少なく、専門家への支援も不十分な中で、体力的にも精神的にも限界に達していたにもかかわらず、責任を果たそうとぎりぎりまで自分を追い込んでいた。さらに、検査に関しても専門家は検査を抑制している

のではないかという批判があった。

しかし、私たちは２０２０年２月13日の非公開提言書の段階から既に、医師が必要と判断した人にはすぐにＰＣＲ検査を実施できるよう、検査キャパシティーの強化を何度も提言してきた。

ＰＣＲ検査の拡充スピードが遅れていたため、３月中旬以降、「検査待ち」が問題となっていた。２０２０年５月１日の提言で「新規感染者数は減少傾向にある」としたが、ＰＣＲ検査キャパシティーが諸外国に比べて小さいため、減少傾向とした分析結果も疑問視されていた。同年５月４日に専門家会議が出した提言書で、日本の10万人当たりのＰＣＲ等検査数は他国と比較して明らかに少ない状況にあるが、検査陽性率も十分に低い状況にあり、イタリアやシンガポール、米国などと比べて潜在的な感染者をより捕捉できていないというわけではないと考えられると述べた。

ただし、軽症者を含む疑い症例の検査拡大が喫緊の課題という認識の下に、保健所・地方衛生研究所の体制強化、「地域外来・検査センター」の更なる設置を求めた。

専門家の提言で、国が「37・5℃4日以上」を取りやめ

２０２０年２月16日の第１回専門家会議で、受診・相談の目安について政府からの提案があった。その提案は37・５℃以上の発熱が４日以上続いている場合（高齢者や基礎疾患等のある人は２日程度続く場合）や強いだるさや息苦しさがある場合には「帰国者・接触者相談センター」に相談するというものだった。私たちはこの時点で政府提案に賛成した。

その理由は、検査キャパシティーが極めて小さかったことと、当時、コロナ患者を診察した臨床家から「重症化の兆候は発症4日目以降に生じることが多い」との報告などがあったためだった。ただし、高齢者や基礎疾患のある人は重症化する可能性が高いことが疫学情報の分析から分かっていたため、4日ではなく2日という唐突に出された政府提案は、この時点で合理的と考えた。

この時点で政府提案に専門家が賛成したことで、専門家が検査を抑制しているのではないかという批判を一部の人々から受けることになった。いわゆる「37・5℃4日間目安問題」である。その後も検査キャパシティーの不足問題は続いた。

詳細は第3部第1章で述べるが、この状況を何とか改善するよう私たちは政府に何度も働きかけた。これを受け、2020年5月8日、厚労省は新たな相談の目安を公表し、「37・5℃以上の発熱が4日以上」としていた表記を取りやめ、息苦しさや強いだるさ、高熱など症状のある人や、高齢者や基礎疾患のある人は「すぐに相談」とした。

2020年5月14日（木）
第6回基本的対処方針等諮問委員会

専門家の考えを参考に、政府が「合理的な最終決定」をした例

コロナ禍の3年間を通じて私たち専門家は、政府と専門家の役割分担が不明確であることや、対策の最終決定の在り方について問題を感じることが多かった。

本来、あるべき役割分担とは「専門家が感染状況を分析しリスク評価した上で対策案を提案する。政府はその採否について最終決定して対策を実行する。専門家の提案を採用しない場合、政府はその理由を明らかにする」であり、これは国際的なスタンダードでもある。

しかしだからといって私たちは、専門家が提案した対策案を全てそのまま採用することを政府に求めているわけではない。最終判断の際に、そのときの社会状況や国民感情などを加味し専門家の提案に修正を加えることはあってしかるべきだ。

第1回緊急事態宣言解除の基準は、その意味で、合理的な最終決定をした例であったと私は考えている。

2020年5月4日の基本的対処方針等諮問委員会で、私は一構成員として「ある程度定量的な解除基準の目安」をつくる必要性を提案した。緊急事態宣言の解除が恣意的になることを避けるため、なるべく客観的な基準が必要だと考えたためである。同諮問委員会としても2週間以内に緊急事態宣言解除の具体的な基準を示すことで合意した。

その後、この合意した約束を果たすため、第1部第2章で述べたようにさまざまな議論をした結果、2020年5月14日の専門家会議で、私たち専門家は緊急事態宣言解除の基準を「直近1週間の10万人当たり累積新規感染者の報告数：0・5人未満程度」などと示した。なお、この数字を5月14日の数日前に私は政府に伝えていた。

２０２０年５月14日の基本的対処方針等諮問委員会で示された政府案では「直近１週間の累積報告数が10万人当たり０・５人程度以下であることを目安とする」。ただし直近１週間の10万人あたり累積報告数が１人程度以下の場合には、「総合的に判断する」という文言が追加されていた。

専門家の「10万人当たり０・５人未満程度」という提案に、政府は幅を持たせたわけだ。

専門家の提言を参考にしながらも政府が最終判断したという意味で、政府と専門家の役割分担が合理的になされた一つの例だったと考える。

２０２０年５月21日（木）
第７回基本的対処方針等諮問委員会
新型コロナ対策の評価のための指標、「超過死亡」

日本の新型コロナ対策では死亡者や重症者をできる限り抑えるという方針を採っている。そのため死亡に関する重要な指標が専門家の提言によって政府の基本的対処方針に盛り込まれた。

２０２０年５月21日、構成員の一人である谷口清州三重病院臨床研究部長が「超過死亡」をきちんと評価すると基本的対処方針に書くべきだと指摘した。超過死亡とは、総死亡者数が平年よりどの程度多いかを示したものだ。コロナ禍においては新型コロナによって死亡者数が増えるリスクがあるが、それだけではなく医療の逼迫により新型コロナ以外の疾患により死亡する患者が増えるリスクもある。

新型コロナのインパクトを正確に評価するには、超過死亡が最もいいだろうと国際的にも考えられていた。日本ではインフルエンザの超過死亡を評価するための「インフルエンザ関連死亡迅速把握システム」がかねて存在していたが、例年12月から翌年3月までしかデータを集めていなかったため、継続的にデータを収集すべきであるとした。

また谷口さんは肺炎以外の死亡が増えることが予想されるため、全死亡における超過死亡についても評価すべきであるという意見も述べた。

同日、政府の新型コロナ対策本部が決定した基本的対処方針には「インフルエンザ・肺炎死亡における、いわゆる超過死亡についても、現行システムの改善も含め、適切に把握できるよう、早急に体制を整える」という文言が盛り込まれた。

2020年5月25日（月）

第8回基本的対処方針等諮問委員会

首相会見同席、首相と違っても自分の意見を言わざるを得なかった

コロナ禍では首相会見に同席することがしばしばあった。首相会見は極めて重要だからこそ、記者から質問を受ければ、時には首相と意見が違っても自分の意見を言わなければならないと思っていた。第1回緊急事態宣言を全国で解除することが決まった日の夜も私は安倍首相の記者会見に同席した。「第2波や第3波に備えて、今の段階できちんと検証して、どこが足りないのかを考えることが必要ではないか」と、ジャーナリストの江川紹子さんから首相と私に質問があった。

首相官邸のウェブサイトによると「本格的な全体の検証というのは、これは終息した後、検証していきたいと思っています」と安倍首相が返答した。一方、私は同サイトによればこう答えた。

「今、総理がおっしゃったように、最終的に終息した時点で（私は「収束」の意味で使った）しっかりとした検証が必要だと思います。同時に、今日、全国の緊急事態宣言が解除されたわけですよね。（これまでの）日本の感染症（対策）全体の取り組みについての評価と、私たち専門家自身の在り方でどこが良かったのか、どこを改善すべきかを含めて、近々、中間的な評価はぜひ出してみたいと思っております。出すべきだと思っております」

この記者会見より前から専門家たちは中間検証を行う考えで準備を進めていた。2020年6月24日、私たち専門家は「次なる波に備えた専門家助言組織のあり方について」と題する12ページの文書を記者会見で発表した。

実は2020年5月25日の段階で卒業論文のドラフトは上がっていた。だがこの文書をめぐって厚労省との間に激しいやりとりがあったため、発表は約1カ月後の同年6月24日であった。

2020年5月29日（金）

「新型コロナウイルス感染症対策の状況分析・提言」

死亡者数少なかった理由を説明するも、議事録問題だけに質問集中

感染状況が落ち着いていたので、緊急事態宣言を含むこれまでの対策を評価した。この時点において日本は欧米の先進諸国などと比べると人口10万人当たりの感染者数や死亡者数が低水準であった。以下の理由などが考えられた。

◎市民の衛生意識が高く、政府や自治体などからの行動変容の要請に多くの市民が協力してくれた。

◎国民皆保険制度による医療へのアクセスが良く、流行初期から感染者を早く探知できた。また、全国に整備された保健所を中心とした地域の公衆衛生水準が高い。

◎効果的なクラスター対策を実施した。日本の特徴は、諸外国でも行われている「前向き」の接触者調査」に加えて、「後ろ向き（さかのぼり）」の接触者調査を実施したことだ。感染源の早期特定が、早期に感染拡大防止に向けた取り組みを実施することにつながった。

その後、2023年8月の段階でも、日本における人口100万人当たりの新型コロナ累積死亡者数は諸外国と比べて低かった。2020年5月29日の提言書で述べた「国民の衛生意識の高さ」や「医療関係者や保健所の頑張り」は、その後も我が国の新型コロナ対策の特徴だったといえる。と同時に、

準備不足だったために、個人の努力や自主性に過度に頼らざるを得なかったことは新型コロナ対策全体の反省点であると私は考える。このことは第3部第4章で述べる。

専門家会議の位置付けが不明瞭であるがゆえに生じた問題

5月29日の門家会議では「議事概要の件について、これからの在り方については一度ご検討していただきたい」と、議事録の作成を求める声が構成員から上がった。

基本的対処方針等諮問委員会については発言者が分かる形での議事概要が会議後比較的早く作成されていた。しかし専門家会議については、それまで、発言者名を伏せて要旨のみが箇条書きされ、発言者を明確にしたいわゆる「議事録」は残されていなかった。２０２０年3月、政府は新型コロナへの対応を「行政文書の管理に関するガイドライン」に基づく「歴史的緊急事態」に初めて指定し、政策の決定または了解を行う会議などについては議事録などの作成を義務付けた。一部の専門家からは「自由な議論がしづらい」という声があったため、専門家会議は同ガイドラインに従えば「政策の決定または了解を行わない会議」と位置付けられ、議事録は残さないものとされた。

一方、同ガイドラインでは、平時であっても、専門的知識を有する者などを構成員とする「懇談会」などでは、発言者や発言内容を記載した議事録の作成を定めている。「平時ですら作成される議事録が有事に作成されないのはおかしい。専門家会議の議事録が作成されていないのでは歴史の検証に堪えられない」というのが世間の批判の理由であった。脇田さんや私は記者会見でこの点を聞かれ、「政府が決めることだが、個人としては名前を出しても問題ない」と返答した。

実は専門家会議は急ごしらえの組織で、法的な位置付けも不明確だった。議事録問題は、専門家会議の位置付けが不明瞭であるがゆえに生じた問題の一つであるように思われた。

とはいえ、この日私たち専門家が記者会見で伝えたかったことは、これまでの対策の検証とそれを踏まえて次の波に備えて求められる施策に関する提言を記者の皆さんと共有することだった。私たちに責任も権限もない議事録問題にばかり関心が集まったことに釈然としない気持ちだった。そういうことは政府に聞いてほしかったというのが本音だった。

2020年6月24日（水）
「次なる波に備えた専門家助言組織のあり方について」

「ルビコン川」を渡った代償

この日記者会見で発表した文書が、専門家会議の構成員として最後の提言となった。2020年7月、専門家会議は廃止され、新型コロナ対策分科会が発足した。同時に同年2月10日を最後に中断されていたアドバイザリーボードが再開した。私たち専門家はこの文書を「卒業論文」と呼んでいる。

この卒業論文は12ページにわたり、専門家会議構成員の立場から見たこれまでの専門家会議の課題を挙げ、専門家助言組織のあるべき姿などについて政府に示した。
私たちはなぜこれを書いたのか。背景に、専門家自身の複雑な思いがあった。

殺害を予告する脅迫状が届いた

既に述べたように2020年2月24日、専門家会議は独自見解を初めて示した。同日夜、厚労省やマスメディアの要請によってこの見解について厚労省で記者会見した。その後、提言を出すたびに記者会見を開くことが定例化した。また、2020年3月10日に参院予算委員会公聴会の公述人として呼ばれて以来、新型コロナ対策の件で脇田さんや私は国会議員のさまざまな質問に答えるようになった。

さらに私は2020年4月7日以降、緊急事態宣言の発出・延長・解除などに際して首相会見への同席を求められるようになった。

過去のパンデミックで、感染症対策の専門家の姿がこれほどまでに一般の人たちの目に触れることがあっただろうか。例えば私を含む専門家の数人は2009年の新型インフルエンザのパンデミックの際にも政府の専門家諮問委員会のメンバーを務め、政府へ提言をし、メディアから時々取材を受けたが、今回のように記者会見で提言の内容を説明することは全くなかった。

専門家の役割は分析と提言であり、決定と実行については私たちに権限はなく、最終決定をするのは政府である。だが専門家の頻回な記者会見や首相会見同席などがあり私たちが前面に出たため、「専門家たちが全てを決めている」という印象を一般社会から持たれるようになった。

このため、西浦さんや私の元には殺害を予告する脅迫状が届いた。

政府から聞かれた個別の課題に答えるだけではなく、対策の全体像を提言しなければ、専門家の責任を果たせないと考え、「ルビコン川」を渡った。そうして2020年2月24日に専門家会議として初めて独自見解を出した。ルビコン川を渡った時点で、何らかの批判を受けることはある程度覚悟していたが、殺害を予告されるまでとは考えていなかった。

特措法の下に経済の専門家も入れた会議体を

こうした専門家集団の在り方を「前のめり」という言葉で評したのは、政治学者の牧原出東京大学教授である。

「前のめりの『専門家チーム』があぶりだす新型コロナへの安倍政権の未熟な対応」という論考が、言論サイト「論座」に掲載されたのは2020年5月2日のことだった。

「専門家への不満が非難や責任問題へと結びつき始めているのは、新型コロナ感染症の拡大当初から現在に至るまで、政権と専門家との関係があいまいなままになっているからである」と、この論考で牧原さんは書いていた。武藤さんがこの論考を読み、私たち専門家のメーリングリストで紹介した。脇田さんや私は「前のめり」と評される文脈に納得し、牧原さんと会って話してみたいと思った。なお、「前のめり」という言葉については第3部第3章で詳述している。

２０２０年5月19日、私を含む何人かの専門家が、東大医科研の武藤研究室で牧原さんと会った。「法的根拠がない専門家会議は不安定なので、特措法の下に新たな会議体を設置すべきだ」と牧原さんは言った。「言われてみれば確かにそうだ」と私は思った。

２０１２年に制定された特措法に基づいて「新型インフルエンザ等対策有識者会議」が設置された。基本的対処方針等諮問委員会は有識者会議の下で開催されることになっていたが、実際には新型コロナの発生以来、諮問委員会は何度も開催されているにもかかわらず、親会議である有識者会議は開催されていなかった。

牧原さんの案は、有識者会議を親会議として、その下に経済の専門家による部会と感染症対策の専門家による部会を別々に設置するというものだった。各部会で提言をまとめ、自治体首長や経済界関係者、メディア関係者なども参加する有識者会議で議論した上で、政府が最終決定するようにすれば、役割分担と責任の所在が明確になるというのが彼の考えだった。

２０２０年5月初旬から、私たち専門家は経済の専門家を入れて議論ができるような体制づくりを政府に求めていた。当初から社会経済への影響を最小限にするという目標を掲げていたが、私たち医療系の専門家は医療逼迫を防止したいので、感染対策と社会経済活動の両立といっても、どうしても感染対策に重心を置く傾向がある。第1回緊急事態宣言の前後から医療関係者だけで議論をするのでは社会経済が痛むという意見も聞かれるようになってきた。そのため、有識者会議という親会議の下に、２つの分科会を設けるという牧原さんの案は、確かに合理的なアイデアのように思えた。

しかし政府はそうは考えないようだった。政府は、医療・公衆衛生と経済の2つの分科会をつくってもうまく機能しないし、それぞれの分科会で相反する意見が出てきたら困ると考えていたようだ。従って、2つの独立した分科会をつくるのではなく、新たに設ける新型コロナ対策分科会に専門家会議を移行し、そこに経済の専門家や経済団体関係者なども加わることになった。

ただし新型コロナ対策分科会だけでは検査や医療提供体制、サーベイランスなど技術的な助言をする機能が弱まる恐れがあるため、専門家会議が発足してから事実上活動していなかったアドバイザリーボードを、厚労大臣に意見を述べる組織として復活させることになった。

なお私たちの提案を政府が採り入れ、2020年5月14日以降、基本的対処方針等諮問委員会の構成員には、井深陽子慶應義塾大学経済学部教授、大竹文雄大阪大学大学院経済学研究科教授、小林慶一郎東京財団政策研究所研究主幹、竹森俊平慶應義塾大学経済学部教授と、経済の専門家が4人新たに加わった。

卒業論文をめぐる政府の懸念

私たちとしてはこのような「前のめり」の専門家会議の問題点を総括した上で、次の専門家助言組織の在り方を提言する必要があると考え、卒業論文を書くことにしたのだった。2020年5月25日、安倍首相の会見に同席し、ジャーナリストの江川紹子さんに「中間検証」について聞かれ、「出してみたいと思っている」と答えた、その文章である。25日の段階で草稿はできていたが、その後、政府との交渉が難航した。

政府は卒業論文について次の３点の懸念を抱いていたようだ。

第１に、専門家が専門家自身を評価することが異例だったこと。

第２に、日本の死亡者数は欧米諸国と比較して低水準で、世界的にみれば新型コロナ対策は比較的うまくいっているのになぜ反省する必要があるのかという疑問を持たれたこと。

第３に、一部の文言について政府に批判的だと捉えられたこと。卒業論文のたたき台には「我が国では危機管理体制が十分ではない」と書いていたが、これが政府に対する批判だと受け取られた。これまでの専門家の提言は政府と事前にすり合わせ、専門家会議の名義で発表していた。つまり専門家との共同作業で新型コロナ対策をこれまで進めてきたという思いが政府側にはあったようだ。

政府批判が卒業論文の目的ではなかった。専門家の在り方も含めて検証し、反省を生かして次の波に備えることが最も重要だと私たちは考えた。文言の修正については応じられるところは応じた。先述の危機管理体制についての一文は次のように変えた。

「我が国では、近年、新しい感染症による深刻な打撃に直面してこなかったため感染症に対する危機管理を重要視する文化が醸成されてこなかった」

専門家会議の名義としたかったが、政府側が難色を示したため、専門家会議構成員一同とした。いつものように厚労省の記者会見室では発表できず、東京・内幸町の日本記者クラブで発表した。

私たちの記者会見とほぼ同じ時間に、西村大臣の記者会見があった。

「今、西村大臣が会見で専門家会議を廃止すると発言した。ご存じですか」

私たちの会見の途中で記者の一人が私に質問した。私は「知らなかった」と答えた。もちろん専門家会議が廃止されることは知っていたが、西村大臣が私たちと同じ日に会見を開いたことに驚いた。

2つの会見の日時が重なった本当の理由は、私には分からない。私は西村大臣とは2020年3月以来、毎日のように顔を合わせていたが、個人的には大臣の人柄からして意図的にそうしたことをしたとは思わない。

2020年7月、専門家会議が廃止され、新型コロナ対策分科会が発足した。

第2部

第2章

長期戦の覚悟

GoTo キャンペーンについて菅官房長官が熱心に語っていた。そのとき官房長官と私の目が合った。「分かってくれよな」と言われているように感じた。

第2波　2020年7～10月

長期戦の覚悟

第1回緊急事態宣言が解除され、比較的感染状況は落ち着いていた。この時期、感染対策を最優先としつつも、社会経済活動が再開されていった。

「GoToトラベル」の開始時期をめぐって、私たちは非公式に、政府に対し慎重な判断を要請していた。しかし、政府は新型コロナ対策分科会で議論する前に東京発着分を除いて2020年7月22日に開始することを決定し、分科会の開始を待たずマスコミに公表してしまった。私たちは政府の方針を追認せざるを得なかった。

第1波の初期に出した提言書で何度か指摘したように、私たちは長期戦になると考えていたので、次の感染の波やその影響をできる限り低く抑えるための対策を次々と提言した。

まず感染状況に応じて、採るべき感染対策や医療提供体制の在り方について全体像や見取り図に当たるものが必要だと考えた。それが2020年8月7日に初めて提案した「ステージ分類」だ。これは緊急事態宣言やまん延防止等重点措置の発出・適用や解除の目安としても使われるようになった。

この提言書の中のある文言について、私は後で悩むことになる。

また、世論が二分されるような状況だった検査について、社会経済活動の再開に伴って新たな検査戦略を提言した。海外出張など社会経済活動をするためにも検査を活用したいというニーズが世の中にあったためだ。経済の専門家や行政官も交え、3週間ほどじっくり練ったが、人々の関心がＧｏＴｏに集まったため、検査戦略は残念ながらあまり注目されなかった。

この時期、私たちは大都市の歓楽街が感染を広げる「急所」だと位置付けていた。さらに、飲酒を伴う懇親会など「5つの場面」が感染を広げやすいと指摘した。

新型コロナは主に飲食を介して感染を広げていく——。私たちはこのことを基に、「8割削減」のような一律かつ広範な行動制限ではなく、「急所」に絞った対策案を次々と打ち出していった。しかし、パンデミック初期と違って、だんだんと社会に対して政府や私たち専門家のメッセージが届かなくなった。

次の感染急拡大の大波は想定されたが、それがいつかは予測できなかった。どれほどの時間が残っているのか分からない中で、次の高い波に「先手を打ちたい」という一心だった。

2020年7月16日（木）
「GOTOトラベル事業に関する分科会の政府への提言」

GoTo開始、時期尚早と思いながらも追認せざるを得ず

GoToトラベル事業は、国内旅行を対象に、1人当たり1泊2万円を上限に、宿泊・日帰り旅行代金の2分の1相当額を支援するというものだ。2020年4月に「新型コロナウイルス感染症緊急経済対策」として予算措置が既に採られていた。

政府はこの事業を当初8月上旬からスタートする方向で検討していた。ところが国土交通省は2020年7月10日、観光関連産業や地域社会などから繁忙期である夏休みを対象とするように要望があったことなどを理由に同年7月22日の開始とすることを決めた。

この頃、東京のみならず地方でも大都市の歓楽街を中心に感染が広がっていたため、私たちは全国でGoToトラベルの開始の判断は遅らせるべきだと考えていた。

このため、GoToトラベル事業の議論が予定されていた2020年7月16日の新型コロナ対策分科会開催数日前から、政府に対して、GoToトラベルの開始時期の判断に時間をかけるように非公式に提案していた。7月16日の分科会では、GoToトラベルの開始時期の判断を遅らせるべきかどうかについてじっくり議論をしたかった。なお、私は同日午前に開かれた経団連のフォーラムに呼ば

れ、「旅行自体が感染を起こすことはないが、旅行先で飲み屋や接待を伴う店などに行き、三密の状況になったり大声を出したりすれば感染は広がる」と発言している。

しかし政府は、開始判断を遅らせるべきだという専門家の提案を採用しなかった。

その上、政府は2020年7月22日から実施すること、および、対象から東京発着および東京在住者を外すことを新型コロナ対策分科会の資料として提出した。しかも分科会開催時刻よりも前にマスコミに発表してしまっていた。専門家は「時期尚早だ」という気持ちを持ちながらも、政府案を追認せざるを得なかったのだ。

2020年7月16日、私たち専門家は新型コロナ対策分科会が終わってから会議のまとめとして1枚の提言書を急きょ作成し、これをもって同分科会の提言書とした。そこには少なくとも私たちの考えを明確にするため「当面の間は、積極的に東京都から他の道府県への移動及び他の道府県から東京都への移動を支援するGoToトラベル事業を行うことについては延期すべきである。上記以外のGoToトラベル事業については実施しても差し支えない」と書かざるを得なかった。

GoToトラベルに関しては、これ以降も、政府と専門家の間で意見の食い違いがしばしばみられた。飲食や人の移動を介して感染リスクが高まることが、さまざまなデータから明らかになっていたので、これらの急所を突いて感染をなるべく抑制し医療逼迫を防ぎたい専門家と、地方も含めて経済を活性化させたいという政府の間でGoToは「火種」の一つとなっていった。

当時、成長戦略を議論する政府の「未来投資会議」のメンバーとして、2020年7月30日の会合に私も参加した。政府は地方創生の切り札として観光を位置付けているが、観光関連産業は瀕死といってもも差し支えない状況にあること、従って感染対策をしっかり講じることを条件にＧｏＴｏキャンペーンで助成することを、当時の菅義偉官房長官が熱心に語っていたのをよく覚えている。そのとき官房長官と私の目が合った。「分かってくれよな」と言われているように感じた。

2020年7月16日（木）
「検査体制の基本的な考え・戦略」

3週間じっくり練った検査戦略、関心持たれず落胆

パンデミック発生直後から「無症状者も含めて全ての人に検査を実施すべき」という意見と、「検査は戦略的に実施すべき」という意見で世論が二分されるような状況が続いていた。

第1回緊急事態宣言が解除され、感染状況が比較的落ち着いていた２０２０年6月から7月初めには、感染対策を優先しつつも社会経済活動を再開させていこうという動きが社会の中にあった。私たちは感染が急拡大したときには感染対策を強化して足元の感染状況を下火にすることに集中し（ハンマー）、感染状況が比較的落ち着いているときには感染対策を緩める（ダンス）と同時に、次の波を見据えた対策を提言する「ハンマー&ダンス」の考え方を掲げていた。

感染者を見つけるだけではなく、海外出張など社会経済活動をするためにも検査を活用したいというニーズが世の中に出てきた。改めて検査の全体的な考えや戦略を示す必要があると考えた。医療の専門家だけではなく経済の専門家、政府関係者が２０２０年６月から３週間ほどかけて、かなり頻繁に議論を交わし、じっくり練った戦略だった。

ここでは次のように考えた。

有症状者（①）に対する検査を最優先にすべきなのは言うまでもない。主な論点は無症状者の検査だった。議論の結果、無症状者を、感染リスクおよび検査を実施した場合の陽性率（事前確率）が高いと考えられるグループ（②ａ）と、低いグループ（②ｂ）に分けて検査の方針を示すことにした。

①と②ａは直接感染拡大防止につながるので優先し、②ｂは感染症法における行政検査（検査費用を患者は負担しない）としては実施しないが、民間企業や個人などが、海外渡航や興行を行うなど個別の事情に応じて、各々の負担で検査を行うことはあり得るとした。

この提言は２０２０年７月６日の第１回新型コロナ対策分科会でたたき台を提出し、同年７月16日の第２回分科会で正式に了承された。

検査についてはかねて市民の関心が高かったため、私は検査戦略の全体像を示したこの提言の内容が社会に理解され、検査に関する世論が二分されている状況に終止符が打たれることを期待した。だが、分科会翌日の新聞報道ではＧｏＴｏキャンペーンにスペースが割かれ、検査戦略に関する言及は少なめであった。私は落胆した。

2020年7月30日（木）

「啓発資料『新型コロナウイルス感染症はこうした経路で広がっています』」

2月に政府から表現変更を求められた「呼気による感染の可能性」その後

プロローグで述べたように、2020年2月24日の専門家会議としての初の独自見解のたたき台では「呼気による感染の可能性」という文言があった。しかしこれに対し市民に恐怖感を与えるのではないかと厚労省が難色を示し、削除を求められた。そのため、私たちは次のように表現を変更した。

「これまでに判明している感染経路は、咳やくしゃみなどの飛沫感染と接触感染が主体です。空気感染は起きていないと考えています。ただし、例外的に、至近距離で、相対することにより、咳やくしゃみなどがなくても、感染する可能性が否定できません」

実は「呼気による感染」を起こし得る「マイクロ飛沫感染（エアロゾル感染）」はその後、重要な感染経路の一つであることが世界的にも認識されるようになってきた。そのため、私たちは市民に対する啓発資料を2020年7月30日のアドバイザリーボードに提出した。

マイクロ飛沫感染とは換気の悪い密閉空間で5マイクロメートル未満の粒子がしばらくの間空気中を漂い、感染が広がる恐れがあることを意味する。「エアロゾル感染」とも呼ばれる。マイクロ飛沫（エアロゾル）は、咳やくしゃみはもちろん会話や呼吸などあらゆる呼気（鼻や口から吐き出す息）から放出される。

なお、この時点では「『空気感染』とは結核菌や麻疹ウイルスなどで認められ、より小さな飛沫が、例えば空調などを通じて空気中を長時間漂うことで感染するもので、長い距離でも感染が起こり得る。マイクロ飛沫（エアロゾル）感染とは異なる概念である」とした。

2020年8月7日（金）
「今後想定される感染状況と対策について」
私の「苦悩の種」になった、ステージ分類提言の一記載

新型コロナとの長期戦の中では感染が急拡大する時期と比較的落ち着いている時期がある。どんな感染状況になったら何をしなければならないのか、つまりグランドデザインを示す必要があると考え、私たちは「ステージ分類」を提案した。

このステージ分類の提言書では、感染状況と医療提供体制の負荷に注目し、各都道府県で今後想定され得る状況を４つのステージに分類した。

◎ステージⅠ…感染者の散発的発生および医療提供体制に特段の支障がない段階
◎ステージⅡ…感染者の漸増および医療提供体制への負荷が蓄積する段階

◎ステージⅢ…感染者の急増および医療提供体制における大きな支障の発生を避けるための対応が必要な段階

◎ステージⅣ…爆発的な感染拡大および深刻な医療提供体制の機能不全を避けるための対応が必要な段階

社会経済活動と感染対策の両立には、感染レベルが上がれば迅速に対応し、なるべく早期に下げることが重要である。しかし、そうした努力を講じても、ステージⅡからステージⅢ、さらにはステージⅣへ移行する可能性もあり得る。従って例えば、ステージⅣでは、全面的な接触機会の低減を求められ、緊急事態宣言など強制性のある対応を検討せざるを得ないとした。

どの地域がステージⅢかを公言できずにいたジレンマ

このステージ分類の中に、後になって私の「苦悩の種」になる文言が含まれていた。その文言とは「国や都道府県はこれらの指標を『総合的に判断』して」であった。そもそも地域の感染状況について最もよく分かっているのは各自治体であるので、国や自治体が判断するのは当然である。新型コロナ対策分科会でもこの提言は了承された。つまり専門家は判断に直接関与しないことにしたのだ。どのステージで何をすべきかのルールをつくった私たちがルールを運用する側にも回り、各自治体が今どのステージにあるかまで判断すると、私たちが全て決めることになるのではないかと思ったからだ。

だが、これが後に私たち自身の手足を縛ることになった。

２０２０年秋に感染が急拡大した際、東京都などはステージⅢに達していたと私たちは判断していたが、このことを公言できずにいた。ステージⅢ相当の地域については飲食店の営業時間短縮などが必要とは指摘したが、具体的にどの地域がステージⅢに当たるのかは明言できなかった。そうした中、国や自治体の判断がなかなか下されなかったことに私は強いフラストレーションを感じた。２度目の緊急事態宣言発出は何とかして避けるため提言を矢継ぎ早に出す中で、各地域のステージ判断を「言ってしまいたい」と「言ってはいけない」の間でジレンマを抱えることになった。

2020年8月21日（金）
「新型コロナウイルス感染症のワクチンの接種に関する分科会の現時点での考え方」

副反応への懸念が諸外国と比べて強く、不正確な情報が流れやすい

多くの人が待ち望んでいるワクチン接種に関して、３週間ほどの間に大きな動きがあった。政府は２０２０年7月31日に米ファイザーと、同年８月７日には英アストラゼネカと、ワクチン供給に関する基本合意書を結んだ。いずれも２０２１年に供給される。また、同年８月７日には米ノババックスのワクチンを武田薬品工業が日本で製造・供給することも発表された。

医療従事者や高齢者を優先的に接種することについて私たちには全く迷いがなかった。今までの経験から、我が国はワクチン副反応への懸念が諸外国に比べて強いことを私たちは認識していた。社会的関心が高く、科学的安全性への不確実性が高いため、デマが流布しやすい。従って、国民が納得できるような、十分な情報発信や対話を行う必要があると考えた。

2020年8月24日（月）

「大都市の歓楽街に対する迅速な感染拡大防止と中長期的な感染防止を目的とした提言」

クラスターの発生源「大都市の歓楽街」、差別の対象になることを強く懸念

第1波は外国からの帰国者や入国者が感染拡大の直接のきっかけだったが、第2波では大都市の歓楽街が最初のクラスターとなって感染を広げていたことが分かっていた。ここからの更なる感染拡大を何とか防ぎたいと思ったが、そう簡単ではなかった。

大企業ではリモートワークなどが可能であることも多く、感染により欠勤しても給料などについてあまり心配せずに済むケースが大半だ。しかし歓楽街で働く人たちは店が営業をやめれば、すぐに生活に支障を来す。しかも差別や偏見の対象になりやすい。このため、私たちは2020年8月24日の新型コロナ対策分科会の提言などで、関係地域の保健所や自治体の長が歓楽街の人たちと対面で話し

合うことを国に提案し、実現した。西村大臣や私も参加したが、信頼関係を構築する上ではよかったと思う。

ところで、差別や偏見については、私自身ＷＨＯ時代にＨＩＶ／エイズ対策のためいわゆる性労働者たちの声を直接聞く機会があったが、差別や偏見の防止について特に深い見識を持っていたわけではなかった。このため、政府が２０２０年９月11日、「大都市の歓楽街における感染拡大防止対策ワーキンググループ」を設置した際には、新型コロナ対策分科会の構成員であり、かつてＨＩＶ陽性者への差別や偏見などの解消に向けた対策をつくった経験のある今村顕史東京都立駒込病院感染症センター長・感染症科部長にワーキンググループの座長になってもらった。今村さんは感染症医療の専門家で、自らも最前線で新型コロナ患者の治療に当たっていた。

同ワーキンググループは、自治体や事業者、有識者へのヒアリングも含め、全４回にわたって検討を進め、２０２０年10月に報告書をまとめた。

この報告書では、２０２０年７~８月のクラスター事例分析の結果、大都市の歓楽街を感染拡大の「急所」と位置付けた。なぜなら接待を伴う飲食店などから地域内で感染が広がり、その後高齢者施設に感染拡大し、さらに従業員や客の移動などで地方都市にも感染が拡大したためだ。従って大都市の歓楽街への対策を強化することが、全国の感染拡大防止にも有効であるとした。

ただし、歓楽街の接待を伴う飲食店などは、感染防止対策に関する正確な情報が十分に届いていない可能性がある。また、先述のように差別や偏見を受けやすいことにも配慮が必要だ。従って同報告書では、次の5つの視点が重要であるとした。

①事業者、従業員、そして支援団体など、現場と対話する時間を惜しまないこと
②信頼関係を構築しながら、きめ細やかな予防策の行き届いた安心できる街づくりを目指すこと
③差別や偏見にも十分な配慮を行いながら、慎重に対策を進めること
④早期に感染拡大の予兆を検知し、早期に対策を講じること
⑤以上の取り組みに重要な役割を果たす保健所に対して十分な支援を行うこと

これら5つの視点が重要なのは、新型コロナ対策だけに限らない。流行地域、とりわけ「急所」となっている地域の人々との対話と信頼関係の構築は、感染症対策の最も重要な鍵の一つであると言っても過言ではない。

2020年8月28日、安倍首相が辞意を表明した。私は専門家の勉強会をしているときに厚労省の職員から聞いた。突然の辞意表明に驚いた。

2020年9月14日、自民党総裁選投開票が行われ、菅官房長官が総裁に選出された。同年9月16日、衆参両院は本会議で菅氏を新首相に選出し、同日、菅内閣が発足した。

2020年10月15日（木）

「現在の感染状況に対する分科会から政府への提言」

感染レベルが平衡状態だが、一触即発の状況

シルバーウイーク後の2020年9月末に新規感染者数の増加が見られる地域があった。また散発的なクラスターの発生など地域によってさまざまな動きがあった。8月最終週以降、東京、大阪、北海道、沖縄の実効再生産数は1を挟んで前後しており、直近では全国的にも実効再生産数は1を上回る水準だった。感染レベルが一気に上がるでもなく、逆に、下がるでもない。言ってみれば平衡状態にあった。一体なぜこのようなことが起きているのか——。

平衡状態が続いているのは、増加要因と減少要因の2つが拮抗しているためだと考えられた。連休中の人の移動にも見られるように、人々の中になるべく「普通の生活」に戻りたいという気持ちがあって、社会経済活動が活発化している。そうした中で、クラスター発生の場面も多様化している。これが増加要因だ。

一方、減少要因としては、感染リスクの高い場面が明らかになりつつあり、人々が感染リスクの高い場所や行動を控えていることがある。また、クラスターが発生した場合でも、これまでの経験を活かし、関係者が迅速で効果的な対応を取ってきたことも挙げられる。

つまり、人々が社会経済活動と感染対策の間で揺れ動きながらバランスを保っていた。だがこの2つの要因のバランスがいつ崩れてもおかしくないと私たちは判断していた。特にクラスターの連鎖が続いた場合には上昇に転じるリスクが大きいと考えられた。

私たちの危惧は1カ月後、現実のものとなった。

2020年10月23日(金)
「感染リスクが高まる『5つの場面』と『感染リスクを下げながら会食を楽しむ工夫』分科会から政府への提言」

「急所」に絞った対策案を打ち出すも、人々に聞いてもらえなくなった

私たちは第1回緊急事態宣言のときは接触の「8割削減」など広範かつ一律な感染対策をお願いした。しかし徐々に大人数・長時間の飲食が感染リスクを高めるというデータが得られてきたため、「急所」により絞った対策を提案するようになった。これにより、社会経済への影響をなるべく少なくするという狙いもあった。しかし飲食店の人々からは国からの協力金があると言っても自分たちだけが対策の犠牲になっているという声も聞かれた。しかしパンデミック初期に比べ、政府や専門家のメッセージが人々の行動変容につながるようには十分に伝わらなくなってきた。しかしこれといった解決策がなかなか見つからなかった。

2020年9月25日に疫学情報を整理する形で「7つの場面」を打ち出した。その後、「7つの場面」の検証と精緻化のため、菅政権下でも引き続き新型コロナ対策を担当することになった西村大臣や私

も同席し、12の自治体へのヒアリングを実施した。「7つの場面」はおおむね妥当と判断された。この「7つの場面」を整理して2020年10月23日に「5つの場面」を提言した。

【場面1】飲酒を伴う懇親会など

気分が高揚すると同時に注意力が低下する。聴覚が鈍くなり、大きな声になりやすい。特に狭い空間への大人数・長時間の滞留、回し飲みや箸などの共用は感染のリスクを高める。

【場面2】大人数や長時間に及ぶ飲食

長時間に及ぶ飲食、接待を伴う飲食、深夜のはしご酒は、短時間の食事に比べて、感染リスクが高まる。

【場面3】マスクなしでの会話

近距離でマスクなしの会話をすることで、飛沫感染やマイクロ飛沫感染での感染リスクが高まる。車やバスで移動する際の車中でも注意が必要。

【場面4】狭い空間での共同生活

寮の部屋やトイレなどの共用部分での感染が疑われる事例が報告されている。

【場面5】居場所の切り替わり

仕事の休憩時間などに気の緩みも手伝って感染リスクが高まることがある。休憩室、喫煙所、更衣室で感染が疑われる事例が確認されている。

飲酒を伴う会食においてクラスターの発生が多く見られていることから、「感染リスクを下げながら会食を楽しむ工夫」を取りまとめた。「飲酒をするのであれば、①少人数・短時間で、②なるべく普段一緒にいる人と、③深酒・はしご酒などは控え、適度な酒量で」「箸やコップは使い回さず、一人ひとりで」「会話する時はなるべくマスク着用」などの工夫を提言した。

2020年11月6日（金）

「偏見・差別とプライバシーに関するワーキンググループ　これまでの議論のとりまとめ」

新型コロナ禍でも起こった数々の差別的な言動

感染症に対してはそもそも差別や偏見が起こりやすい。その背景には自分もかかるのではないかという不安や恐れがあるとされる。感染症への不安や恐れが感染者や感染者の近くで接する人々などに対する恐れや嫌悪へといつの間にかすり替わってしまうのである。

新型コロナ禍でも実際にそれが起こった。パンデミックの初期からクルーズ船「ダイヤモンド・プリンセス号」の乗客・乗員。市中感染者やその家族。感染者の治療に当たってきた医療従事者やその家族。感染者の存在やクラスター発生を公表した学校や企業、保育所や介護施設などの関係者。流行が拡大している地域の住民。そこからの帰省者や来訪者……。

彼らに対する誹謗中傷や不当な扱いはそもそもあってはならない。それのみならず、感染症対策にもマイナスの影響をもたらす恐れがある。新型コロナ禍では、例えば差別的な言動によって医療従事者の離職が増えることで、医療機関が機能不全に陥るリスクも懸念された。

私たちは2020年3月19日の専門家会議の提言書以来、しばしば感染者・濃厚接触者やその家族、医療従事者やその家族などに対する偏見や差別について警鐘を鳴らしてきた。関係者などにしっかりヒアリングした上で、実際に何が起きたのかを調べ、きちんと問題提起をしたいという思いでワーキンググループを立ち上げた。座長は、弁護士の中山ひとみさんであった。

2020年11月6日、同ワーキンググループは報告書をまとめた。平時から、感染症に関する正しい知識の普及、偏見・差別等の防止等に向けた注意喚起・啓発・教育の強化、相談体制の強化、悪質な行為には法的責任が伴うことの市民への周知などが必要だとした。加えて、有事には医療従事者などの子どもの保育を確保するため自治体が保育所の感染対策の重点的な支援を行うことや、国や自治体が専門家との協働などにより感染症に関する正しい知識を発信することなどを求めた。有事に行政のトップ自らが「偏見や差別を許さない」というメッセージを発信することにも意義があるとした。

我が国の対策の特徴の一つは、感染と医療逼迫の程度により対策の内容や強度を調整してきたことだ。つまり「ハンマー&ダンス」だ。これは社会経済へのダメージをなるべく抑えることにもつながる。この考え方に従い、第2波のように他の波に比べれば感染状況が比較的落ち着いている時期に、次の感染の波やその影響をできる限り低く抑えるための合理的な対策を検討すべきだと考えてきた。

実際、検査戦略やステージ分類、「5つの場面」、大都市の歓楽街に関する対策、偏見や差別問題への対処など、第2波ではさまざまな対策案を提言した。第1回緊急事態宣言のような一律かつ広範な行動制限から、「飲食」や「移動」など急所を絞った対策に移行するための提言をしていった。

しかし2020年11月に入って、感染は急拡大した。再び「ハンマー」を振り下ろさざるを得なくなった。

第2部

第3章

緊急事態宣言の発出を避けたい。しかし……

言ってみれば、手足を縛られた状況だった。ともかく早く判断し、表明してほしい。しかし国や自治体の腰は重いと感じた。

第3波　2020年11月〜2021年3月

緊急事態宣言の発出を避けたい。しかし……

2020年11月、再び感染が急拡大した。緊急事態宣言を再び出さざるを得ない状況に陥るのではないかという危機感があったため、同年11月9日に新型コロナ対策分科会として緊急の提言を出した。

「急所」である飲食などに絞り、私たちは飲食店の営業時間短縮要請などの対策を提言した。多くの人々がそうした行動変容の要請に辟易（へきえき）し、経済的打撃を受けている事業者から対策早期緩和を望む声があるのは十分に認識していたが、このままでは感染がさらに拡大し、医療提供体制が機能不全に陥るとの強い懸念を私たちは持っていた。

2020年11月20日、私たちはステージIII相当の地域におけるGoToトラベルの一時停止という「英断」を政府に求めた。しかしGoToは菅首相の官房長官時代からの肝煎りだ。菅首相から観光業や地域経済を救いたいという「強い意志」「硬い芯」のようなものを感じた。政府と私たちの間で緊張感が高まってきた。

2020年12月14日、菅首相は全国でのGoTo一時停止を発表した。これはステージIII相当の地域に限定した私たちの提案内容よりも踏み込んだものだったが、私たちが提案したときから3週間以上経過していた。

2020年8月7日に出したステージ分類の提言書の中で、どの地域がどのステージにあるかは「国や都道府県」が「総合的に判断」すると明記し、専門家は関与しないとしたことで、私たちは自らの手足を縛ってしまった。ステージⅢの地域がどこか、私たちは公に発言できなかった。国や自治体からステージⅢの判断がなかなか示されず、もどかしさを感じた。私はこの時期の新型コロナ対策分科会で「ぎりぎり発言」をした。

首都圏の1都3県はステージⅣすなわち緊急事態宣言発出に相当する状況に陥った。感染状況の実態はステージⅣになっていたにもかかわらず、その判断が政府・自治体から示されず、焦燥感を抱いた。

そうした中、ついに2020年12月30日、東京都のモニタリング会議で都が「事実上のステージⅣ」を認めた。

2021年1月8日から東京都など1都3県を対象に第2回緊急事態宣言が発出され、同年1月13日からは大阪府など7府県にも拡大された。

２０２０年11月9日（月）
「緊急提言　最近の感染状況を踏まえた、より一層の対策強化について」

感染再拡大、このときは専門家の対策案をすぐ聞いてくれたが……

新規感染者数が明らかに増加していた。入院者数や重症者数も２０２０年10月末には増加に転じた。この頃クラスターの数が増え、しかも、クラスターが多様化しつつあることが気にかかっていた。地域における基本的な感染防止策やクラスター対策などを早急に強めなければ、急速な感染拡大に至り、医療逼迫に陥る可能性が高いと思われた。緊急事態宣言を再び出さざるを得ない状況に陥るのではないかという危機感が私たちにはあった。

この緊急提言で対策案として挙げた外国人コミュニティーの感染対策や「イベントベースドサーベイランス（ＥＢＳ）」などについて、この数日後に改めて個別に提言として出し、政府も私たちの提言を受けてすぐに通達を出すなど対応してくれた。

多様化したクラスターの一例が「早期探知しにくいクラスター」だ。これは現状のシステムでは、感染の事実そのものが探知されにくいクラスターのことである。言葉や受診行動の違いがあることなどから一部の外国人コミュニティーは早期の探知が難しい。感染しても無症状の人が多い大学生の課外活動などによるクラスターも「早期探知しにくいクラスター」に当たる。また、感染者が不特定多数に接触し、濃厚接触者の把握が難しいという特徴を持つ「閉じにくいクラスター」もある。例としては接待を伴う飲食店などだ。

「早期探知しにくいクラスター」を探知するには、普段とは何か違う状況が発生した場合になるべく早く探知できる仕組みが必要だ。それがEBSで、いわば「異常事象検知サーベイランス」ともいうべきものだ。

この日の緊急提言で指摘した対策案について、政府はすぐに対応してくれた。ただし11月後半に入り、ステージⅢ相当の感染拡大地域においてGoToトラベルの一時停止を求めたときには政府に「硬い芯」のようなものがあると感じた。その芯とは、菅首相の「コロナ禍に特に打撃を受けた観光業や地方経済を救いたい」という強い意志であると私は感じていた。

2020年11月19日（木）
『コロナ下の女性への影響と課題に関する研究会』緊急提言」

自殺者急増、DV、休校による負担増……、より深刻な女性への影響

新型コロナの感染拡大は特に女性への影響が大きかった。対人援助や接客の仕事は非正規雇用の労働者が多い傾向があること、また対人援助や接客の仕事には女性が多く就業していることから、コロ

ナ禍に対人援助や接客の仕事が激減したことで、特に女性の失業や困窮が深刻化した。さらに在宅時間が増えたことで、DV（ドメスティックバイオレンス）も増加した。

「コロナ下の女性への影響と課題に関する研究会」が立ち上がり、2020年9月30日に第1回会合が開かれた。新型コロナ対策分科会メンバーのうち経済学者の大竹さんと社会学者の武藤さんがこの研究会の構成員も務めた。私を含む医療系専門家はどうしても感染対策に力点を置きがちだが、武藤さんや大竹さんがこうした社会的弱者に関する問題提起をしてくれて、私たちの提言の幅が広がったと感じた。

女性の自殺率が急上昇

2020年10月の女性の自殺者数は速報値で851人と前年同月と比べ1・8倍にも上った。医療・介護・保育関連で働くいわゆるエッセンシャルワーカーには女性が多く、処遇や働く環境の面で厳しい状況に置かれ、差別的な言動にも直面していた。学校や保育園の休校・休園で仕事に行けなくなる、子育てなどの負担が増えるといった問題も生じ、特に女性が大きな影響を受けた。そのため、2020年11月19日に同研究会は緊急提言を出し、DVや自殺などの相談体制と対策を早急に強化するとともに感染拡大期においても可能な限り必要な機能を果たすことや、休校・休園の判断において女性や子どもへの影響に最大限配慮すること、エッセンシャルワーカーの処遇改善などを十分考慮することを求めた。この提言に基づいて2020年度補正予算などで予算措置が取られた。

2020年11月20日（金）
「私たちの考え―分科会から政府への提言―」

〝手足を縛られた〟中でのぎりぎり発言

「アドバイザリーボードのデータを見れば明らかなように、札幌市はステージⅢである。東京、大阪、愛知は一触即発の状況に来ており、ステージⅢに限りなく近い」

２０２０年11月20日の新型コロナ対策分科会で私はこう発言した。右の地域がステージⅢ、あるいはそれに近いと私たちは確信していた。国や自治体がそう判断すべき状況だったので、あえてそう発言した。どの地域がステージⅢかを私たちが判断してしまえば、２０２０年８月７日の「ステージ分類」の中で「（各地域のステージ分類は専門家ではなく）国や都道府県が総合的に判断する」という新型コロナ対策分科会で決めたことと整合性がとれなくなる。言ってみれば、手足を縛られた状況で、ぎりぎりの発言だった。ともかく早く判断してほしい。しかし国や自治体の腰は重いと感じた。その日、私は記者会見でも「あくまでも国や自治体が判断すること」とした上で、ステージⅢとなりそうな地域の具体名を明かした。

既に非常に厳しい感染状況だった。このため私たちはこの日の新型コロナ対策分科会の提言で、①この機を逃さず、②短期間（３週間程度）に集中し、③これまでの知見に基づき、感染リスクが高い状況に焦点を絞ることを提案した。3週間に限り、地名は出さなかったが、感染拡大地域において酒類の提供を行う飲食店への営業時間短縮要請や、感染予防を徹底できない場合の感染拡大地域との間の出入り移動自粛要請などを求めた。

加えて、感染拡大地域に関して都道府県知事の意見も踏まえ、ＧｏＴｏトラベルの対象から除外することも検討するよう求めた。ここで私たちはこう述べた。

「感染拡大の早期の沈静化、そして人々の健康のための政府の英断を心からお願い申し上げる」

そもそも、政府も新型コロナ対策分科会も、都道府県がステージⅢ相当と判断した場合には、当該都道府県をＧｏＴｏトラベル事業の対象から除外することも検討するとしてきた。何としても実行してほしいという強い気持ちで、「英断」というやや強い表現を使った。

新型コロナ対策分科会翌日の２０２０年11月21日、菅首相はＧｏＴｏトラベル事業の一部制限を表明し、感染拡大地域を目的地とする旅行は新規予約の一時停止を検討するよう都道府県知事に求めたが、国と一部の自治体の間で、「さや当て」のようなことが起きていた。

しかしそうした中でも政府は２０２０年11月24日、北海道の鈴木直道知事や大阪府の吉村洋文知事とも協議した上で、ＧｏＴｏトラベルの対象から札幌市と大阪市を目的地とする旅行を同年12月15日までの3週間除外することを決めた。だがこの間も感染はさらに広がっていった。社会の注目はＧｏＴｏトラベル事業の一時停止にばかり集まっていた。感染拡大地域での飲食店への営業時間短縮要請や出入り移動自粛要請などの必要性が国、自治体、事業者、人々に共有されていないことにも私たちは焦りを感じていた。

２０２０年11月25日（水）
「現在の感染拡大を沈静化させるための分科会から政府への提言」

国や自治体の「ステージⅢ」判断の遅さに感じたもどかしさ

感染経路不明割合が東京で半数以上、大阪で６割、愛知で４割となっていた。保健所が積極的疫学調査をできなくなってきており、クラスターが追えず、実態が分からなくなっていた。そうした中、北海道、首都圏、関西圏、中部圏では医療提供体制が既に厳しい状況になっていた。

２０２０年11月20日の提言から５日しかたっていなかったが、同年11月25日18時から開かれた新型コロナ対策分科会で私たちは新たな提言を出し、「この３週間に集中して」、ステージⅢ相当の対策が必要となる地域では、飲食店の営業時間の短縮要請など強い措置を講じることを求めた。

この日の新型コロナ対策分科会で、構成員の一人である平井伸治鳥取県知事がこう発言した。

「ＧｏＴｏキャンペーンについて、基本的には、ステージⅢのときは見直すという約束事の中でやっていた。今、マスコミの中で、これは国の責任だ、これは知事の責任だといった対立の構図のように取り上げられているのは仕事がやりにくくなると思う。ステージⅢだったらこうしなさい、という枠組みがあるのであれば、それを改めて明示した方が、皆、仕事がやりやすくなるのではないか」

この平井さんの発言に対して、私はこの日の議論のまとめのなかで、次のように発言した。

「（どの地域が）ステージⅢ相当であるかについて私たちは指標を示したが、専門家は判断せず、知事が判断するということを今日ここで改めてコンセンサスを取りたい。ただし、私たちが考えているよりも、国や都道府県の（ステージⅢの判断などの）アクションが遅いということは言う」

すると、田村憲久厚生労働大臣がこう発言した。

「もちろん厚生労働省も十二分に対応できていない部分があるが、前回（２０２０年11月20日）の分科会の提言をいただいて対応してきたので、アクションが遅いというより、昨日（同年11月24日）のアドバイザリーボードでこのままだと大変な状況になるという評価をいただいた上で、分科会でさらにもっとやってもらわないと大変だ、というご提言をいただくということでよろしいか」

専門家はもちろん国や自治体が一生懸命努力していることは認識していた。私はこう発言した。

「厚労省あるいは内閣官房の対応がまずいからこのような状況になったという趣旨ではない。さまざまな理由で感染のクラスターが見えなくなり、ウイルスの密度が高くなって、これを下げるにはどうすればいいのか。そこで都道府県と国にお願いしたいのは、ステージⅢの判断を早くしてほしいということが中心であって、両大臣および職員の皆さんの懸命な努力について私たちは毎日見ている」

この後の記者会見で、西村大臣は「勝負の３週間」として市民に警戒と協力を呼びかけた。

同日午前の菅首相国会答弁から感じた「硬い芯」

同日午前に開かれた衆院予算委員会で菅首相は、ＧｏＴｏトラベルはその時点で「約４０００万人が利用して陽性者は１８０人」と強調した。

そして「地域経済を支える中で極めて有力なのがこのＧｏＴｏトラベルだという判断をしている」「ホテルやタクシー、食材提供業者、お土産屋さんなど全国で９００万人いるといわれている。そうした人たちがこのＧｏＴｏトラベルによって雇用を何とか維持できている」「何としても感染拡大防止を最優先としながら経済も回していかなければならない。地域が廃れてしまう」などと答弁した。

菅首相からコロナ禍にダメージを受けた観光業や地域経済をどうしても救いたいという「硬い芯」とも呼べる強い意志を感じた。行政のトップとして雇用や地域経済を守るという考える気持ちは私にも十分に分かった。しかし専門家としては、医療が崩壊すれば社会経済もおかしくなるため、医療逼迫を何とかして防ぐことが必要だと思っていた。

菅首相は「政府の分科会の専門委員の先生方から話を伺い、移動では感染はしない、そういう中で取り組んできました」とも発言した。しかし私の趣旨は、２０２０年7月16日の経団連のフォーラムで私が述べたように、確かに、混雑していない空間を少人数が黙って移動するだけなら感染拡大リスクは低いが、旅先の飲み屋で飲酒して大声で話したりすれば感染リスクは高くなるということだ。そのため私たちはＧｏＴｏトラベル事業開始の際など折に触れて「小規模分散型旅行」の推進などを提言してきた。
政府と専門家との間に緊張感が高まってきた。

2020年12月3日（木）
「国内移動と感染リスク」

政府・東京都の高齢者への旅行自粛呼びかけに唖然

これまで得られた疫学情報を分析すると、大学生の課外活動や飲み会、あるいは、大学生に限らず無症状者や軽症者も多い若年層が感染を広げていることが分かっており、政府にも2020年11月9日の新型コロナ対策分科会の緊急提言書や同年11月20日の同分科会提言などでそのように伝えていた。もちろんこれはウイルスの特性によるものであり、若者の責任ではないことは強調していた。

だが2020年12月1日、政府と東京都は、65歳以上の高齢者と基礎疾患のある人にGoToトラベルでの東京発着での旅行の自粛を呼びかけた。これには私たち専門家は唖然（あぜん）とした。なぜなら、本来、自粛を呼びかけるのは高齢者ではなく若い世代であるべきだったからだ。

2020年12月3日のアドバイザリーボードで、押谷さんが国内移動と感染リスクについてデータを示した。全ての都道府県のデータが入っているわけではないが、それによれば感染して移動してい

図　国内移動症例における年代別の２次感染人数の比較

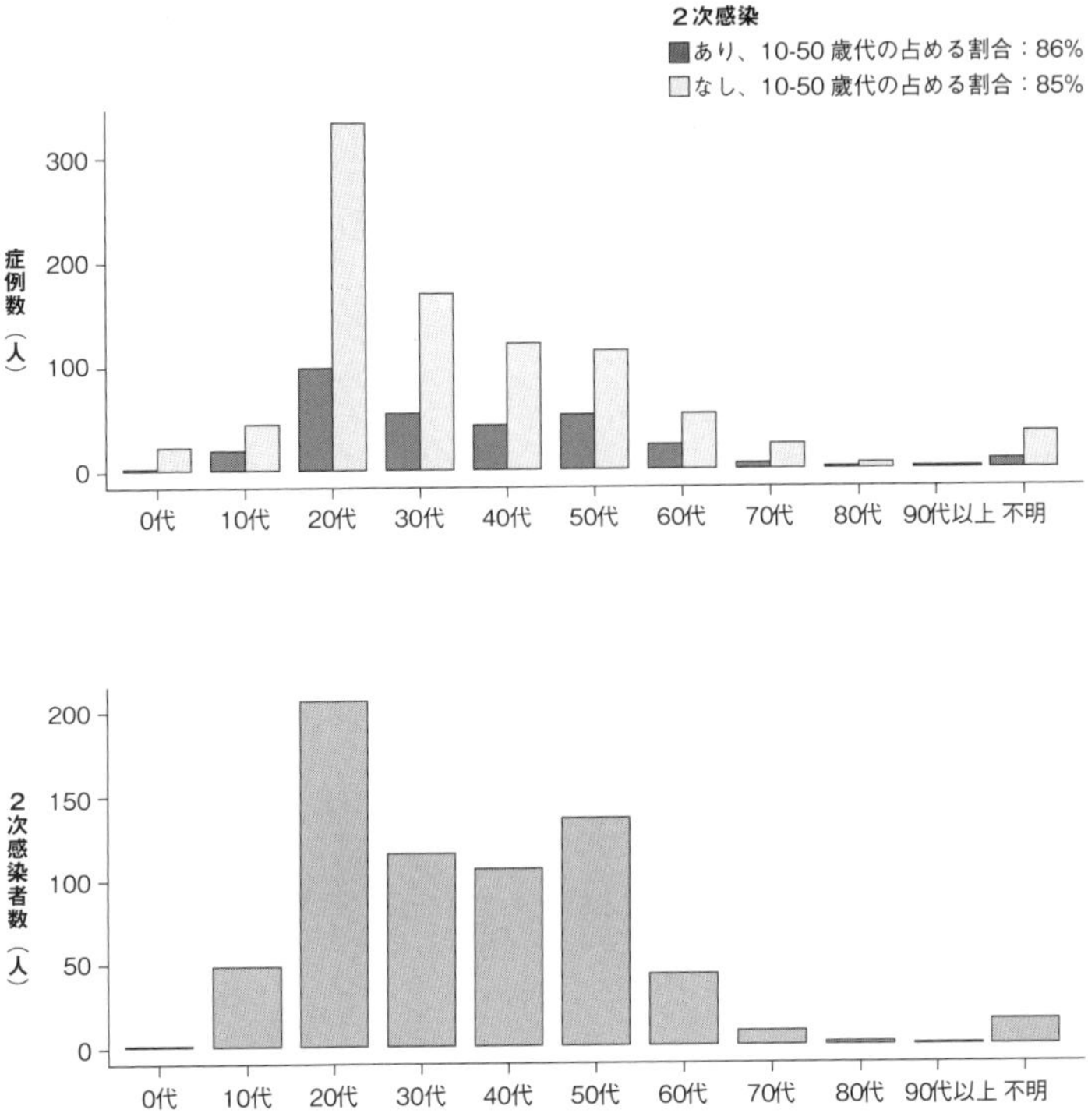

上のグラフの横軸は年齢層で、縦軸は県を越えた移動歴が確認されている感染者数。そのうち黒が２次感染を起こした人の数。
ここから、感染して移動している症例数は圧倒的に若年層に多いことが分かる。また、移動した後に２次感染を起こした人も若年層に多い。
下のグラフの横軸は年齢層で、縦軸は、移動歴のある各年齢層の感染者から生まれた２次感染の総数。
ここから、移動に伴って他の地域に感染を拡げているのも主に若年層であることが分かる。

（出所：2020年12月３日厚労省アドバイザリーボード「国内移動と感染リスク」を基に作成）

る症例数は圧倒的に若年層（10〜50歳代）に多い。また移動した後に2次感染を起こした人も若年層に多い。移動に伴って他の地域に感染を広げているのも主に若年層である。こうした若年層の感染を契機に、高齢者に感染が伝播していると考えられた。

もちろん若者の責任ではないが、若者はそもそもの活動量が多い上に、感染しても軽症で済むことが多く、気がつかないうちに感染を広げる場合がある。

２０２０年12月3日昼、脇田さんや岡部さん、私が、菅首相と会った。夕方のアドバイザリーボードで出す予定にしていたこのデータを示しながら若者の移動について説明し、感染拡大地域におけるＧｏＴｏトラベルの一時停止を改めて進言した。菅首相はじっと聞いてくれたが、確たる返事は得られなかった。いろいろな人から意見を言われているのだろうと私は推察した。

2020年12月11日（金）

新規感染者数は、過去最多の水準が続いていた。この日は2つの提言を出した。

「今後の感染の状況を踏まえた対応についての分科会から政府への提言」

このままでは緊急事態宣言を再び発出せざるを得なくなる危機感

多くの人々は行動自粛に協力してくれている中、これ以上の行動自粛要請に対し「辟易している」人も少なくないと私たちは認識していた。長く続く対策で経済的な打撃を受けている事業者からも対策の早期緩和を望む声があった。これまで新型コロナ対策分科会から政府への提言を踏まえた対策が、国と自治体の連携の下で実行されてきたが、早期に取り組んだ地域で一定の効果を上げているものの、全体として新規感染者数を減少させることに成功しているとは言い難かった。このまま行けば、再び緊急事態宣言（ステージⅣ）を発出せざるを得ない状況に陥ると考え、この提言を出した。

提言では、ステージⅢ相当の対策が必要な地域を「シナリオ1（感染減少地域）」「シナリオ2（感染高止まり地域）」「シナリオ3（感染拡大継続地域）」の3つに分けた。

シナリオ2では営業時間短縮要請などの対策を延長するとともに、医療提供体制や公衆衛生体制の強化策を提言した。シナリオ3においては緊急事態宣言を回避すべく、強い警戒メッセージを発出しつつ、対策の抜本的な強化を図ることを提言した。シナリオ2とシナリオ3においては、ＧｏＴｏトラベル事業とＧｏＴｏイート事業の一時停止を改めて求めた。

「忘年会・新年会・成人式等及び帰省についての提言」

専門家の提言よりも一歩踏み込んだが、遅かった「ＧｏＴｏ全国一時停止」

忘年会や新年会、初詣・カウントダウンイベント、成人式、帰省など、年末年始は人々が交流するイベントが多く「三密」や「5つの場面」が生じやすいため、私たちは非常に強い危機感を抱いていた。命と暮らしを守るためには、一人ひとりが年末年始を静かに過ごすことが求められた。

この提言では、ステージⅢ相当の対策が必要となる地域については、さらに踏み込んだ対策を求めた。特に大人数の忘年会・新年会を見送りオンライン開催を検討する、成人式などはオンライン開催や開催時期・時間の分散化、年末年始の帰省は延期も含め慎重に検討することを私たちは要請した。

2020年12月14日、菅首相はGoToトラベルについて、札幌と大阪に加えて、東京および名古屋についても同年12月27日まで到着分は停止し、出発分も利用を控えるよう求めた。同年12月28日から2021年1月11日までGoToトラベル事業を全国一斉に一時停止することを決めた。

菅首相は「11月以降の感染拡大について分科会の提言を受けて飲食店の時間短縮、感染拡大地域のGoToトラベルの見直しを行ってきた」こと、さらに「先日（12月11日）の分科会で、年末年始を静かに過ごすことが大事であり、特に、感染拡大が相当に進んでいる地域の皆さんは帰省の延期も含めて検討すべきとされた」ことを踏まえて判断したとその日の政府対策本部で述べた。

菅首相のこの決断はステージⅢ相当の対策が必要な感染拡大地域でのGoTo一時停止を求めてきた私たちの提言よりも踏み込んだものだったが、私たちが2020年11月20日に提言してから3週間以上が経過していた。菅首相の思い切った決断にいい意味で驚いた。感染を何とかして抑えたいという首相の強い思いの表れだったと思う。しかし当該地域に対するGoTo一時停止をもう少し早く決断してくれていたらとも思った。

２０２０年12月23日（水）
「現在直面する３つの課題」

飲食介した感染拡大の根拠示すも伝わらず

提言の根拠を示したのに社会に伝わらなかったと感じることがたびたびあった。飲食を介した感染拡大の根拠を示したのに、「根拠がない」という声も聞こえたことは残念だった。

２０２０年11月以降、「勝負の３週間」を含め感染対策を強化したにもかかわらず、首都圏では東京を中心に新規感染者数が増加していた。ステージⅢ相当の対策が必要と思われた地域では、「勝負の３週間」を経て、「シナリオ１（感染減少地域）」となった地域もあった一方、「シナリオ２（感染高止まり地域）」「シナリオ３（感染拡大継続地域）」となった地域もあった。

２０２０年12月23日に開催された新型コロナ対策分科会に、私たち専門家はパワーポイントで25ページにわたる文書を出し、我が国が現在直面している３つの課題を挙げた。

第１の課題は、首都圏からの染み出しである。首都圏が感染者の多くを占めており、首都圏では都市部から周辺に感染が染み出している状況にあった。首都圏をはじめ大都市における感染を抑制しなければ、地方での感染を抑えることは困難だった。また地方でも歓楽街を中心に感染が拡大していた。

第2の課題は、感染者や2次感染者の多くが20～50歳代であることだ。歓楽街や飲食を介して感染し、無症状や軽症のまま人に感染させることが多いと考えられた。つまり歓楽街や飲食を介しての感染が感染拡大の原因であり、家族内感染や院内感染は感染拡大の結果といえる。

第3の課題は、飲食を介しての感染が感染拡大の重要な要素の一つであるということだ。東京などの都市部では感染者数が多いことに加え、人々の匿名性が高いため、感染経路不明割合が高く、東京都では約6割を占めた。こうした感染経路が見えない感染の多くは、飲食を介した感染であると考えられた。ちなみに、飲食店を介した感染拡大については英科学誌「ネイチャー」でも指摘されている。

特にシナリオ3の地域では、飲食店などの営業時間の更なる短縮の要請などを求めた。そうでなければ、早晩医療逼迫で緊急事態宣言を出さざるを得なくなる。

だが感染急拡大の勢いはその後も歯止めがかからなかった。そもそも既に述べてきたように、ステージⅢ相当の感染拡大地域においてステージⅢ相当の対策が遅れた。

当時、西浦さんや和田耕治さんなどは、緊急事態宣言（ステージⅣ）を出すべきだと発言していた。私も2020年11月20日に「ぎりぎり発言」をするほど危機感があったので、あえて止めなかった。ステージⅣ相当の判断が国や自治体から下されず、焦燥感を抱いた。

そうした中、ついに2020年12月30日、東京都のモニタリング会議で「通常の医療提供体制が逼迫し、破綻の危機に瀕している」と、大曲貴夫国立国際医療研究センター国際感染症センター長が述

図　感染経路別の症例数ピークの推移

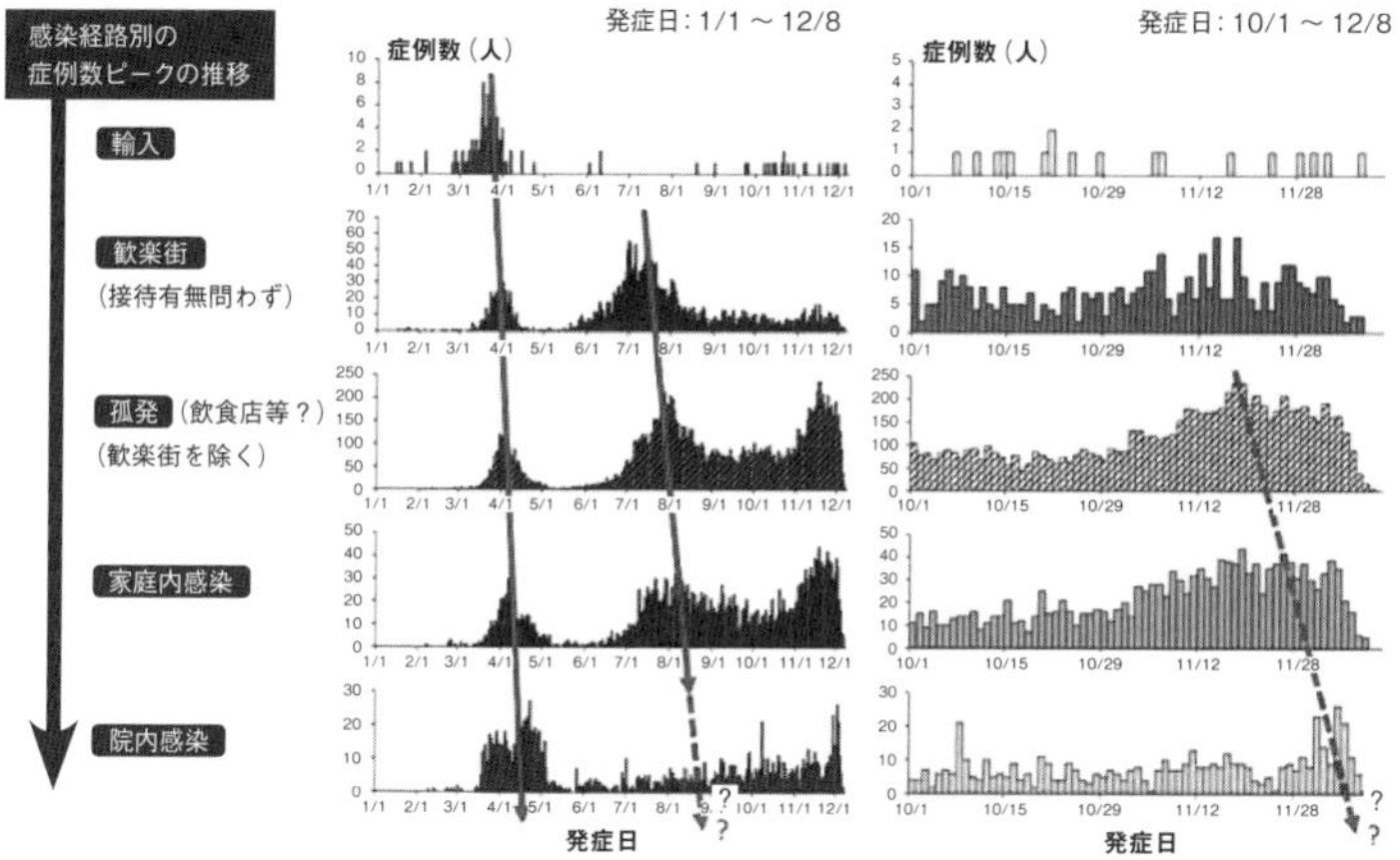

歓楽街や飲食を介した感染が感染拡大の原因となっており、家庭内感染や院内感染は感染拡大の結果である
（出所：2020年12月23日新型コロナ対策分科会「現在直面する３つの課題」を基に作成）

図　クラスター発生数と発生場所（イメージ）

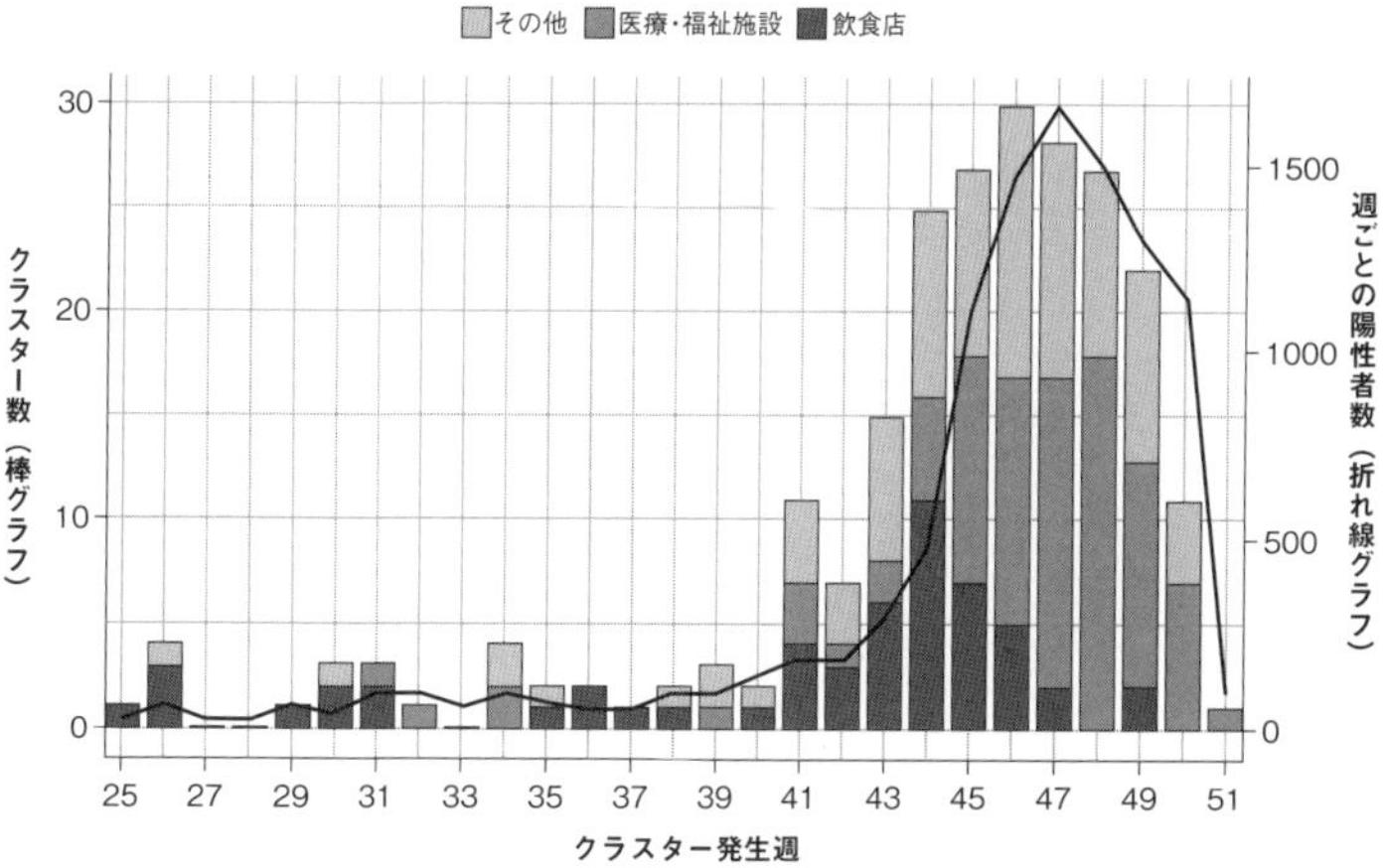

飲食店で発生した後で、医療・福祉施設で起こっている
（出所：2020年12月23日新型コロナ対策分科会「現在直面する３つの課題」を基に作成）

べた。これは事実上、ステージⅣと判断したことになる。

私たちは翌12月31日の大晦日に緊急の勉強会を開き、緊急事態宣言発出の必要性を議論した。

2021年1月5日（火）
「緊急事態宣言についての提言」

第2回緊急事態宣言発出、本当は遅かった

２０２１年１月２日、東京都・神奈川県・埼玉県・千葉県の１都３県の知事が政府に第２回緊急事態宣言の検討を要請した。同年１月４日、菅首相は年頭記者会見で、国として１都３県を対象にした緊急事態宣言の検討に入ると表明した。同年１月５日、新型コロナ対策分科会は「分科会として、これまでの対策で学んだことを基に、可及的速やかに、特措法に基づく緊急事態宣言を発出すべきと考える」という趣旨の提言を出した。

提言には「まさに今、緊急事態宣言を発出する時期に至ったと考える」とも書いた。だが、「まさに今」ではなく、本当は遅かったという思いがあった。ステージ分類のルールは私たちが言い出しただけではなく、新型コロナ対策分科会の提言としてオーソライズされたものだ。従って、私たちはこのルールを尊重しなくてはいけないと思った。一方、国や自治体が判断しないのであれば、ルールを

破ってでも自分たちの判断を明確に言う方がよかったのではないかと思うこともあった。私はこれら2つの思いの間で、2020年11月20日以降、揺れ動いていた。ステージ分類のルールは2021年4月15日、どの地域がどのステージにあるかの判断に専門家も関与できるよう改定した。

2021年1月7日（木）
第9回基本的対処方針等諮問委員会

首都圏の1都3県に緊急事態宣言発出したが、関西圏も危うい

この日の基本的対処方針等諮問委員会で、首都圏の1都3県を対象に2021年1月8日から2月7日まで緊急事態宣言を発出することについて政府から諮問があり、了承した。併せて、私たちが「急所」として提言してきた、飲食につながるような人の流れを制限することなどを基本的対処方針に追加した。緊急事態宣言の解除の基準についても議論になった。専門家から2021年1月5日の新型コロナ対策分科会提言にあるように「ステージⅢに入ればすぐに解除するわけではなく、ステージⅡ相当に向かっているといった文言が必要」といった意見が上がった。このため、基本的対処方針に「緊急事態宣言の解除後の対策の緩和については段階的に行い、必要な対策はステージⅡ相当以下に下がるまで続ける」という文言が盛り込まれた。

鈴木基さんからは「都道府県をまたぐ移動について基本的対処方針に明記できないか」という提案があった。「関西圏に関しては、実効再生産数が1前後で明確な上昇傾向にはないというだけであって、本当にこのまま続くかどうかはかなり危うい」とのことだった。

2021年1月13日、大阪府や京都府、兵庫県にも緊急事態宣言を発出することが決まった。

2021年2月2日（火）

「緊急事態宣言下での対策の徹底・強化についての提言」

長期化に伴う「コロナ疲れ」

一律かつ広範な行動制限を求めた第1回緊急事態宣言と異なり、第2回緊急事態宣言下では飲食を介した感染など「急所」を押さえた対策を打ち出した。第2回緊急事態宣言発出に追い込まれた原因の一つは、年末の忘年会などを控えるよう、国や自治体が繰り返し呼びかけたものの、人々にそのメッセージが十分には伝わらなかったことが考えられた。だが緊急事態宣言の発出後には全国的には新規感染者数が減少傾向を示し、危機感が共有され人々の行動変容につながったとみられる。とはいえ感染の水準がまだ高く、緊急事態宣言解除が難しい地域もあった。

依然として、多くの市民が感染対策に協力してくれていた。だが、感染が長期化するにつれて、度重なる行動制限に辟易し、いわゆる「コロナ疲れ」が見られるようになった。

2021年2月9日（火）
「緊急事態宣言解除後の感染再拡大防止戦略の骨子（案）」

感染力の強い変異株出現、脇田さんと私で緊急提言

英国で見つかったアルファ株や南アフリカで最初に見つかったベータ株が問題になってきていた。これらは従来株より感染力が強いと考えられており（実際そうだった）、早期探知・早期介入がますます欠かせない。特に緊急事態宣言解除後の地域を中心とした感染再拡大（リバウンド）防止に焦点を当てた対策の骨子を、新型コロナ対策分科会に脇田さんと私で提言した。恒例行事における人々の協力、早期探知・早期介入の重要性、高齢者施設での流行阻止という3つのポイントを挙げた。

2021年2月26日（金）
第13回基本的対処方針等諮問委員会

国の宣言解除前倒しに、専門家が口々に疑問

大阪府などの6府県について2021年2月28日から緊急事態宣言を解除することについて政府から諮問があった。もともと同年2月2日に、解除の期限は同年3月7日までとされていたが、それを1週間前倒しするという。解除されれば、残りは首都圏の1都3県になる。

医療系専門家の構成員が口々に疑問の声を上げた。

「長い時間でみれば1週間はわずかなものだと思う。それを1週間焦って早くやるメリットは何か」（岡部さん）

「（2日前の）2月24日のアドバイザリーボードで、前倒しの宣言解除は慎重に検討していただきたいと強く申し上げた。緊急事態宣言発出によって感染者数は大きく減ったが、ここに来て下げ止まっている。今日の政府提案については、皆さん、私を含めて賛同すると思うが、来週以降、残っている首都圏の解除においては、指標をしっかり踏まえることは当然として、今後の方向性や見通しについて、しっかりとした明るい見通しが出てきたところで解除しなければまたリバウンドする懸念がある」（日本医師会常任理事の釜萢敏さん）

「私もどちらかといえば、感染制御の観点から現時点で前倒しの解除については慎重な立場だ。新規変異株について、意思決定の場で必ずしも現状が共有されていないのではないか。このN501Y変異株には従来株と比べて1・5倍の感染力があることを考えれば、第3波の立ち上がりのレベルではなく、さらに急峻な新規症例数の増加を起こすということだ。新規変異株によるオーバーシュートを徹底的に防止できる準備ができていない状況で、果たして前倒しで解除していいのかどうか、慎重

に考えるべきだ」（鈴木さん）

変異株による感染拡大を強く懸念

変異株による感染拡大がかなり懸念された。だが、第３波の感染の全国的波及は首都圏からの染み出しによるものだったことに鑑みて、宣言解除後に当該各府県が国と連携して強いリーダーシップで感染対策を行うという条件の下、解除することを了承した。

「今回はかなり厳しい留保条件を付け、厳しい懸念があったことを十分知事や国に伝えた上での、かなり瀬戸際での合意だ」と私は議長として述べ、この日の諮問委員会を締めくくった。第２回緊急事態宣言は首都圏の１都３県以外解除された。これを受けて私は基本的対処方針等諮問委員会会長として「今回、緊急事態措置が解除された府県の知事の皆様へのお願い」を出した。感染再拡大の予兆を早期に探知するため、感染リスクが高いと思われる集団・場所を中心に無症状者に焦点を当てた検査を行うことなど、６府県の知事に感染再拡大を防ぐための対策を要請した。

2021年3月5日（金）
第14回基本的対処方針等諮問委員会

「首都圏の特殊性」のため１都３県の緊急事態宣言を延長

菅首相は２０２１年３月３日、首都圏の１都３県に発出している緊急事態宣言の期限を同年３月７日から２週間程度延長する考えであることを表明した。「感染防止対策が極めて重要な局面であり、病床逼迫の状況を見てもぎりぎりの指標である」というのが理由だった。専門家や関係者の意見を聞いた上で、最終的に首相自身が判断するという。

実際、首都圏の指標はぎりぎりステージⅢというところだった。従って、安定的に病床使用率などの数字が下がっていくかを見極め、ステージⅢ相当であることを確実にする必要があるため、首都圏１都３県の緊急事態宣言を２０２１年３月21日まで延長することについて政府から諮問があった。なぜ今回、首都圏だけを延長するのか。

そこには人口規模、人々の匿名性や多様性、社会経済活動のハブであるため人流が多いなどといった首都圏の特殊性がある。また、東京都が運営する「都保健所」は西多摩、南多摩などの６カ所であり、23区と八王子市、町田市の保健所は特別区や市が運営するといったガバナンス上の困難さもあった。誰が悪いということではなく、このような背景ゆえに、第３波の感染が急拡大した際、北海道や大阪は早い対応が可能だったのに東京は難しかった。

首都圏は他の地域と違い、人々の匿名性が高いため感染のリンクが追いづらい。こうした特殊性が首都圏の緊急事態宣言を２週間延長する理由だった。そして、それは新規感染者数の下げ止まりの理由でもあり、首都圏に感染再拡大が強く懸念される理由でもあった。

この２週間のうちに、政府および４都県に深掘り調査も含む広域的な疫学情報の集約や変異株のＰ

ＣＲ検査の実施などを実行することを求め、諮問委員会は政府案を了承した。

なお、今回も私は基本的対処方針等諮問委員会会長として「緊急事態宣言の延長及び首都圏における感染再拡大防止策についての見解」を示し、１都３県の知事に伝えることを要請した。

2021年3月18日（木）
第15回基本的対処方針等諮問委員会

リバウンドは4月末にも来る、「言葉」より「アクション」を

１都３県を対象にした緊急事態宣言を２０２１年3月21日で解除することについて政府から諮問があり、了承した。これで全ての都道府県で第２回緊急事態宣言が解除となった。

ただしリバウンドに対する懸念が口々に表明された。

感染源やクラスターの発生場所の多様化が見られ、これらが不明な例も多かった。年齢別に見ると、若年層の割合が高くなっており、人流の再上昇も見られた。近畿圏含め都市部では、既にリバウンドが生じ始めているのではないかとの指摘もあるという。

「リバウンドが、もう早晩起きると思っている」と私は述べた。

緊急事態宣言で急所を突いた対策を実施したため、一定の効果はあったが継続には限界があった。

人々のコロナ疲れ、首都圏の隠れた感染源などもあって、新規感染者数が下げ止まったとみられた。

そうした中でリバウンドは２０２１年４月末や５月に来ることを想定し「時間との闘い」を念頭に置いた準備を要請した。

具体的には、変異株のスクリーニング検査を40％に引き上げること、サーキットブレーカーが効くようにしっかりとモニタリングし、ステージが変わればすぐにアクションを起こすこと、病床の確保と保健所の強化などである。

諮問委員会の締めくくりに私は、必要なのは「言葉」ではなく、「アクション」だということを強調した。基本的対処方針に書かれたらそれでアクションが起こると考えるのは､楽観的すぎる。医療・公衆衛生に支障を来すことを絶対に避けるという覚悟をもって行動し、結果を出すことを政府に求めた。

果たしてリバウンドが起きた。２０２１年４月５日から大阪府、兵庫県、宮城県がまん延防止等重点措置の適用対象となった。同年４月25日から東京都、大阪府、兵庫県、京都府に第３回緊急事態宣言が発出されることになった。

第2部

第4章 史上初の無観客五輪を提言

私たちが恐れたのは、政府やIOCから嫌われることよりも、歴史の審判に堪えられないことの方だった。

第4波　2021年4～6月

史上初の無観客五輪を提言

2021年3月、第2回緊急事態宣言は解除されたが、アルファ株やベータ株などの感染力の強い変異株による感染拡大などもあり、私たちは感染再拡大（リバウンド）を懸念していた。2021年4月25日には東京都などに第3回緊急事態宣言を発出せざるを得ない状況になった。

2020年8月7日に出した「ステージ分類」でどの地域がどのステージにあるかについて専門家は判断しないとしたことで、手足を縛られることになった。そのため、ステージ判断に専門家も関与できるように、ステージ分類を一部修正した。

2021年5月14日の基本的対処方針分科会では、政府が岡山県、広島県などにまん延防止等重点措置を発出すると提案した。私たちは感染状況の深刻さに鑑み、既にまん延防止等重点措置の対象地域になっていた北海道を合わせた3道県は緊急事態宣言の対象とすべきだとした。専門家が政府提案を真っ向から覆すのは極めて異例だった。

各地の感染状況に応じて、緊急事態宣言（ステージⅣ）やまん延防止等重点措置（ステージⅢ）を発出していった。しかしコロナ疲れで協力を得られづらくなっているジレンマがあった。人々の行動制限を軽くするために、QRコードや下水サーベイランスなど科学技術の活用を提言した。だがこの期間、新型コロナ対策分科会が持ち回り開催（実際の会議を開催するのではなく書面での回答をもって決議すること）を除けば2カ月以上、コロナ疲れの中でも人々の協力を得やすくなるような対策について十分な議論が尽くされなかった。

2021年6月17日、東京都などが緊急事態宣言からまん延防止等重点措置に移行することが決まった。東京都は本来であれば解除できる水準ではなかったが、緊急事態宣言に皆が辟易しており、既に人流が上がっていて、宣言を続けても効果がないとみられた。

2021年7月23日からは東京オリパラの開幕が予定されており、開催の是非や方法について国内外の関心が高まっていた。同年6月18日、私たちは独自に記者会見を開き、五輪史上、前例のない無観客開催を提言した。

私たちは当初東京オリパラに関して発言することは全く考えていなかったが、このまま放置すれば、社会に対する「矛盾したメッセージ」となって、感染急拡大や医療逼迫などが起こるのは必至だと考え、日本政府などから嫌がられることを承知で提言することを決断した。

結局私たちは、当時の日本政府などの方針にまたしても異を唱えることになった。振り返れば、コロナ禍に何度か渡った「ルビコン川」のうち、「五輪無観客開催」提案で渡ったのが最も深く、激流だった。

2021年4月1日（木）
第1回基本的対処方針分科会

アルファ株やベータ株により「新たなフェーズに入った」

私たち専門家には、新たなフェーズに入ったという認識があった。

第2回緊急事態宣言は2021年3月18日をもって全都道府県で解除されたが、早くも全国で再び感染は増加傾向にあった。特に首都圏に先行して緊急事態宣言が解除された大阪府と兵庫県で再拡大が起こり、関西圏でのさらなる感染拡大が強く懸念された。アルファ株（当時は英国株と呼ばれていた）やベータ株（当時は南アフリカ株と呼ばれていた）が感染拡大の要因の一つとなっているとみられた。

そうした中で大阪府、兵庫県、宮城県を対象に、2021年4月5日から同年5月5日まで、改正特措法で新設されたまん延防止等重点措置（ステージⅢ）を適用することについて政府から諮問があった。私たち専門家の間にはこれらの地域にはステージⅣの指標もいくつかあったことから緊急事態宣言（ステージⅣ）の方がよいのではないかという意見もあったが、人々の間に「コロナ疲れ」が見られることと、まん延防止等重点措置は緊急事態宣言をなるべく出さないための措置であるため、今回はいったんまん延防止等重点措置の適用という政府提案を了承した。

第2回緊急事態宣言下では飲食店に焦点を当てた対策がある程度効いたが、「このウイルスはどんどん変化している。私たちもそれに対応しないと、ウイルスに負けてしまう」と私はこの会議の最後に述べた。

なお、基本的対処方針等諮問委員会は改正特措法の下、「基本的対処方針分科会」に名称が変わった。

2021年4月9日（金）
第2回基本的対処方針分科会

最悪の事態を想定し、トリアージについて議論を進めるべきだ

朝7時30分から本基本的対処方針分科会は始まった。東京都、京都府、沖縄県をまん延防止等重点措置の適用区域に追加することについて政府から諮問があった。

全国的に新規感染者の数の増加が続いていた。一つの要因は人の流れが3月、4月の時期で非常に活発化してきていることだった。加えて、関西圏の新規感染者の約7割が、従来の1・32倍の感染力を持つ、英国で増えた変異株（アルファ株）に置き換わっていた。

感染者数を減らす対策と並行して病床数の確保など医療提供体制の強化の取り組みを進めているが、最悪の事態を想定し、トリアージについても、新型コロナ対策分科会が倫理の学会などと共同で議論

を進めるべきと表明した。

2021年4月15日（木）
「感染再拡大（リバウンド）防止に向けた指標と考え方に関する提言」

「苦悩の種」となっていたルールを変更

私は2020年11月25日の新型コロナ対策分科会で次のように発言した。

「専門家は判断せず、知事が判断するということを今日ここで改めてコンセンサスを取りたい。ただし、国や都道府県の（ステージⅢの判断などの）アクションが遅いということは言う」

これは2020年8月7日に出したステージ分類で、どの地域がどのステージにあるかについて専門家は意見を言わないとしていたことを踏まえての発言である。このルールは長く私にとって「苦悩の種」となっていた。ステージの判断に専門家が関与しないことは新型コロナ対策分科会としての正式な提言なのだから、分科会の信頼性を保つためにルールを破ってはいけないと思ったからだ。地域の感染状況を最もよく知っているのは各自治体であり、このルールには国や自治体も合意していた。どの地域がどのステージにあるのかは国や自治体が決めるべきだし、私たちはそれを期待していた。だが、自治体からすれば現実的には難しい側面もあったようだ。

その11月25日の分科会で鳥取県の平井知事は「これは国の責任だ、これは知事の責任だと対立の構図のように取り上げられている」と言っていた。国も自治体も判断しきれないように思われた。ルールがたとえ正しくとも、実態にそぐわずうまく機能しないのであれば、ルールを変えるべきだ。この頃、私たち専門家はそう考えるようになった。２０２１年４月15日の新型コロナ対策分科会で、私たちはステージ分類を次のように修正した。

「分科会は、必要な場合には、厚生労働省新型コロナウイルス感染症対策アドバイザリーボードの評価を踏まえ、国や都道府県の迅速な判断に資するよう助言を行いたい」

ステージを判断する指標は①病床の逼迫具合、②療養者数、③ＰＣＲ陽性率、④新規陽性者数、⑥感染経路不明度合いである。

「早期探知のための指標」も加える

ただ、私たち専門家には、これらのステージ判断のための指標だけでは、なかなか感染拡大のスピード感を捉え切れないという問題意識もあった。そのため1カ月ほど専門家の間で議論し、「早期探知のための指標」も提言に加えた。

早期探知のための指標として「20～30歳代の若者の感染者が増えている」、「夜間の人流が増えている」、「今週先週比（直近1週間と先週1週間の新規陽性者数の比）が上がっている状況が、２週間以上続く」という3条件が極めて重要だということが、この当時、各地域の疫学情報を分析することによって分かっていた。その後、私たちはこれら3つの指標をとりわけ注視することになった。

2021年4月16日（金）
第3回基本的対処方針分科会

まん延防止等重点措置と緊急事態宣言の違いは何か？

埼玉県、千葉県、神奈川県、愛知県をまん延防止等重点措置の対象区域に追加することについて政府から諮問があり、まん延防止等重点措置の本質に関わる2つのことが議論になった。

第1に、まん延防止等重点措置を機動的に打つのであれば、奈良県や福岡県は対象地域としなくていいのか、という点である。奈良県は大阪府と生活圏を共にする人たちから感染が広がっていた。福岡県も2021年4月15日に提言した「早期探知のための指標」のうち特に重要な「若者の感染者増」、「夜間の人流増」、「今週先週比の上昇」という3条件に当てはまりつつあった。

まん延防止等重点措置は知事の要請の下で、対象とする都道府県を国が指定し、知事が地域などを限定して対策を打ち出すものだ。ただし都道府県の平均ではなく、地域ごとの小単位の感染状況を分析して、早めに感染拡大の予兆を察知して対策を打たなければ、まん延防止等重点措置を発動しても手遅れとなる。そのため、より細かい地域単位の疫学情報の共有を同分科会から求めた。

第2に、まん延防止等重点措置の対象地域が、どうなったら緊急事態宣言に移行するのかであった。まん延防止等重点措置から緊急事態宣言に切り替えるのであれば、どんな対策が追加で必要なのかといった説明がなければ市民の納得感を得られない。

２０２１年４月12日、大阪府の吉村知事が「まん延防止等重点措置の効果は来週（同年４月19日の週）に表れてくる。もし感染拡大が抑えられていなければ、より強い措置（緊急事態宣言）をお願いすることになる」と発言した。大阪ではまん延防止等重点措置の下でも、飲食店への時短営業要請や酒類提供時間の制限など第２回緊急事態宣言のときとほぼ同じ内容を要請していた。大阪に関して私たちが抱いていた最大の懸念は医療逼迫であった。そのため、私たちは緊急事態宣言を出すべきだと考えていた。そうした中、大阪府は２０２１年４月20日、第３回緊急事態宣言発出を要請することを決定し、同日夜、国に対し正式に要請した。

２０２１年５月６日（木）
「抗原定性検査を活用した検査戦略」

体調不良であっても働く人が多いため、抗原定性検査を活用すべき

自治体の調査によると、軽症状者でのＰＣＲ陽性率は無症状者に比べて高いことが分かってきてい

た。また、倦怠感やのどの痛みなど体調不良であっても医療機関に行かずに働いている人も多かった。

クラスターの大規模化や医療逼迫を防ぐために、抗原定性検査を機能的に活用することをアドバイザリーボードで提言した。抗原定性検査の感度はＰＣＲ検査よりも低いものの、２次感染を生じさせるリスクの高い陽性者を見つける上では有効であり、ウイルス量が多い場合には感度が高い。こうした陽性者を早期に見つけ、２次感染を防ぐことで、クラスターの大規模化を未然に抑えようと考えた。

具体的には、各職場で毎日健康状態を健康確認アプリなどで登録してもらい、複数の軽症状者が確認された場合には医師が抗原定性検査を実施し、陽性者が発見されれば職場で広範囲にＰＣＲなどの検査を実施するといった方法を提案した。高齢者施設や医療機関などの職員を対象にまずは導入することを提言した。２０２１年６月、厚労省は都道府県に事務連絡を出し、高齢者施設や医療機関などへの抗原検査キットの配布が始まった。

２０２１年５月７日（金）
第５回基本的対処方針分科会

専門家の「イエス」が前提という政府への不満

「前身の基本的対処方針等諮問委員会でもそうだったが、基本的対処方針分科会では、政府提案に基本的にはイエスと答えるのが政府にとっての前提で、せいぜい専門家ができることは、政府提案を実行してもらうために条件や希望を述べることだけではないか」

この日の基本的対処方針分科会で、私はこのような苦言を呈した。

基本的対処方針分科会では、専門家が政府提案を全て了承するものだと政府はあらかじめ決めてかかっているのではないかと思わざるを得ないことがしばしばあった。そのことに対して私たち専門家は不満を感じていた。2021年5月7日の基本的対処方針分科会もその一つだった。

この日の基本的対処方針分科会では、愛知県と福岡県を緊急事態宣言の対象に追加すること、および、まん延防止等重点措置の対象区域に北海道、岐阜県、三重県を追加することなどについて政府から諮問された。だが実は、岡山県や群馬県をまん延防止等重点措置の適用地域に追加すべきであると私たち専門家は非公式に政府に伝えていた。

さらに「緊急事態宣言の対象に北海道も含めるべきではないか」という意見がその日の分科会で複数の専門家から出された。北海道はいくつかの指標でステージⅣとなっていたためである。札幌を中心に流行が拡大していたが、周辺の江別や千歳も含めて広域で対応が必要な状況であり、まずはまん延防止等重点措置で様子を見るというステップを踏んでいる余裕はないように思えた。

政府からは「札幌で緊急事態宣言並みの強い措置を取るということで知事と話をしている。いわば札幌に緊急事態宣言を出すようなイメージでの北海道でのまん延防止等重点措置である」と既に結論が出ているような説明だった。このような重要な問題について「イエス」を前提ではおかしい。

結局、この日の分科会は政府提案を了承した。私たち専門家が基本的対処方針分科会の在り方に抱いていた不満は、2021年5月14日の基本的対処方針分科会での異例の決定につながった。

2021年5月14日（金）
第6回基本的対処方針分科会

専門家が政府提案を覆した特別な日

この日は私たちが政府提案に異議を唱え、覆したという特別な日になった。基本的対処方針分科会は朝6時59分から始まった。

当初の政府提案は、まん延防止等重点措置の対象区域に群馬県、石川県、岡山県、広島県、熊本県を2021年5月16日から追加することだった。西村大臣は会議の冒頭でこの諮問内容を伝えて1時間ほどは議論を聞いていたが、閣議のために退席した。

既にまん延防止等重点措置の対象となっていた北海道、および、岡山県と広島県については大多数の委員から緊急事態宣言の対象とすべきだという意見が上がった。この3道県は多くの指標がステージⅣにあること、医療が逼迫しており医療関係者からも悲鳴が上がっていること、変異株の影響で感染拡大のスピードが非常に速いことなどが理由だった。

オブザーバーとして参加していた徳島県の飯泉嘉門知事（全国知事会会長）は「前回（２０２１年5月7日）、岡山、群馬のまん延防止等重点措置は確かに両県の知事が要請していなかったが、国から押すべきではないか、それから北海道は緊急事態宣言を出すべきではないかという提案が（専門家から）あった。もし前回、国が背中を押していたら、先読みできたと思う」と発言した。

さらに「今、全国知事会では全国で緊急事態宣言でもいいのではないかという意見が出るほど緊張感が高まっている」とした上で、今回は専門家が提案するようにやはり3道県には緊急事態宣言発出とすべきではないかという趣旨のことを述べた。そうであれば「私たち知事としては非常にありがたいし、心強いことでもある」と飯泉知事は言った。

議長として、私はまとめに入った。この3道県については政府の最終決断がどうであれ、数時間後に開かれる政府対策本部で「委員の大多数が3道県については緊急事態宣言にすべきだという提案をした」旨を伝えるつもりだと皆の前で発言した。

私のまとめの発言の直後、私が気づかないうちに閣議から戻ってきていた西村大臣が「菅首相と急きょ相談し、3道県について緊急事態宣言の対象とする」と発言した。私は数日後に新たな諮問が出てくるとばかり思っていたので、わずか1～2時間で、政府が私たちの意見を採用するという決定をしてくれたことにありがたいと思ったと同時に、驚いた。

「プロセスの話になりますが、今日、後で開催予定の対策本部では最初の政府対策案を修正して、3道県を緊急事態宣言区域に入れるということでよろしいですか」。確認のため私は尋ねた。

「1道2県、北海道、岡山、広島を緊急事態宣言の措置とし、残り3県は、まん延防止等重点措置にするということで、改めて政府案として諮問をさせていただいて、そのことについて、この場でご了解をいただければということです」と西村大臣は答えた。

「そうすると、当初2時間前の諮問ではなく、新たな諮問を今、もうやっているということですか」と私が再度確認すると、西村大臣は「はい」と答えた。

つまり1回の会合で政府提案が2回諮問されるという極めて異例の基本的対処方針分科会となった。私たちは2回目の諮問を了承した。

2021年5月21日（金）
第7回基本的対処方針分科会

「ハンマー」打っても効かない地域、不十分な疫学情報でリンク追えず

緊急事態宣言の地域が9、まん延防止等重点措置の地域が10あった。加えて、特措法第24条9項に基づいて独自の時短要請を行っている県が14あった。こうした厳しい「ハンマー」を打っていたにもかかわらず、全国の新規感染者数は地域差が大きく、増加傾向にある地域と、横ばいや減少傾向にある地域が混在していたが、重症者数、死亡者数は増加傾向が続いていた。

高齢者に対するワクチンの優先接種が2021年4月から始まった。高齢者にワクチンが行き渡れば重症者や死亡者は減ることが期待されるが、それまで水際対策、検査、まん延防止等重点措置などを先回りして打つことなどで乗り切るほかないと確認し合った。

ただ、一丁目一番地となる疫学情報の共有についてこの1年半ほとんど改善されていなかった。とりわけ都市部においてリンクが追えておらず、自治体間の情報共有も進まないので、素早い対策を打てないという問題を改めて指摘した。

2021年5月28日（金）
第8回基本的対処方針分科会

法改正よりもまず科学とICTの活用を

地方ではクラスターが比較的追えるが、多くの人が集まり匿名性の高い東京ではリンクが追いづらいため、感染源が分からないという問題が相変わらず立ちはだかっていた。変異株で感染が急拡大する一方、「コロナ疲れ」で人々の協力は得づらくなっていた。

罰則を伴う外出規制をかけて法律で人の移動を制限するのか。それともICTをはじめとする科学技術の活用で感染のリンクを追い、感染源を突き止めるのか。

欧米諸国やオーストラリア、ニュージーランドのような民主的な先進国家でも罰則を伴う外出規制はあるが、日本では法律上難しかった。法改正よりもまずはICTなどテクノロジーを活用した対策を、なるべく早く新型コロナ対策分科会で提案することなどについて合意した。

2021年6月16日（水）

持ち回り開催ではない新型コロナ対策分科会としては2021年4月8日以来、2カ月以上ぶりの開催となった。私たち専門家からの提言以外にも政府からイベントに関する提案があった。

「今後のイベント開催制限等のあり方について」

イベント人数制限、「オリパラとは別」と政府は言ったが……

イベントの人数制限は、専門家からではなく政府からの提案だった。

既に緊急事態宣言が解除された都道府県では、解除後1カ月程度、経過措置として大規模イベントに1万人の上限を設定していた。2021年6月16日の政府提案は、まん延防止等重点措置が解除された都道府県についても同様の経過措置を設定するというものだった。これ自体は感染対策もしっかりやるという方向性であり、委員も賛同した。しかしこれは東京オリパラとは関係ないという認識を私たちは持っていた。

まさに東京オリパラの観客数の上限が世の中の話題になっていた時期だった。「東京オリパラとは別であるというメッセージの中で説明されるのであれば意味がある」「オリパラについて微妙な時期なので、これはオリンピックやパラリンピックの話とは違う、一般的なルールであることをしっかりと説明すべき」などといった意見が複数の委員から表明された。

政府からは「オリパラとは別だというご指摘も、私どもも全く同じ考え」との発言があった。

それにもかかわらず、２０２１年６月17日に私も同席した首相会見で、菅首相は「スポーツイベント等の人数制限について、今後、まん延防止等重点措置が解除された後も人流を抑えることとし、東京大会の人数上限というのはこうしたルールに基づくことを基本として決定される」と発言した。こうしたルールとはこの新型コロナ対策分科会で合意したルールのこととも受け取れる。同分科会で「オリパラとは別だ」とした政府側の説明は一体どうなったのか、約束と違うのではないかと思った。

「科学とＩＣＴを用いた対策の提言─多くの国民にワクチン接種が行き渡るまでに─」

制限を軽減すべく、ＱＲコードや下水サーベイランスなど活用を

人々の間では「コロナ疲れ」や「緊急事態宣言慣れ」が広がると同時に、経営的に限界に追い込まれているという事業者の声も出てきていた。青壮年層へのワクチン接種を加速するとともに、個人や事業者にお願いする社会生活や事業活動の制限をなるべく軽減したいという思いで、科学とＩＣＴの活用を促す提言をした。具体的には、ＱＲコードなどを活用した疫学情報の迅速な分析や抗原定性検査を含む積極的・戦略的検査、下水サーベイランスによる流行の早期探知、二酸化炭素濃度測定器を利用した換気の徹底などについて提案した。

2021年6月17日（木）
第10回基本的対処方針分科会

「緊急事態宣言に皆が辟易」人流増加でも東京で宣言解除

東京都など7都道府県について緊急事態宣言を解除し、２０２１年6月21日から同年7月11日までまん延防止等重点措置に移行することなどについて政府から諮問があった。

この日、東京都の緊急事態宣言を解除すべきかどうかについてさまざまな意見が出た。東京では新規感染者数は減少傾向にあったが、夜間滞留人口・昼間滞留人口は共に5週間連続で増加傾向が継続しており、緊急事態措置開始前の水準まで上昇しつつあった。

東京都に関しては、ようやくステージⅢになったが、目下、増加局面に向かっていると考えられた。そもそも緊急事態宣言を解除する際にはステージⅡ相当に安定的に向かっていることが必要とされていたため、本来であれば解除できる水準ではなかった。自分たちが決めた基準を自分たちで勝手に変えることは本来あってはならない。しかし、緊急事態宣言に皆が辟易しており、既に人流が上がっていて、宣言を続けても効果がないとみられた。医療逼迫は改善されており、宣言解除は了承したが、リバウンドの可能性が極めて高いことから、東京都の緊急事態宣言解除について、医療逼迫が起これば東京オリパラの実施状況にかかわらず躊躇（ちゅうちょ）なく強い対策を打つことなどを条件に政府提案を了承した。

2021年6月18日（金）
「2020年 東京オリンピック・パラリンピック競技大会開催に伴う新型コロナウイルス感染拡大リスクに関する提言」

前例のない「無観客五輪」を専門家有志26人で提言、その根拠は？

私たち専門家は東京オリパラについては当初何ら提言するつもりはなかった。そもそも専門家の役割は国内の感染リスクを評価し、求められる対策を提言することである。オリパラは全世界のイベントなので、自分たちの仕事の範囲外だと思っていた。

実際、2021年3月10日、まだ首都圏の1都3県は第2回緊急事態宣言下にあった頃だが、私は衆院厚生労働委員会で、立憲民主党の長妻昭議員からの「オリンピックの開催はどのステージになれば可能か」という質問にこのように答えた。

「オリンピックは、我が国だけではなく世界的にも非常に関心が高い課題である。これについて、私どもは今まで正式にどうした方がいいかということを諮問されたことがない。もちろん個人的な思いはそれぞれあるだろうし、私にもある。だが私自身は、オリンピック開催をどうするかということを判断する、あるいは決断する立場にない。今の質問にはなかなか答えづらいが、ただ、感染症をずっとやってきた一個人としては、オリンピックについては、なるべく感染を『下火』にし、それを維持することが非常に重要だとは間違いなく言える」

「自主研究の成果の発表」と田村厚労大臣

第2回緊急事態宣言は2021年3月21日をもって解除されたものの、その後、アルファ株などの変異株が出現し、第3波以前よりもさらに感染拡大のスピードが増した。

2021年4月25日には東京都などに第3回緊急事態宣言が発出され、同年5月16日時点では9都道府県が緊急事態宣言下に、10県がまん延防止等重点措置の実施下にあった。東京オリパラ開催が近づくにつれ、感染状況は「下火」とはいえない状況になっていった。

政府から新型コロナ対策分科会や基本的対処方針分科会に対し東京オリパラ関連の提案や諮問はなかったので、東京オリパラについては当時正式な会議では全く議論されなかった。

新型コロナ対策分科会自体、２０２１年４月15日と同年４月27日の持ち回り開催は別として、委員が一同に介して議論する会議は同年４月８日を最後に同年６月16日まで開かれなかった。

そうした中、私は２０２１年３月以降、週に３回ほどのペースで国会に呼ばれ、質問を受けた。我が国の最高意思決定機関である国会で、専門家としての意見を聞かれれば、勉強会を通じて他の多くの専門家と考え抜いてきたことを言わないという選択肢はなかった。

２０２１年６月２日の衆院厚生労働委員会では、日本共産党の宮本徹議員から「この夏も夏祭りや花火大会の中止が発表されている。国民に努力を要請し、感染対策をさらにしっかりと呼びかけなければならないこの時期にオリンピックだけを特別扱いにすることはどのようなメッセージになると思うか」と聞かれた。

それに対して、私は「三位一体の努力」が重要だと述べた。第１に、国や自治体のリーダーシップによって人流に伴う接触機会をなるべく減らすこと。第２に、緊急事態宣言などへの協力が得られにくくなっている中で、国民の努力に頼るだけではなく、ＩＴをはじめとする科学技術を活用すること。第３に、今のパンデミックの状況ではオリンピックを開催するというのは普通はないので、そうした中で開催するのであれば、政府やＩＯＣといった主催者の責任として開催規模をなるべく最小化し、感染管理体制を強化することである。要約すればこういうことを話した。

ところが、「普通はない」という部分だけが報道で強調された。

同じ日の委員会では立憲民主党の早稲田夕季議員から「オリンピックの調整会議では限定された2人の専門家が参加しているが、オリンピックを開催する大前提で実施している会議なのでリスク評価をしているわけではない。私はこのリスク評価は（新型コロナ対策）分科会でやってもらいたいと思うが、尾身会長はどう思うか」と聞かれた。私は次のように答えた。

「国や大会組織委員会などの関係者がオリンピックを開催するという最終決定をした場合に、開催に伴う国内の感染拡大リスクについてしっかりと評価し、どのようにすればリスクを軽減できるかについて意見を述べるのが私たちの務めだと思っている。分科会での議論をするかにかかわらず、何らかの形で私どもの考えを伝えるというのが、私たちプロフェッショナルの責任だと思う」

2021年3月10日の衆院厚生労働委員会で述べたように、当初私たちは東京オリパラに関する見解を述べるつもりはなかったが、感染急拡大による深刻な医療逼迫が避けられないと判断し、2021年6月2日ごろには既に医療や公衆衛生、感染症の専門家たちで東京オリパラに関する提言書を書き始めていた。

専門家が見解を出すことに対して田村厚労大臣は2021年6月4日の閣議後記者会見で、「自主的な研究の成果の発表ということだと思う。参考になるものがあれば、政府の中で取り入れさせていただく」と述べた。つまり私たち医療系の専門家が書いている東京オリパラの提言書は、政府として、新型コロナ対策分科会の提言などと同じような公式提言とは捉えないという意味だ。政府は当初から新型コロナ対策分科会で東京オリパラに関して議論するつもりはないと知っていたので、私は田村大臣の発言に関しては、政府の一員としては当然であると思い、特に違和感は持たなかった。

専門家有志による提言提出が６月18日だった理由

東京オリパラでは選手やコーチ、関係者と外部を遮断する「バブル方式」が採られたため、大きく分けて３種類の感染リスクが考えられた。１番目は各国選手や関係者の中でクラスターが発生すること、２番目は各国の報道関係者やスポンサーなどと一般の人が接触することで感染が広がること、３番目は日本に住む一般市民の間で感染が拡大することである。

このうち私たちが最も心配していたのは、３番目のバブルの外、つまり地域での感染拡大であった。会場での観戦やパブリックビューイング、応援イベントなどによって、接触や飲食を伴う人流が増え、日本国内で感染が拡大するリスクを懸念していた。しかも感染力の高い変異株の出現により感染拡大スピードは増しており、ワクチンはようやく一般の人たちへの接種が始まろうとしていた時期だった。

２０２１年６月４日の衆院厚生労働委員会では長妻議員から「専門家が集まってなるべく早く考えを伝えたいと言っていたが、いつ頃になりそうか」との質問を受けた。私は「６月20日より前に専門家としての見解を述べたい」と表明した。

なぜ２０２１年６月20日より前だったのか。

２０２１年６月20日以降、日本政府やＩＯＣなどの５者協議で観客の収容人数を決めると報じられていたためである。しかし当時、東京都などには第3回緊急事態宣言が発出されていた。6月20日よりも前に、第3回緊急事態宣言の動向など最新の感染状況を踏まえながら、私たち専門家の意見を表明したいと考えていた。

そのぎりぎりのタイミングが2021年6月18日であった。

私を含む医療系の専門家有志が3週間ほどほぼ徹夜に近い状態で、根拠となるデータなどを含む18ページにわたる提言書を書き上げ、26人が提言者として名を連ねた。

実は提言書を作成するプロセスのかなり早い時期には、考え得る一つの選択肢として、東京オリパラを開催しないことについても挙がっていた。だが議論が深まるにつれ、私も含めて多くの専門家がそこまで踏み込むべきではないと考えるようになってきた。

2021年6月2日の衆院厚生労働委員会では「開催すると最終決定した場合には、開催に伴う国内の感染拡大リスクについてしっかりと評価し、どのようにすればリスクを軽減できるかについて意見を述べるのが私たち専門家の務めだと思っている」と私は述べた。だが、開催そのものに関する意見表明は専門家の役割外と考えたため、オリパラ開催に関する文言は提言作成のかなり初期の段階で文案から削除した。

英国のコーンウォールで開かれた主要7カ国首脳会議（G7サミット）初日の2021年6月11日に菅首相が東京オリパラ開催に向けた決意を表明し、最終日の同月13日に採択された首脳宣言に「G7として開催を支持する」旨の記載が盛り込まれた。しかし、G7サミットが開幕する前には既に、東京オリパラ開催そのものに関する専門家の意見は提言書から削除されていた。

無観客開催を提言した理由

２０２１年6月18日に政府に提出し、日本記者クラブで記者会見も行った有志26人による提言書では「無観客開催は、会場内の感染拡大リスクが最も低いので、望ましいと考える」と述べた。五輪史上、前例がない無観客開催を提言した根拠は大きく3つあった。

第1に、東京オリパラの開催にかかわらず、4連休やお盆、夏休みなどが重なって人流が増え、デルタ株の出現もあり、このまま放置すれば感染の拡大による医療逼迫の蓋然性が極めて高いと考えていた。

第2に、会場に観戦に来た観客、あるいは、パブリックビューイングや応援イベントの参加者によって感染が広がるリスクは大きいと考えた。

第3に、観客がいる中で深夜に及ぶ試合が行われ、その映像がテレビに映し出されることは、営業時間短縮や夜間の外出自粛などの感染対策を要請されている市民にとって、「矛盾したメッセージ」となることを私たちは懸念した。人々の警戒心を自然と薄れさせるリスク、感染対策への協力を得られにくくするリスク、さらには人々の分断を深めるリスクなどにつながると思われた。

さらに言えば、ＩＯＣのバッハ会長や大会組織委員会の橋本聖子会長は以前に無観客開催について言及しており、検討の選択肢に入っていることは私たちも認識していた。専門家が無観客開催を提言しても政府や大会組織委員会、東京都、ＩＯＣなどは比較的受け入れやすいのではないかという考えもあった。

ただし、あくまでも最終判断は政府や大会組織委員会などの役割である。もし観客を入れて開催する場合には、観客数はオリパラの開催規模や社会的影響力に鑑み現行の大規模イベント開催基準よりも厳しい基準を採用することや、都道府県を越えた人流や接触機会を抑制するために観客は開催地の人に限ること、感染が拡大すれば無観客開催に切り替えることも私たちは提言した。

東京オリパラの3つの意義

パンデミック下で東京オリパラを開催することの意義は大きく3つあると私たち専門家は考えた。

1つ目は、国際社会における日本への信頼を損なわないために、約束をしっかり果たすということだ。

2つ目は、オリパラに向けて日夜努力し、持てる能力をオリパラで最大限に発揮できるよう心身のコンディションを調整している選手たちの思いが報われてほしいということだ。新型コロナ禍でただでさえ2020年7月という当初の開催予定が1年延期になったのに、再延期を勧めるような提言を出すのは、選手たちの気持ちを思えば、一市民としてしのびなかった。

3つ目は、パンデミック下ならではの新しい観戦スタイルを日本がモデルとなって広めるということだ。1964年の東京五輪のように満員の会場で応援し、大歓声を挙げて感動を分かち合うというのが理想的ではあるが、今回はパンデミックなので感染リスクを下げるべく開催規模を縮小し、なるべく自宅で、家族などいつも一緒にいる人たちとごく少人数で観戦してもらう。最新技術も活用し、あたかも会場にいるかのような臨場感を味わえるようにする。

こうした意義を実現するための開催方法として「無観客開催」がふさわしいと考えた。

最も深かった「ルビコン川」

2021年6月21日、政府や大会組織委員会などは「5者協議」をオンラインで開催し、東京五輪の観客上限を会場定員の50％以内で最大1万人と決定した。

ただし、今後感染状況が悪化し、緊急事態宣言やまん延防止等重点措置が発出された場合には、五輪無観客も検討することが2021年6月21日の5者協議では盛り込まれた。

国際的なビッグイベントである東京オリパラに関し、政府やIOCの方針に異論を唱えることには相当な覚悟と準備が必要だった。勉強会を連日深夜まで開催した。私たちが恐れたのは、政府やIOCから嫌われることよりも、歴史の審判に堪えられないことの方だった。

2020年2月23日以来、私たちは何度か「ルビコン川」を渡ってきた。思えば、東京オリパラ開催をめぐって渡ったルビコン川が最も深く、激流だった。

第2部

第5章 八方ふさがり

経済的・精神的な困難で失われる人命。一般医療の制限で失われる人命。感染症そのもので失われる人命。命の重みはどれも同じだ。この複雑な方程式をどう解くか。

第5波　2021年7〜11月

八方ふさがり

2021年7〜8月は八方ふさがりの心境だった。

私たちはその頃は4連休、夏期休暇、お盆、東京オリパラなどが集中し、感染が拡大する懸念を強く抱いていた。

ワクチン接種はかなりのスピードで進んでいたが、まだ十分には行き渡ってはいない。ワクチンの有効性は明確だが、万能ではないことも分かってきた。

アルファ株などより感染力の高いデルタ株への置き換わりが進んでおり、40〜50歳代など比較的若い層が重症化し、医療逼迫が日々深刻化した。しかしながら、人々の間でコロナ疲れが見られ、社会全体の協力が得られづらくなっていた。

2021年7月8日、東京都に対し4回目となる緊急事態宣言が同年7月12日から発出されることが決まった。結局、東京オリパラは無観客開催になった。だが感染は全国で瞬く間に広がっていった。

「大火事」を鎮火することが先決だと考えた。八方ふさがりの中でも何とかしなければならないという思いで、家族以外の不特定多数の人たちが会う際の人数制限、少しでも具合の悪い人が検査をすぐに受けられるシステムの構築、在宅医療や訪問看護などを含めた医療提供体制の強化などを提案した。それでも状況は改善せず、東京都の人流を緊急事態宣言直前の2021年7月前半よりも5割削減することなども私たちは提言した。

「もはや災害時の状況に近い局面」という認識が私たちにはあった。百貨店や理美容店などこれまでクラスターがほとんどなかったような場所でもクラスターが発生するようになった。

この頃、私たちは二つの大きなジレンマを抱えていた。

一つには、飲食店や百貨店といった事業者に営業時間の短縮など一定程度の制限を課すことは可能だが、一般市民に対しては自発的な協力をお願いするしかないというジレンマだ。市民がより感染対策に協力しやすくなるような仕組みづくりに関する議論が必要だと思った。もう一つは、これまで新型コロナに関わってこなかった医療関係者や医療機関に対し、新型コロナ対策に協力してもらうにはどうすればいいかということだ。

この頃には「価値観」が関わる問題が最も悩ましかった。これは私たちだけで判断できることではなかった。

2021年7月8日（木）
第11回基本的対処方針分科会

五輪無観客でなければ宣言は共感を得られない

2021年7月7日午前、私は衆院厚生労働委員会に参考人として呼ばれた。「（東京都などで）まん延防止等重点措置の期限が今度の日曜日（2021年7月11日）で切れる。前日（同年7月6日）の5大臣会合で同措置を1カ月ほど延長しようかという話が出たそうだ。緊急事態宣言ではなくてよいのかという意見もあるが、科学者としてどう思うか」と長妻議員から質問された。なお5大臣会合とは菅首相、加藤勝信官房長官、田村厚労大臣、西村経済再生担当大臣、赤羽一嘉国土交通大臣による新型コロナ対策に関する会合のことで、正式な会議体ではないため議事録は公開されておらず、開催実績も正式には記録されていない。閣僚だけで事務方の官僚は同席しないと報じられていた。もちろん私たちも5大臣会合については何も知らなかった。

長妻議員からのこの質問については、東京では新規陽性者数の今週先週比1以上が継続しデルタ株への置き換わりも見られていることや、4連休などに首都圏から全国への感染拡大が懸念されること、高齢者のワクチン接種が進んだため今度は中年層の重症者が増え医療逼迫につながる可能性があることを述べて、「この4連休、夏休み、お盆、オリパラが始まる前に効果的な対策を打つことが必要だと思う」と述べた。緊急事態宣言については、近日中に開かれるであろう議論の場（基本的対処方針分科会）でしっかりと考えを申し上げるとした。

同日昼２時からのアドバイザリーボードで、専門家は感染再拡大について口々に懸念を表明した。東京都の重症者数は50歳代以下を中心に既に第４波を超え始めていることを私たちは危惧していた。

同日夕方５時過ぎ、私は東京都の小池百合子知事からの要請で、東京都庁で小池知事と面会した。私は東京都の非常に切迫した感染状況に関し「今、緊急事態宣言をかけなくても、オリパラの期間中には必ずかけることになるだろう」という専門家としての意見を伝えた。

同日午後６時ごろから首相官邸では２０２１年７月６日に続いて５大臣会合が開かれた。それを終えた菅首相が「現在の緊急事態宣言、まん延防止等重点措置の取り扱いについて明日、専門家の会議に諮ることにした。期間や具体的対策についても明日、決定したい」と記者団に述べた。

「オリパラの話は基本的対処方針にはなじまない」と政府、しかし専門家は……

２０２１年７月８日朝９時、基本的対処方針分科会が開かれた。東京都に第４回緊急事態宣言を発出することなどが諮問された。東京都への緊急事態宣言発出には異論が出なかったが、医療系の専門家数人が、医療逼迫の恐れが高い中で東京オリパラを有観客で開催することに懸念を表明した。

「東京オリパラは通常のイベントよりはるかにインパクトの大きなものであるので、感染対策に協力している人々に矛盾したメッセージを出さないような運営上の配慮が求められる。感染の拡大を防

ぐことを考えると、無観客の実施が望ましい」（釜萢さん）
「7月22日からの4連休、夏休み、お盆というところで、全国に広がるリスクがかなりの蓋然性を持って言える。オリンピックをやるという中で、その動きをどう抑えられるのかということを考えなければいけない」（押谷さん）
「この宣言期間中にオリンピックがある。今回の緊急事態宣言と矛盾しないように、スタッフも含めて、人の動きを可能な限り必要最低限にしてもらわないと、今回の緊急事態宣言を何のためにしたのか分からなくなる」（谷口さん）
私自身も「オリンピックを無観客開催にしない限り、緊急事態宣言の発出は多くの国民の共感を得られないと思う」と発言した。
厚労省からは「本基本的対処方針はコロナ対策の全般的な方針を示すものだ。オリンピックにおける観客をどうするかなどについては5者協議などで決まっていく話なので、この基本的対処方針にはなじまないのではないかと考えている」との返事がその場であった。事務局がそう返答するのは想定の範囲内だったが、私たちはこの場ではっきり自分たちの考えを表明する必要があると考えた。
東京都への第4回緊急事態宣言発出が決定されたことを受け、2021年7月8日夜、5者協議により正式に、都内の会場では無観客での開催が決まった。結局、観客を入れて東京五輪を開催したのは、宮城県と静岡県、「学校連携観戦プログラム」で児童生徒を入れた茨城県の3県だった。東京パラリンピックについても同年8月16日、原則無観客開催とすることが決定された。

2021年7月16日（金）
「夏休み期間中の感染拡大を防ぐために」

新型コロナとの闘いにおける最も重要な「山場」の一つ

この時期になると、私は八方ふさがりの心境だった。

オリパラがあろうがなかろうが、4連休や夏休み、お盆など夏場の恒例行事は普段会わない人と会い、感染拡大の契機となりやすい。ワクチン接種はかなりのスピードで市民にも広がっていたが、行き渡ったと言えるまでにはもう少し時間がかかりそうだった。人々の「コロナ疲れ」で協力を得づらくなっていた上に、2021年7月から8月下旬にかけての2カ月間は、4連休、夏季休暇、お盆、オリパラなどが集中していた。感染力の強いデルタ株の出現もあった。

1年以上の新型コロナとの闘いで、最も重要な「山場」の一つだと私たちは考えていた。2020年夏と2020年末に続き、勉強会での議論を踏まえ、国の了解を得て、新型コロナ対策分科会会長談話を出した。少しでも体の具合が悪い場合はすぐに医療機関に相談するといった基本的な感染防止策に加え、都道府県を越えた移動、および、普段会わない人や大人数・長時間での飲食は控えめにしていただきたいこと、オリンピックは自宅で応援していただきたいことを市民に要請した。

この年の夏、「大火事が起きている」かのような感染の大きな波に日本全体が襲われた。

2021年7月30日（金）
第12回基本的対処方針分科会

医療崩壊が眼前に、「今は大火事が起こっている」

「これまでに経験したことのない感染拡大となっている」との認識が私たちの間にはあった。この日の基本的対処方針分科会において、政府提案は緊急事態宣言の対象区域に東京都、沖縄県だけではなく埼玉県、千葉県、神奈川県、大阪府を追加することなどだった。田村厚労大臣から「今まではまた違った新たな大変恐ろしい局面に入ってきていると実感している」とのコメントもあった。

政府提案については異論がなかった。委員からは口々に危機感が表明された。

「現在、首都圏では救急医療が大変な状況になっている。コロナだけではなくて通常の医療が提供できなくなるような状況が目の前に来ている」（脇田さん）

「感染者の急激な拡大に関しても、ご自身の生活を変える必要はない、このままでいいのだと思っている人が非常に多いということも強く感じる」（釜萢さん）

「オリンピック開催によって直接的に感染拡大したとは言えないが、何かの影響を与えたということは政府として認めてほしい。それをお認めいただいた上でないと、（人々に）何も聞いてもらえないのではないかということが私の危惧である。人々は頑張っている、でも少し緩んだところにデルタ

株が非常に流行ってしまったということもセットで伝えること」（武藤さん）

「特定の都道府県ではなくて全国を対象とした緊急事態宣言を考えるべきタイミングではないか。あくまで仮定の話だが、法的根拠を持って公衆衛生対策目的の外出制限という措置がもし可能であるならば、今まさにその措置を講ずるかどうかについて議論していたはずだ。今のこの流行には間に合わないとしても、将来に向けて公衆衛生対策目的の外出制限を法制化するか、あるいはそれが必要なのかどうかも含めてしっかりと議論を始めておくべきタイミングではないか」（鈴木さん）

「医療逼迫がきちんと伝わっていない。これから起こること、特に首都圏でどんなことが起こるのかを伝えておく必要がある。その後全国的に同じことが起こる可能性があるが、まず東京を中心とする首都圏で医療調整もできなくなってきて、これまで中等症でとどまっていたような人たちがきちんとした治療を受けられずに重症化することが想定される。3～5月に大阪、兵庫で見られたような急速な死亡者の増加が起こり得る。そうしたことが見えていないながら、政府と自治体が危機感を全く共有できていないことが非常に問題だ」（押谷さん）

私自身も「ここ数カ月で医療提供体制のキャパシティーを強化し2倍近くにしていたが、既に医療崩壊が眼前に迫っている状況だ。今は大火事が起こっている。爆発的感染拡大という脅威を前に、火消しに集中すべきだ」と述べた。また、会議の終わりに、私はまとめとして、最悪の場合には緊急事態宣言やまん延防止等重点措置を全国展開すること、万が一うまくいかなかったときの「プランB」を政府に求めることなどを述べた。

２０２１年８月５日（木）
第13回基本的対処方針分科会

ワクチン接種と同じように検査などにも政府は「汗をかけ」

基本的対処方針分科会には以前からオンラインで参加する委員がいたが、感染が拡大し「どこで感染するか分からない」状況になっていたため、さらに多くの委員に私からオンライン参加をお願いした。

感染力の強いデルタ株への置き換わりが加速していた。これまでもクラスターが発生していた飲食店やライブハウスなどに加えて、クラスター発生のほとんどなかった百貨店や理美容店、学習塾などでも発生していた。百貨店については大阪で１００人規模、東京でも80人規模のクラスターが発生していた。混雑しやすい1階や、デパ地下などで多くの陽性者が出ていた。複数の委員から「全国を対象とした緊急事態宣言を検討すべきである」という意見が上がった。医療逼迫がこのまま進めば、トリアージが必要な災害医療のレベルに達するという危機感も指摘された。

ワクチン接種については私たち専門家が何か言う必要がないぐらい菅首相以下、国や自治体が一生懸命進めていた。この結果、ワクチンの接種率は急速に上昇した。ただし、検査の充実、医療提供体制の強化、情報発信の強化については責任者を決めて「しっかり汗をかく」ことを求めた。

2021年8月12日（木）
「期間限定の緊急事態措置の更なる強化に関する提言」

率先してコロナ病床拡充したのに「JCHOぼったくり批判」

この当時、国や自治体、医療界などの努力で、通常医療を犠牲にしながら全国でコロナ病床数を増床していた。東京都ではコロナ病床数が２０２０年７月に比べて２倍、年末年始と比べて１・６倍に増加していた。だが40～50歳代を中心として感染者が急増し、医療機関や宿泊療養施設のベッドが次々と埋まっていった。自宅療養者も急増し、入院調整は極めて困難になってきていた。救える命が救えなくなるような状況にもなり始めていた。２０２１年８月11日のアドバイザリーボードでは「もはや災害時の状況に近い局面」という認識が共有された。

自治体だけでは現状の感染爆発ともいえる状況はコントロールが困難と考えられるため、２０２１年８月12日に新型コロナ対策分科会に出した提言書では、東京都の人流を今回の緊急事態措置開始直前の７月前半の約５割にすることを提案した以外に、国が自治体と協力して、災害医療という考えの下で医療提供体制をさらに強化することを求めた。例えば、これまで新型コロナに関わってこなかった医療関係者や医療機関も新型コロナ対策に携わるよう、国や自治体がリーダーシップを発揮し協力を要請することなどを盛り込んだ。

なお、同じ時期に、私が理事長を務めていたＪＣＨＯが「補助金ぼったくり」だと一部で批判されるようになった。ＪＣＨＯは公的性格が強い独立行政法人ということもあり、パンデミック当初から国や自治体の要請を受けて率先してコロナ病床を拡充し、感染者を受け入れてきた。例えばＪＣＨＯの都内5病院のコロナ患者用病床使用率は当時、平均7割程度だった。そのうちの1病院では9割を超えていた。また、都内の1病院は国の要請で我が国では極めて例外的だったが、コロナ専用病院となった。

ただし、都内5病院のうち1病院だけが看護師不足などの理由によりコロナ病床の使用率が50％程度になった。

国や自治体の期待に応えるためできるだけの努力をしたが、批判を受けることになり、ＪＣＨＯの職員はがっかりした。詳細は第3部第1章を読んでいただきたい。

2021年8月17日（火）
第14回基本的対処方針分科会

市民には自発的な協力をお願いするしかないジレンマ

全国的にアルファ株から、感染力のより強いデルタ株にほぼ置き換わったとみられた。全国の新規感染者数は2万人を超える日もあり、過半の地域で連日過去最高水準を更新していた。医療提供体制は首都圏を中心に非常に厳しい状況が続いていた。50歳代以下の若年層で重症者が増えており、中等症でも呼吸が苦しく酸素吸入を必要とする患者が多くなっていた。

２０２１年８月17日、まん延防止等重点措置を実施していた13の道府県のうち茨城県など計7府県を緊急事態宣言の対象とすることなどについて政府から諮問があり、了承した。

目下の状況について私は基本的対処方針分科会の会長として、同分科会のまとめとしても、その後の菅首相の会見に同席した際にも次のような内容を述べた。

パンデミック初期とは異なり、新型コロナがどういう病気で、どう感染を広げるかは分かっている。それにもかかわらず、リスクの高い場所でのコンタクトが十分に減らされていない。なぜなら、多くの人は感染対策に協力してくれているが、社会全体の協力が得られているわけではないからだ。

飲食店などの事業者に営業時間の短縮など一定程度の制限を課すことは可能だが、市民に対しては自発的な協力をお願いするしかない。これが、私たちが直面したジレンマの本質だ。

従って、市民に対して、より協力してもらいやすいような法的な仕組み、ないし、運用上の工夫を早急に検討することを本基本的対処方針分科会として求めた。２０２０年12月25日に菅首相の記者会見に同席した際、私は「緊急事態宣言を出してもそれを守ろうというインセンティブがないとなかなか難しい」と述べており、人々が行動変容しやすくなるような何らかのインセンティブがあるといいと思っていた。

同様に、医療機関や医療従事者に対しても、コロナ診療により協力してもらいやすくする法的な仕組みや運用上の工夫が必要であるとの認識を共有した。

2021年8月25日（水）
第15回基本的対処方針分科会

一般医療とコロナ医療の線引きは？

新規感染者数は連日2万人を超え、非常に高い水準にあった。医療逼迫は極めて深刻な状況が続いていた。まん延防止等重点措置を実施中の北海道など8道県を緊急事態宣言の対象とすることについて政府から諮問され、了承した。しかし「より本質的な問題は、緊急事態宣言を出しても多くの人は協力してくれているものの、社会全体の協力が得られにくくなっていることだ」と私は発言した。

デルタ株で感染力が増しているとはいえ、普段過ごす人たち以外との会食や、長時間・大人数での飲食などで感染が起きていること自体は従来と変わりない。感染対策に対する社会全体の協力を得づらくなっていることが、何度も緊急事態宣言を出さなくてはならない理由の1つであると考えられた。「個人の感染予防の実行と、医療関係者のコロナ診療に関する協力の2つを担保する法的仕組みのための本格的な議論」を求めた。その議論は与野党の国会議員や一般の人たち、事業者、医療関係者などもも参画するタウンミーティングのような形をとることも考えられるとした。

さらにこの日の基本的対処方針分科会では「急速なコロナの感染拡大が起こると、どんなに病床を増やそうと思っても限度がある。そのために通常の医療が限度を超えて抑制されている。一般医療とコロナ医療の線引きについて国が指針を出してほしい」という提案が釜萢さんからあった。

許容できる医療逼迫の度合いについても議論する必要性を本分科会で確認した。その際、コロナ感染者が入院できず自宅待機となっていることをどこまで許容するのか、一般医療への制限がどこまでかかっているのかという２つの側面から議論を深める必要があるとした。

２つとも、私たちの社会の在り方、そして社会の重要インフラである医療の在り方の本質にも関わる話で、私たち専門家だけで決められることではなかった。

「バッハ会長、銀座も一回行ったんでしょう」発言の真相

なお同日開かれた衆院厚生労働委員会の閉会中審査で、立憲民主党の尾辻かな子議員が「（東京パラリンピック出席のため来日中の）ＩＯＣのバッハ会長が銀ブラするわけですよね。それを丸川珠代五輪相が、不要不急の外出かはご本人が判断することとかばうような発言をしている。これで誰が、今本当に大変だから外出を止めなきゃいけないという気になるんでしょうか。この辺、ちぐはぐで矛盾している。尾身会長はこの矛盾したメッセージについてどう思いますか」と私に尋ねた。

「バッハ会長、何でわざわざ来るのかと。もう（東京五輪で）一回来たから、銀座も一回行ったん

でしょう。私は、専門家の会議（の会長）というよりも、一般庶民としてそう思います。一生懸命やった選手にパラリンピックに参加してもらいたいという気持ちは多くの人があるんですけれども、なぜわざわざバッハ会長がもう一回……。そんなのオンラインでできるじゃないですか」と私は答えた。

普通ならば「ＩＯＣの責任者であればその発言や行動は主催国の国民の感情や感染状況など考慮して行うことが求められるのではないか」と言ったと思う。しかし、この質問は事前に渡された質問項目には入っておらず、その上、私は当時、疲労困憊の極みにあったので、つい本音が出てしまった。たとえ疲労困憊であっても「バッハ会長、銀座も一回行ったんでしょう」という発言は、国会でする発言としては、少し品がなかったかなと反省している。

2021年9月3日（金）
「ワクチン接種が進む中で日常生活はどのように変わり得るのか?」
「ワクチン・検査パッケージ」提案するも、新事実「ブレークスルー感染」に愕然

２０２１年９月３日に新型コロナ対策分科会に出した提言書「ワクチン接種が進む中で日常生活はどのように変わり得るのか?」は、当初「ワクチン・検査パッケージ」を前面に押し出していた。ワクチン・検査パッケージとは、ワクチン接種歴およびＰＣＲ等検査結果を基に、個人が他者に２次感

染させるリスクが低いことを示す仕組みである。

その前提には、ワクチンを受けている人は感染源になりにくく、大抵の場合、ワクチン接種を受けていない人が感染源になるということがあった。当時は、ワクチンを接種すると95%ぐらいの人が感染を免れ、しかもその人たちは2次感染を起こすリスクも低いのではないかと考えられていた。

しかし、8月ごろになるとデルタ株へのワクチンの感染予防効果は限定的であるという新たな知見が出てきた。デルタ株では重症化を予防する効果は高い（もちろん完全ではない）ものの感染を予防する効果は低く、本人が感染しても重症化しないが、他の人に2次感染させる「ブレークスルー感染（ワクチン接種後の感染）」が一定程度起こる。ブレークスルー感染をさせた人の中にはウイルスの排出量がワクチン未接種の人とほとんど変わらない人もいるという報告もあった。しかもワクチンの免疫は5～6カ月すると減衰するといわれていた。ワクチン・検査パッケージを提言しようとしていた矢先に明らかになった新事実に、私たちは愕然（がくぜん）とした。

ワクチンは有効だが、万能ではない。従って人々の行動制限を軽くするにはワクチン接種率を上げることは重要だが、接種率が向上してからも、健康観察アプリや検査キットといった科学技術の活用など、総合的対策が不可欠であると提言した。

2021年9月3日の午後1時過ぎ、自民党総裁選に菅首相が出馬しない意向を記者団に表明した。首相官邸に集まった記者団に対し「新型コロナ対策と総裁選にはどちらも莫大なエネルギーがかかり、両立できない。どちらかを選択すべきである。私は感染拡大を防止するために専念したい」と菅首相は理由を述べた。新型コロナ対策分科会後の記者会見の資料を作成しているときに、政府の人からそれを聞いた。

2021年9月8日（水）
「緊急事態措置解除の考え方」

制限によって失われる命vs感染で失われる命

パンデミック初期は主にデータ不足で悩んだが、この頃になると「価値観」の問題が最も悩ましい問題になってきた。この日の新型コロナ対策分科会ではそうした問題に関わる議論になった。

分科会の冒頭で、田村厚労大臣から「日本は、海外と比べて医療の整備が進んでいないというわけでは決してない。実際、感染者に対する入院者数の割合は10％以上をずっと続けている」との発言があった。日本の新型コロナに関する医療提供体制が不十分だという批判が社会にあったが、「10％以上」は欧米諸国と比べても遜色ない数字だった。

医療が逼迫する中で、医療関係者はコロナ病床を懸命に増やしてきていた。分科会では医療の専門家である釜萢さんが「さらにコロナ病床を増やすというのは、コロナ以外の病気の治療をやめろということとも直結する話なので、これ以上、コロナ病床を増やせるわけではない」と発言した。

一方で経済の専門家である小林さんは、コロナ禍による経済的な困難やストレスを原因とした自殺者数が多いことを挙げ、「コロナで直接失われている人命と並び立つほど、非常に重いインパクトがある」と述べた。医療逼迫を防ぐために飲食店などの営業制限や人々の行動自粛要請が実施されているが、そのことによって失われる命も考慮する必要があると問題提起した。

経済的・精神的な困難で失われる人命。一般医療が制限されることで失われる人命。感染症そのもので失われる人命。命の重みはどれも同じだった。この極めて複雑な方程式をどう解くか。議論はこの後も長く続いた。

2021年9月9日（木）
第16回基本的対処方針分科会

事前報道に「分科会メンバーへのリスペクトが足りない」と苦言

感染は下火になってきていた。宮城県と岡山県を緊急事態宣言からまん延防止等重点措置に移行することなどついて政府から諮問があった。

この基本的対処方針分科会は2021年9月9日朝9時から開かれたが、招集の連絡は9月8日夜、会議の資料は当日、開始数時間前、各委員に送られた。資料には「取り扱い厳重注意」と書かれていたが、そこに書かれていた内容は同日の朝刊や朝のニュースで会議前に既に報じられていた。

国も忙しいので基本的対処方針分科会の招集や資料の送付が直前になるのは仕方がないとしても、同分科会で議論すべき政府の提案内容が分科会開催より前にまるで決定事項であるかのようにメディアに報道されていることは問題だ。２０２０年からこれまで何度か指摘しても同様のことが起こり続けている状況について、私も含む委員が苦言を呈した。

さらに、以前の基本的対処方針分科会で一人の委員が発言したのとほぼ同じ内容が第三者によって分科会終了前の時間帯にツイッターで流されていたという指摘もこの会議でなされた。

もちろんメディアが基本的対処方針分科会で決まりそうな内容について取材を基に予想して書くのは「報道の自由」であり、メディアの仕事でもある。だが、最初から結論が決まっているものとして政府がメディアに情報を流し、その上で分科会を開いているのだとしたら「分科会メンバーへのリスペクトが足りない」と私は述べた。

事務局からは「重く受け止める。引き続き情報管理の徹底について取り組む」という返事があった。

２０２１年９月２８日（火）
第17回基本的対処方針分科会

第5波はなぜ急激に収束したか

全国の新規感染者数は急激に減っていた。２０２１年９月27日のアドバイザリーボードで発表された感染評価によれば人口10万人当たりの新規感染者数は直近1週間で約14。同年９月８日には約81、同年８月25日には約１２８だった。

第5波においてなぜ急に新規感染者数が減少したのか、その背景や理由は私たち専門家にも正確なところはよく分からなかった。

私は「５つの要因が考えられる」と当時、首相記者会見に同席した際に述べていた。一般市民の協力、人流とりわけ夜間滞留人口の減少、ワクチン接種の効果、高齢者の感染があまり増えなかったこと、気温や降水などの気象の要因の５つである。

２０２１年９月28日の基本的対処方針分科会では、その時点で19都道府県に発出されていた緊急事態宣言や８県へのまん延防止等重点措置について、同年９月30日をもってその全てを解除することについて政府から諮問を受けた。「残り火」つまり感染源はまだ残っていると考えられるため、緊急事態宣言やまん延防止等重点措置を解除した後も１００％ガードを下げるのではなく、慎重を期して段階的に緊急時体制を緩めていくことなどを前提に、政府提案を了承した。

２０２１年９月29日、自民党総裁選の投開票が行われ、岸田文雄氏が新総裁に決まった。岸田氏は総裁選において「コロナとの闘いの当面のゴールとして、季節性インフルエンザと同様、従来の医療提供体制の中で対応可能なものとし、通常に近い経済社会活動を1日も早く取り戻すことだ」と訴えていた。「健康危機管理庁（仮称）」を創設することも総裁選の公約にしていた。同年10月4日、岸田総裁が衆参両院での首相指名選挙で新首相に選ばれ、岸田政権が発足した。

2021年11月8日（月）
「新たなレベル分類の考え方」

日常生活の制限緩和について専門家が検討し始めた時期

私たちはワクチン接種が進んだこの時期には日常生活の制限緩和について考えるようになっていた。全国の新規感染者数は減少が続いていた。２０２１年10月26日のアドバイザリーボードで示された分析によれば人口10万人当たりの新規感染者は約２と２０２０年夏以来最も低い水準となった。２０２１年11月の時点でワクチン２回接種完了者は全国民の約７割を超え、医療提供体制の強化や治療薬の開発も進んできた。新規感染者数の中でも軽症者の割合が多くなり、重症者としての入院病床の利用も半分以下に減少してきていた。

２０２０年８月７日に初めて出し、２０２１年４月15日に修正を加えたステージ分類をさらに見直した。なぜなら、従来のステージ分類の考え方は、ワクチン接種が行われる前の新規感染者数と医療逼迫との関係の検証を基に、さまざまな指標の目安を設定したものであったからだ。

従って、新型コロナとの向き合い方についても、新たな考え方が求められていた。それは、医療逼迫が生じない水準に感染を抑えることで、日常生活の制限を段階的に緩和し、教育や日常生活、社会経済活動の回復を促進すべきであるという考え方だ。この考え方を基に、ステージⅠ〜Ⅳの４段階分類を改め、レベル０〜４の５段階分類を提示した。

この日の分科会では、複数の専門家からトリアージなどＥＬＳＩ（倫理的・法的・社会的課題）に関して早急に議論することが不可欠であるとの問題提起がなされた。災害医療レベルになった際に限られた集中治療をどう配分するか、一般医療とコロナ医療の両立が難しくなった場合にどのように考えるのかなど、さまざまな場面でＥＬＳＩに関する問題が生じていたため、第６波が来る前に議論することを改めて政府に求めた。

致死率は低いが伝播性が極めて高いオミクロン株による感染が拡大した第６波から第８波において、新型コロナによる死亡者数は最多を更新し続けた。ＥＬＳＩは私たち専門家にとって一層切実な課題になっていった。

第2部

第6章

これまでとは全く異なる「オミクロン株」出現

一定程度の人が亡くなることを社会として許容するかどうか。何を根拠に、どの程度なら許容できるのか。私たち専門家は何度も議論したが、結局、提言を出せなかった。

第6波　2021年12月〜2022年6月
これまでとは全く異なる「オミクロン株」出現

2021年12月、致死率は低いが伝播性が強いオミクロン株の市中感染例が確認された。2022年に入ると、瞬く間に感染が拡大し、感染者数は1月半ばの段階で第5波のピークを越えた。

私たちは「オミクロン株はデルタ以前のウイルスとは異なる感染症と考えるべきだ」と認識していた。「強い対策」ではなく、オミクロン株の特徴に合わせた「弾力的な対応」を打ち出す必要があると考えた。2021年12月23日から数日に1度のペースで提言を出した。

この時期、私を含む数人の専門家は岸田首相にも立て続けに3回面会し、オミクロン株対応などについて説明した。

オミクロン株は比較的若い層では軽症者が多くても、高齢者に広がれば重症者が出る。また、軽症者が急増することによる医療提供体制や保健所機能の逼迫、感染者や濃厚接触者が急増することによる医療提供体制を含めた社会機能不全も予想された。

2022年1月25日の基本的対処方針分科会以降、経済の専門家である大竹さんなどがまん延防止等重点措置の適用や延長に反対し始めた。特措法ではまん延防止等重点措置の前提として「肺炎の発生頻度が季節性インフルエンザにかかった場合に比して相当程度高いと認められること」という条件があるが、オミクロン株がこの条件を満たしているかについては疑問があることなどが理由だ。

基本的対処方針分科会ではこの後5回連続して反対意見が出た。2022年3月17日、失業率などコロナ禍がもたらした社会経済への影響のデータが大竹さんたちから共有された。頭では理解していたつもりだったが、データとして示されて私は「やはりそうか」という思いだった。

私たち医療系の専門家は、新型コロナは季節性インフルエンザよりも肺炎の発生頻度は高いと考えていた。とはいえ、こうした大竹さんなどの問題提起が、平時の生活にいかにして戻すかの具体的な議論を始める、一つの契機になった。

2022年4月27日には感染対策および社会経済活動の重点の置き方によって今後取り得る「4つの選択肢」を政府に示した。選択肢として示したのは、それが「価値観」の問題だからである。私たち専門家だけで決められるものではない。

さまざまな関係者が参加する新型コロナ対策分科会で、更なる議論の深化を期待した。しかし新型コロナ対策分科会そのものが2022年7月まで開かれず、議論はなかなか深まらなかった。

２０２１年12月23日（木）～２０２２年1月18日（火）

「年末年始における新型コロナウイルス感染症対応方針についての提案」など

オミクロン株出現で頻回に岸田首相に面会

重症化率は低いが、感染力が極めて高いオミクロン株の流行が２０２１年末から国内でも急速に広がりだした。私たちは年末年始ではあったが、この時期、オミクロン株の特性に合った対応を求めるべく4回、提言書を出した。

官邸の要請で、脇田さん、岡部さん、齋藤さん、私は２０２１年12月28日、２０２２年1月10日、1月18日と、３回立て続けに岸田首相とも面会し、オミクロン株に合った効果的な対策について意見交換した。２年以上に渡る長いトンネルの出口を目指すためにも、特に高齢者への追加接種の前倒しを優先事項として実施することなどを私たちは岸田首相に直接、提言した。岸田首相の質問は具体的だった。ワクチンの効果などについて強い関心を示していたのをよく覚えている。

オミクロン株流行による新たな懸念

オミクロン株流行で、比較的若い層では軽症者が多くても、高齢者に広がれば一定程度の重症者が出ることが予想された。また、軽症者の急増により医療機関や保健所の負荷が増大する恐れがあった。

このまま感染が医療従事者を含むエッセンシャルワーカーやその家族に広がると出勤できない人々が急激に増え、医療・介護を含む社会的機能の不全も懸念された。こうしたことからオミクロン株に合った対応を求める提言をこの2021年末から2022年初めの時期、相次いで出した。

2021年12月28日には、オミクロン株感染者全員の入院による隔離を実施していたが、重症度に応じて入院適応を判断し、自宅療養者に対しきめ細かく健康観察することなどを提案した。

また2022年1月13日のアドバイザリーボードには社会機能の維持が急速に困難となる事態が生じる可能性に備えて、政府に最終決断をしてもらうため、その時点で得られた限定的な情報を基に有志専門家のエキスパートオピニオンとして提案した。また、本案では、地域のさまざまな感染状況に応じた選択肢を提案した。

検査陽性者の療養解除の基準として「発症日または診断日から10日間経過（基本的に検査なしで解除）」を含む3つの選択肢を示した。濃厚接触者の健康観察終了の基準として「最終ばく露から7日間経過」を含む3つの選択肢を示した。

2022年1月28日、厚労省は濃厚接触者の健康観察期間を10日間から7日間に短縮し、検査陽性者（無症状病原体保有者）における療養解除の基準を7日間とする事務連絡を出した。

これまでの新型コロナ対策は感染症法上の「2類相当」として厳格な対応をしてきたが、オミクロン株が出現し、それに合った弾力的な対応を考える必要が出てきた。

2022年1月19日（水）
第20回基本的対処方針分科会

真意が伝わらなかった「人流抑制より人数制限」発言

２０２２年1月9日から沖縄県など3県にまん延防止等重点措置が発出されたが、それに続いて同年1月19日、東京都や群馬県など1都12県を対象に、まん延防止等重点措置を発出することについて政府から諮問があった。社会経済活動への制限を少なくしオミクロン株の特性に合ったメリハリのある対策を打つこと、人流制限より感染リスクの高いところでの接触を減らす人数制限などを求め、政府提案を承認した。

分科会後の記者ブリーフィングで、私は「これまでの対策をそのまま踏襲するのではなく、オミクロン株に合った効果的かつメリハリのある対策を打つ必要がある。そうした中でこれからの対策の一つのキーワードは『人流抑制』ではなく『人数制限』である。感染リスクが高いことが分かっている場面では人数制限などの対策が求められるが、こうした感染対策しやすい場面での対策を取れば、ステイホームなどは必要ない」と話した。

このことがメディアに報じられると、「人流抑制より人数制限」といった言葉だけが一人歩きする結果となった。全国知事会は２０２２年1月21日、「今般、オミクロン株に対しては『人流抑制より人数制限』が有効であるとの基本的対処方針と異なる考え方が報道されたことにより、現場に混乱を来たしている」との文書を出した。

このような極めて重要なテーマについて私自身の個人的な見解を述べることは基本的にはない。実際、1月19日の数日前から既に勉強会で議論を重ね、私たちの間ではコンセンサスができていた。私たち専門家有志21人が2022年1月20日のアドバイザリーボードに提出した提言書のたたき台に「一律かつ広範な『人流抑制』という方法もあるが、現時点では接触機会を確実に減らす『人数制限』が適している」と記していた。文案を議論してきたため19日の数日前から私の頭にあった。

私は記者ブリーフィングでは「人流抑制」という言葉は1回しか使っておらず、むしろ「人数制限」という言葉は何度か使い、感染リスクの高い場面での人数制限を強調した。オミクロン株に合った効果的かつメリハリのある対策が必要だという文脈の中での発言だったので、2020年4月に実施した「8割削減」などのような人流抑制は必要ないのは自明だと思っていた。「人流抑制よりも人数制限」という見出しで報じられるとは思ってもいなかった。リスクコミュニケーションの難しさを感じ、ブリーフィングでも「人流抑制」の前に「一律かつ広範な」と付けておけばよかったと思った。

むろん知事が対策を進めづらくなるのは私の本意ではないので、関係する知事何人かには電話で「街が空っぽになるような一律で広範な外出自粛は必要ない。感染リスクの高いところには外出を避けていただきたい」といった趣旨だったことを説明した上で、結果的に知事たちが対策をやりづらくなったことを謝罪した。知事たちも納得してくれた。

2022年1月20日（木）

「オミクロン株の特徴を踏まえた効果的な対策」

最終案にまとまる前の提案を報道され戸惑った

基本的対処方針分科会で議論する前の緊急事態宣言の発出や解除などに関する政府提案が、いかにも決定事項であるかのように報じられて困惑したことが何度かあった。今回は、最終提言に至るまでの途中のたたき台がマスコミに報じられて私たちが戸惑った例だ。内容は検査に関するものだった。

この日のアドバイザリーボードに出した提言案に「若者には検査を実施せず、症状だけで診断することも検討すべきだ」といった旨の記載があったと報じられた。

オミクロン株による感染は軽症者が多い。だが高齢者や基礎疾患のある人は重症化するリスクが高い。最終提言に落ち着くまでに考えられる選択肢を議論する。重症化しやすい人が優先的に検査を受けられるようにするために、感染急拡大時に若者に対しては検査をせずに症状だけで診断するという案も途中段階で選択肢の一つとして挙がっていたことは事実だ。

しかしこのときは「特定の症状だけでの診断は難しい」などの意見が専門家の間から出たので、提言作成の最終段階でこの文言を削除した。

最終提案ではなく検討途中のものが報じられて、私たちは非常に戸惑った。

２０２２年１月25日（火）
第21回基本的対処方針分科会

経済の専門家、特措法適用に反対

「オミクロン株の特徴に合った対策になっていない」

この日、北海道や青森県などの18道府県を対象にまん延防止等重点措置を適用することについて政府から諮問があった。経済の専門家である大竹さんが反対した。主な理由は２つだった。

１つ目は、特措法ではまん延防止等重点措置の前提として「肺炎の発生頻度が季節性インフルエンザにかかった場合に比して相当程度高いと認められること」という条件があるが、オミクロン株がこの条件を満たしているかについては疑問があること。つまり、肺炎などを起こす頻度が季節性インフルエンザと比較してそれほど高くないのであれば、まん延防止等重点措置発出の条件を満たしていないこと。

２つ目は、２０２２年1月20日のアドバイザリーボードで「オミクロン株の特徴を踏まえた効果的な対策」を私たちは提言した。そこには発症までの期間が短く、感染拡大スピードが速く、軽症者の比率が多いというオミクロン株の特徴に応じた対策を書いた。にもかかわらず、政府の対策はこうしたオミクロン株の特徴を踏まえた対策になっていないということも大竹さんが反対した理由だった。

これらの2つの理由のうち、2つ目は大竹さんの言う通りだ。実際、私たちはオミクロン株に合った対策を提言してきた。しかし、1つ目について押谷さんが「オミクロン株についてはまだきちんとしたデータが出ていない。その段階で季節性インフルエンザと比較するべきではない」と指摘した。

結局一人の明確な反対はあったが、賛成多数で政府の提案を了承することになった。大竹さんはプロとしての見識と良心に基づいて反対意見を表明したのだ。多様な意見があるのはむしろ健全である。

こうした異なる意見を対策に反映させるには、多くの関係者を巻き込む議論が必要だった。しかし、大臣や官僚、知事、経済団体理事なども参加する新型コロナ対策分科会は2021年11月16日を最後に開かれていなかった。新型コロナ対策分科会の開催を求める声が多くの委員から上がった。本基本的対処方針分科会は、新型コロナ対策分科会の開催を求めるなどの条件付きで政府提案を了承した。

2022年2月10日（木）
第23回基本的対処方針分科会

5類移行やオミクロン株対応をめぐり多様な意見、共通項をどう見つける？

当時、新型コロナの感染症法上の位置付けを厳格な「2類相当」から季節性インフルエンザと同等の「5類」に移行していくことをめぐって、私たち専門家の間でも大きく2つの考え方があった。

私自身は、５類移行という「結論ありき」ではなく、まずはオミクロン株にあった法律や仕組みをつくるのがよいのではないかと考えていた。２０２２年2月2日、脇田さんや釜萢さん、岡部さん、押谷さんなど私を含む医療系の専門家14人でアドバイザリーボードに、オミクロン株に合った保健医療体制とするために感染症法上の措置の柔軟な運用を求める提言を出した。ウイルスがどう変異するかは未知数のため、感染症上の２類相当を直ちに引き下げることには慎重であるべきだと思っていた。

一方、小林さんや大竹さんなど経済の専門家は、どうしたら5類移行できるのかというスタンスであるように見受けられた。

２０２２年2月10日、高知県へのまん延防止等重点措置への適用などが諮問された基本的対処方針分科会では専門家間のこうした考え方の違いが顕著に表れた。

まず「オミクロン株の特徴に合った感染対策になっていない」という理由で大竹さんから反対意見があった。こうした意見はありながらも、感染拡大が継続しており重症者数が増加していることから本分科会全体としては政府の諮問を了承した。

小林さんは「首相や政府からオミクロン株とどのように共存していくのかという長期戦略を打ち出し、それに沿って、私たち専門家が対応策を議論すべきではないか。感染症法上の２類相当から５類に変えるという議論を今すぐにやるわけではないとしても、どういう条件がそろえば季節性インフルエンザと同じ扱い（５類）ができるのか、そのための条件はいつぐらいに達成できるかというような展望あるいは政府としての意思を国民に示すべきではないか」と意見を述べた。

これに対し、押谷さんは「オミクロン株がデフォルトになるのかどうかは現時点では分からないため、オミクロン株に対する長期的な対応という考え方は基本的には間違っていると思う」としつつ、「長期的にどのような戦略でいくのか、何をもって対策を強化したり、緩めたりするメルクマールにしていくのかという議論は新型コロナ対策分科会などできちんとしなければいけない」と言った。

私自身は「小林さんと押谷さんの意見について、実はそれほど違わない。押谷さんは、新たな変異株が出てくるといった不確定要素があるとは言っているが、厳しい行動制限を伴う厳格な感染対策をやるべきだとは言っていない。中長期のシナリオを考え、今何をすべきかを考えておく必要があるという点では同じことを言っている」と発言した。出口戦略を含む中長期のシナリオを考えておく必要があることなどについて合意を得た。

2022年2月18日（金）
第24回基本的対処方針分科会

新型コロナは「季節性インフルエンザと同等」と言えるか

17道府県のまん延防止等重点措置を3月6日まで延長することについて政府から諮問された2022年2月18日の基本的対処方針分科会では、大竹さんと武藤さんの2人が反対した。

大竹さんの主な問題提起は、オミクロン株は季節性インフルエンザと比べてもさほど重症化しないのではないか、そうであれば特措法上、まん延防止等重点措置の実施要件を満たさないのではないかということであった。武藤さんは、季節性インフルエンザとの比較が適さないのであれば、漫然と延長するのではなく、法制度を変えるべきだと主張した。

医療の専門家である釜萢さんは「特措法の要件を考えるため新型コロナと季節性インフルエンザの肺炎の罹患率を比較するのは分かるが、両者は全く別の病気である」と言った。

政府からは次のような説明があった。

「重症化とは究極的には死亡になるかと思うが、2022年に入って、致死率を新型コロナの死亡者が陽性者に占める割合と捉えると0.1%程度。季節性インフルエンザの場合は0.02～0.03%である。ただし、これは足元における陽性者数を分母に、その時点における死亡者数を分子に取ったものである。感染者数が上昇している局面において、死亡者数はそれよりも遅れて上昇するため、1回全体の波が終了した後にしか正しくは評価できない。実際、（新型コロナの）死亡率は順次上がってきている状況である。全体としての評価は慎重にすべきではないか」

私も一委員として次の趣旨のことを述べた。

新型コロナと季節性インフルエンザは似ている点もあるが、異なる点もたくさんある。生物学的な違いはもちろんあるが、公衆衛生上の感染対策という点でも異なる。例えば、比較的変化の穏やかな季節性インフルエンザとは違い、新型コロナはウイルスの変化が激しく、不確定要素が多いため、ワクチンに対する確信度がないことだ。また、季節性インフルエンザにはタミフルのように安価で比較的どこでも入手可能な経口薬がいろいろとあるが、新型コロナにはそうした経口薬がない点である。

2人以外の委員の賛成多数で、分科会としては政府提案を了承したが、致死率についてはこの後も長らく議論になった。例えば、2022年3月2日には私を含む医療の専門家が「オミクロン株による新型コロナウイルス感染症と季節性インフルエンザの比較に関する見解」という提言を出した。

「オミクロン株による新型コロナ感染症の現時点で分析された致命率は、季節性インフルエンザよりも高いと考えられる」こと、「肺炎の発症率についても、限られたデータではあるが季節性インフルエンザよりも高いことが示唆される」という分析結果を示した。

2022年2月24日（木）

「オミクロン株感染蔓延期における『濃厚接触者』に関する作戦転換」など

知事たちの批判も合理的だと思い、提言を修正

2021年年末から、オミクロン株に合った柔軟な対応を求める提言書を私たち専門家は立て続けに出した。2022年2月24日のアドバイザリーボードには、オミクロン株感染蔓延期には、濃厚接触者の特定と行動制限が社会機能や医療提供機能を維持する上で弊害となっているため、濃厚接触者

についての作戦転換が必要であるという趣旨の提案をした。

私たちの提言に対して、知事たちからは「これまで通りの濃厚接触者調査ができる地域もあるので、全国一律に適用するのはおかしい」との批判があった。地方では人口が少なく人間関係が密なため、従来通りの濃厚接触者調査ができる地域もある。こうした地方の状況や知事たちの意見も分かる。

このため、2022年3月11日の新型コロナ対策分科会に出した提言書では、2月24日に提案した内容を修正し、これまで通り保健所でのさかのぼり・前向きの接触者調査が可能な地域では継続するべきだとした。ただし難しい場合は、閉鎖的な共同生活を送る高齢福祉施設などに関して保健所による調査・特定を優先して継続することとし、こうした施設には広範囲かつ積極的に検査を実施する必要があると提言した。

2022年3月17日（木）
第26回基本的対処方針分科会

失業率などのデータを見て社会経済活動再開の必要性を再確認

2022年3月17日の基本的対処方針分科会では、まん延防止等重点措置を発出中の全18都道府県について同措置を解除することについて政府から諮問があり、了承した。

2022年2月10日の基本的対処方針分科会を受けて、私たちは既にこの時期、勉強会で中長期のシナリオ作成に向けた議論を進めていた。

この日、委員である大竹さんから「コロナ禍における社会経済活動」という文書が本分科会に提出された。月次GDP(国内総生産)はコロナ前の2020年1月の水準に戻っていなかった。飲食サービス業、宿泊業でマイナスの影響が大きかった。

コロナ期には失業率が予測値と比べて0・25~0・5ポイント上昇した。2019年同月比でみるとパンデミック当初から非正規職員数は減少していた。

婚姻数は2019年と比べて約11万件減ったという推定がある。出生数もトレンドから下がったまで、このまま続くと20万件減るという推計も出ていた。超過自殺者数は約4900人で20代が多いが、子どもも多いことが分かっていた。また女性の自殺も多い。

特に第6波では保育所の休園が急増した。学校の臨時休校や学級閉鎖も多く「地域によっては過剰ともいえる反応をした可能性がある。学級閉鎖や休校の影響は恵まれない家庭の子どもほど大きいことにも注意すべきだ」と大竹さんは言った。これらのデータを見て「やはりそうか」と私は思った。

武藤さんは「やらなくていいことをはっきり言わないと、社会経済活動の正常化はできない。念のための自宅待機や陰性証明など、『念のため自粛』のために社会経済活動が低下している面があるのではないか」と指摘した。

2022年4月6日（水）
「高齢者における新型コロナウイルス感染症の療養の課題について」

身体が脆弱な高齢者の死亡、入院はQOL向上につながるか

　オミクロン株は感染拡大の速度が格段に速く、感染の規模も大きかった。若年者で重症化リスクのない陽性者は無症状あるいは軽症者が多く、重症化および死亡につながることは非常にまれである一方で、高齢者は重症化率や致死率が高かった。50歳代以下の若年層が感染したデルタ株とはそこが大きな違いだった。第6波では身体の脆弱な高齢者を中心に死亡者が急増した。

　オミクロン株による感染拡大では、高齢者の感染がとりわけ大きな問題となっていた。高齢者が感染した場合には原則入院だった。しかし入院を契機にさまざまな課題が生じていた。

　例えば、フレイル（要介護の一歩手前の健康状態）が進行しやすくなり、入院が長期化するほどその影響は深刻になる。誤嚥（ごえん）性肺炎の併発や既存疾患の悪化、生活環境の変化による転倒・骨折リスクの増大、活動量の減少による不可逆的な身体機能の低下、住み慣れた環境や周囲の人々との関係から急に切り離されることによる心理面の影響などである。

　しかしそもそも体が弱って余命いくばくもなさそうな人にどこまで治療を施すのか。彼らを日ごろ暮らし慣れた環境から離し、コロナ病床に入院させるのは果たしてＱＯＬ（生活の質）向上につなが

るのか。こうした問題を現場の医師の判断だけに委ねるのは酷ではないかという問題意識があった。

といっても、私たち感染症や公衆衛生の専門家だけでは分からない。そこで医療倫理に詳しい武藤さんを中心に、日本老年医学会や日本在宅医療連合学会、日本プライマリ・ケア連合学会と合同提案をまとめ、２０２２年４月６日のアドバイザリーボードに提出した。

「その人にとっての最善の医療およびケアを人生の最終段階まで受ける権利等を踏まえ、よりケアを重視した療養場所の選択とケア提供体制の充実に向けた支援は不可欠である」などと述べた。

一方で、高齢者施設などでは、医療へのアクセスが容易ではないことが引き続き課題であり、近隣の医療機関と高齢者施設などとの連携強化を求めた。厚労省からは、高齢者施設などで療養する人への医療支援の更なる強化について既に事務連絡を発出し、取り組みを要請したと説明があった。

2022年4月27日（水）

「今後の感染拡大時の対策についての論点―5月の連休後に急速な感染拡大が生じた場合、如何に対処するのか？―（たたき台）」

一定程度の人が亡くなることを社会として許容できるか

ゴールデンウィーク後に医療逼迫につながるような急速な感染拡大が起きた場合に採り得る施策に

関する議論のたたき台として、私たち専門家は「4つの選択肢」を新型コロナ対策分科会に示した。

まず、まん延防止等重点措置など法的な行動制限を実施するものをA、実施しないものをBに、特定の医療機関だけで新型コロナ感染者などを診察するものを①、一般の医療機関でも診察するものを②と分類する。ただし、実際にはAとB、①と②の間の考え方も存在する。特にAとBは二律背反ではなく、両立を目指していくという考え方もあり得る。これら4つの観点を踏まえ、A・Bを縦軸、①②を横軸に取ったマトリクスにすると、概念上、次の4つの選択肢が存在する。

【A①】まん延防止等重点措置等による感染者数の抑制と同時に、特定の医療機関等で対応することに重点を置き、可能な限り、医療機関や宿泊施設での隔離を行う。

【A②】まん延防止等重点措置等による感染者数の抑制に重点を置く点では考え方A①と同じであるが、社会の医療資源全体で対応することにも重点を置き、可能な限り、地域の医療機関や在宅での診療を優先する点がA①とは異なる。

【B①】法に基づく社会経済活動の制限を講じず、人々の自主的な対応を尊重すると同時に、一部の医療機関で診療することに重点を置き、可能な限り、医療機関や宿泊施設での隔離を優先する。

【B②】法に基づく社会経済活動の制限を講じず、人々の自主的な対応を尊重すると同時に、社会の医療資源全体で対応することに重点を置き、可能な限り、地域の医療機関や在宅での診療を行う。

概念の違いが明確になるよう考え方を4つに分けたが、我が国で実施されている対策は、実態的にはAからBへ、また、①から②へ少しずつ進んできていた。そうした中、連休後に感染が再拡大し、医療逼迫が生じると判断された時点で、国や自治体は対策を講じる必要があった。たたき台では「本分科会では、各地域の感染状況をも踏まえ、どのような施策の組み合わせが適切なのかなどについて、次回以降、なるべく早く議論を深める」とした。

2022年3月17日の基本的対処方針分科会でも紹介されたように、2年以上にわたる新型コロナ禍によって社会経済活動には深刻な影響が表れていた。

実は2022年2月10日の基本的対処方針分科会で「出口戦略を含めた中長期のシナリオを考えておく必要がある」と合意したため、私たちは2月中旬から勉強会で中長期のシナリオを検討し始めていた。同年3月上旬には「4つの選択肢」の原案となるようなドラフトはできていた。

「価値観に依存するので政策決定者の判断で」

この新型コロナ対策分科会では、多くの委員から「中長期的には段階的にB②に進むだろう」という意見が出された。だが、それを決定するのは、専門家ではない。

本たたき台作成に携わった経済の専門家である大竹さんは「こうした（この4つの選択肢の）情報提供が政策決定者の意思決定に資することになるはずである。どの選択肢が望ましいかは、価値観に依存するので、分科会では一つに絞れないものだと考えている。どの方向性を採るかは国民の代表で

図　4つの選択肢

感染対策および社会経済活動の重点の置き方

考え方A

まん延防止等重点措置等により社会経済活動を制限することで、感染者数の抑制により重点を置く。

考え方B

法に基づく社会経済活動の制限を講じず、人々の自主的な対応を尊重し、教育を含む社会経済活動を維持することにより重点を置く。

保健医療体制の観点

考え方①

公衆衛生・医療上の特別な対応を維持し、感染者や濃厚接触者に対する行動制限および特定の医療機関での隔離・診療で対応し、可能な限り、医療機関や宿泊施設での隔離を行う。

考え方②

公衆衛生・医療上の特別な対応を軽減し、社会の医療資源全体で対応し、治療上入院が必要でない限り、地域の医療機関や在宅での診療を優先する。

A

A②

まん延防止等重点措置により感染者数を抑制しつつ、社会の医療資源全体で対応することにも重点を置き、可能な限り、地域の医療機関や在宅での診療を優先する。

A①

まん延防止等重点措置等による感染者数の抑制と同時に、特定の医療機関等で対応することに重点を置き、可能な限り、医療機関や宿泊施設での隔離を行う。

②　①

B②

法に基づく社会経済活動の制限を講じず、人々の自主的な対応を尊重すると同時に、社会の医療資源全体で対応することに重点を置き、可能な限り、地域の医療機関や在宅での診療を行う。

B①

法に基づく社会経済活動の制限を講じず、人々の自主的な対応を尊重すると同時に、一部の医療機関で診療することに重点を置き、可能な限り、医療機関や宿泊施設での隔離を優先する。

B

（出所：2022年4月27日の新型コロナ対策分科会に提出した「今後の感染拡大時の対策についての論点（たたき台）」を基に著者作成）

ある政策決定者の判断だと私は考えている」と言った。

価値観に依存するとはどういうことか。たたき台作成に携わった専門家たちからは次のような発言があった。

「今回、B②という選択肢を示したが、私は、我が国が仮にB②の方向に進むと決めた場合には、まず感染者数が増加し、その結果、特に高齢者を中心に一定程度の人が亡くなられるということを、社会が許容することが必要だと思う。日本社会も、諸外国と同じく覚悟を決める時期に来ているのではないかと感じる」（太田圭洋さん）

「個人の価値観や信条の違いが顕在化しやすくなるし、分断がさらに深まる可能性もあるので、もしB②という方向に最終的に向かうのであれば、これまで以上に政策決定者のメッセージは重要になると思う。一定の社会的な混乱が何度か繰り返されると思うが、その都度、いや私たちの目指す方向はこっちなのだと言い続けていただく必要があるのではないか（中略）。私たちが、次の世代、その次の世代のことも考えて、この経験を踏まえてどういう社会をつくり、残すかという観点で目標を取るべきで、その中で感染対策に強い社会というのが絶対に必要だと私は思う。一方で、そこに向かうために一定の犠牲が出ることは、ある程度仕方がない面も出てきてしまうのではないか。その辺りも直視しながら考えていく必要があるのではないかと思う」（武藤さん）

一定程度の人が亡くなることを社会として許容するかどうか。何を根拠にどの程度なら許容できるのか。そうした究極の選択について専門家は何度も勉強会も開き議論したが、結局、提言を出すことはできなかった。何度考えても結局、価値観の問題に行き着いてしまうがゆえに、どの方向性で行くかは選挙で選ばれた政治家が決めるべきだと考えていた。このため、選択肢を4つ提示した。

この新型コロナ対策分科会では、「次回の分科会でさらに議論を深める」とし、平時への移行に向けた議論が開始されるはずだった。

だが新型コロナ対策分科会はこの後2022年7月14日まで開かれなかった。

2022年5月19日（木）
「日常生活における屋外と、小児のマスク着用について」など
子どもの感染対策、小児科医が中心となり提言

第5波までは小児での感染者数は大人に比較すると少なく、重症者もまれであるとされていたが、より感染力の強いオミクロン株へと置き換わった第6波では、大人におけるワクチン接種率の増加と感染による免疫保有者が増えたことで、小児感染者の増加が目立った。休園・休校・学級閉鎖などにより子ども自身の教育や保護者の仕事などにも影響を及ぼしていた。また軽症者が圧倒的多数ではあるが、熱性けいれんなどの合併症も目立つようになった。極めて少数ではあるが、死亡例も出ていた。

非常に重要な問題であるため、小児科医に対策案を考えてもらった。私たちの中には岡部さんや釜

范さん、谷口さんなど小児科医がいた。彼らを中心に、森内浩幸長崎大学大学院小児科学教授ら小児科の専門家などが対策案を考え、２０２２年5月19日と6月1日に提言を出した。

２０２２年2月の基本的対処方針で「発育状況等からマスクの着用が無理なく可能と判断される児童については、可能な範囲で、一時的に、マスク着用を奨める」とされた。しかし、オミクロン株の特徴も判明しつつあり、マスク着用により熱中症のリスクや表情が見えにくくなることによる影響も懸念されていることから、２歳以上の未就学児については、「マスク着用を一律には求めず、無理に着用させない」という従来の考え方に戻していくことを考慮する時期にあると指摘した。

翌5月20日、厚労省は事務連絡を出し「乳幼児（小学校に上がる前の年齢）のマスクの着用には注意が必要であり、特に２歳未満では推奨されない」などが盛り込まれた。

２０２２年6月１日の提言では、子どものマスクについては十分な身体的距離が確保できる場合や体育の授業などでは着用不要とした。また、安易な保育施設・教育施設の閉鎖は子どもの遊びと学びの機会を奪い、健全な発育や発達を阻害するばかりでなく、学習能力の低下が将来における社会全体の経済損失を起こす恐れがあるともいわれているため、学校行事は感染対策を工夫した上で、できるだけ実施する方向で考えるべきだということなども提言した。

2022年5月20日（金）
「新型コロナウイルス感染症　対策の評価」

政府・有識者会議の報告書はコロナ対応の「徹底的な検証」だったのか

「これまでの新型コロナ対応を徹底的に検証し、来年（2022年）の6月までに司令塔機能の強化も含めた感染症危機管理の抜本的強化策を取りまとめる」

2021年11月10日、総裁選で健康危機管理庁（仮称）の創設を公約に掲げた岸田首相は記者会見でこう述べた。

2022年1月17日の施政方針演説でも「これまでの対応を客観的に評価し、次の感染症危機に備えて、本年6月を目途に、危機に迅速・的確に対応するための司令塔機能の強化や、感染症法の在り方、保健医療体制の確保など、中長期的観点から必要な対応を取りまとめる」と述べた。しかしオミクロン株による感染急拡大の対応に追われ、「これまでの対応の客観的な評価」と「中長期観点からの必要な対応」に関する具体的な議論は進んでいなかった。

急きょ34ページの文書を作成

2022年4月28日、政府がこれまでの新型コロナ対応を検証する有識者会議を新たに設置することを発表した。同年6月をめどに、医療関係者や経済団体、専門家などの意見聴取を踏まえてこれまでの新型コロナ対応を検証し、司令塔機能の強化や法制度の在り方を含む中長期的な対応を議論するというもので、同年5月11日、「新型コロナウイルス感染症対応に関する有識者会議」が初会合を開いた。

脇田さんと私は2022年5月20日、有識者会議での意見聴取に呼ばれた。聴取時間はアドバイザリーボード座長の脇田さんと、新型コロナ対策分科会会長である私がそれぞれ7分ずつとのことだった。それではとても説明しきれないと考え、「新型コロナウイルス感染症　対策の評価」と題する、パワーポイントで34ページの資料を急きょ作成した。

脇田さんと私がこの文書を書いた直接の理由は有識者会議に呼ばれたからだが、背景には、2020年6月のいわゆる「卒業論文」で提起したような政府と専門家の問題が、2020年7月の新型コロナ対策分科会発足後も解決していなかったことがある。卒業論文では次のように述べていた。

「状況が日々刻々と変わり、迅速な対応が求められる中、本来であれば、専門家会議は医学的見地から助言等を行い、政府は専門家会議の『提言』を参考としつつ、政策の決定を行うものであるが、外から見ると、あたかも専門家会議が政策を決定しているような印象を与えていたのではないかと考える」

政府と専門家の関係は2020年7月以降、一段と複雑になっていたように感じられた。ＧｏＴｏトラベル事業の一時停止をめぐるいきさつや東京オリパラ無観客開催を提言した際にも見られたように、しばしば政府と専門家との間には緊張感があった。またこの頃になると新型コロナ対策分科会が開かれず、政府との間の距離感を私たち専門家は感じていた。

根拠が示されていない指摘、あるいは、事実とは異なる指摘

私たちは専門家の仕事を第三者が検証することの重要性については全く同感である。なぜなら私たちのこれまでの仕事が完璧だったなどとは私たち自身、全く思っていないからだ。

２０２２年６月15日に有識者会議の最終報告書が出された。この報告書には「『新型インフルエンザ（Ａ／Ｈ１Ｎ１）対策総括会議　報告書』（２０１０年）等の提言があるにもかかわらず、新型インフルエンザの流行後にとられた対応が（中略）不十分だったと言わざるを得ない」「専門家の役割は科学的助言にあり、判断は政治と行政が行うことが適切である」など賛成することも多い。しかし、事実とは異なる指摘、あるいは、根拠が示されていない指摘もあった。

例えば「専門家といえども情報収集に制約があり、その分析の詳細も公表されないことがあったことから、より深い科学的議論と説明が必要な場合があった」とも書いてあった。情報収集に制約があったことは本書でも再三述べている通りだが、私たち専門家は、根拠やデータの分析などを示した提言書を政府のウェブサイトなどで全て公表しており、記者ブリーフィングや会見などでも説明している。この指摘は事実とは異なる。

また、「科学的な知見に基づく評価・分析は十分だったかなどの点において問題がなかったとは言えず」と指摘してあった。私たちはそれぞれの時点で得られたデータなどを基になるべく合理的な提言を出すようにしてきたつもりだ。もちろん不十分だった点も多々あろう。だからこそ第三者による

検証が求められる。しかし有識者会議が、具体的にどの提言のどの部分について評価・分析が不十分だと捉えているのか言及されていない。

公表された資料などを踏まえた「徹底的な検証」によりはじめて、将来に向けての改善につながると思う。

第2部

第7章

日常に戻す議論

パンデミック発生から2年半、政府が市民の皆さんの感染対策について箸の上げ下ろしまで細かく示すのではなく、そろそろ各自がさまざまな情報を基に判断して適切な行動を取る時期に来ている。

第7波　2022年7～9月

日常に戻す議論

「今は第7波への対応に集中することが最重要である。同時に『コロナを一疾病として日常的な医療提供体制の中に位置付ける』ための検討も始める必要があるのではないか」

第7波が広がる中、2022年7月14日、私たちは緊急に出した提言の最後でこう述べた。この提言の主な内容はこうだ。第1に、これまで採られてきた厳格な対策とオミクロン株の特徴にふさわしい対策との間で乖離（かいり）が生じ、保健所や医療機関に過大な負担がかかっていたため、弾力的な対応を提言してきたが、それをさらに進める必要がある。第2に、コロナ禍が始まって2年以上経過し、社会経済活動にも深刻な影響が見られ始めていた。

このため、新型コロナの感染症法上の位置付けを厳格な「2類相当」から季節性インフルエンザと同等の「5類」に引き下げるべきではないかという議論がこの頃社会で関心を集めていた。7月14日の記者会見で私は「今すぐということではないが、やや5類の方に近い方向に行くということになる」と説明した。

足元では、2022年7月以降、より感染力の強いオミクロン株BA・4系統やBA・5系統が流行の中心となっていた。第7波では第6波のピークを越える感染急拡大とそれに伴う医療逼迫が起こるという非常に強い危機感を私たちは持っていた。ワクチン接種の加速や検査のさらなる活用、効率的な換気などについて矢継ぎ早に提言した。

2022年8月2日、経済の専門家も名を連ねて『感染拡大抑制の取り組み』と『柔軟かつ効率的な保健医療体制への移行』についての提言」(通称・阿南ペーパー)を記者会見で発表した。専門家の間では同年6月から議論を始め、「オミクロン株に合った弾力的な対応」と「平時への移行」の2つの要請に応えるための解決策を示したいと考えていた。この阿南ペーパーでは全数把握の見直しなどを提言したが、この提言案の改稿は80回以上に及んだ。

第6波では「4つの選択肢」を提出するなど、日常に戻すための議論を始めたが、第7波ではその議論を加速させた。私たちは「2類相当」から「5類」への引き下げも視野に入れた、より具体的なプロセスなどを提言していくことになった。

なお、この時期には政府と専門家の間で少し「距離感」が出てきたように感じられた。

2022年7月14日（木）

「第7波に向けた緊急提言」

「やや5類に近い方向に」、本当は落ち着いている時期に議論したかった

２０２２年４月27日以来、２カ月半ぶりに新型コロナ対策分科会が開かれた。

この日、私たちが緊急に出した提言の最後に「今は第７波への対応に集中することが最重要である。同時に『コロナを一疾病として日常的な医療提供体制の中に位置付ける』ための検討も始める必要があるのではないか」との文言を入れた。

全国の新規感染者数は再び急速に増加していた。第６波はそれまでの流行の中でも死亡者数は最も多く、救急搬送困難事案数も最大であった。オミクロン株ＢＡ・５系統などを中心に置き換わりが進んでいた。第７波は第６波以上に感染者数が増大し、深刻な医療逼迫に陥ることが懸念された。

この提言書では「社会経済活動が徐々に進んでいる中で、事業者を含む国民の皆さまには、日本社会が既に学んできたさまざまな知見を基に、それぞれが感染しない／感染させない方法を工夫していただくことが必要である」とも述べた。

また、私はこの日の分科会で「パンデミック発生から2年半、政府が市民の皆さんの感染対策について箸の上げ下ろしまで細かく示すのではなく、そろそろ各自がさまざまな情報を基に判断して適切

な行動を取る時期に来ている」といった趣旨の発言をした。

この頃、新型コロナの感染症法上の扱いを「2類相当」から季節性インフルエンザと同等の「5類」に引き下げるべきか、社会の関心が高まっていた。この日の記者会見で、私は「今すぐではないが、やや5類の方に近い方向に行くということになる」と説明した。「やや」と言ったのは、日常に戻すのは賛成だが「結論ありき」で5類に移行するのではなく、大切なのはオミクロン株にふさわしい対応に徐々に移行することだと考えていたためだ。

ただ、平時への移行を打ち出す一方で、さまざまな対策を実施しても医療逼迫が深刻になった場合には「行動制限を含めた強い対策が避けられないこともある」との認識をこの提言書では示した。

この日の分科会に出したかった別の提言

私たちは「ハンマー&ダンス」の考え方に基づき、次の展開を見据えた対策は、感染状況が比較的落ち着いている時期に議論するのが重要だと思って対策を提言してきた。

実はこの日に出したかった別の提言があった。比較的感染が穏やかだった2022年6月から1カ月かけて準備してきた平時への移行に向けた具体的な提案である。つまり、「オミクロン株に合った対策」と「平時への移行」の両方の解を探った提言である。本当は7月よりも早くに出したかったが、そもそも新型コロナ対策分科会が開かれなかった。久しぶりに開かれたこの分科会にはどうしても提出したいと政府に交渉したが、応じてもらえず、結局同年8月2日に独自に記者会見で発表した。

同日、この分科会後に持ち回りで開催された基本的対処方針分科会で、基本的対処方針に「新型コロナウイルスと併存しつつ平時への移行を慎重に進めていくこととした」ことが盛り込まれた。平時への移行を進めたいという思いは、政府も私たち専門家も同じだった。だが社会経済の本格再開が主たる目標となる中で、時々、政府と私たち専門家との間に微妙な距離感が生じるようになった。

「感染拡大防止のための効果的な換気について」

パーティションは下手をすれば逆効果と懸念、工学の専門家の助け求める

パーティションは置き方によっては空気の流れを阻害し、感染対策としてはむしろ逆効果になってしまうのではないか——。この提言書を書いたのにはこうした問題意識があった。

コロナ禍に会議室や飲食店などにパーティションを置くことが一般的になっていた。同時に、私たち専門家は、空中に浮遊する粒子であるエアロゾル（マイクロ飛沫）による感染が重要な感染経路の一つであると指摘した2020年7月30日以降、「三密」回避やマスク着用などとともに、換気の徹底を強く要請してきた。オミクロン株流行下では特にクラスターが多発した高齢者施設、学校、保育所等の感染事例では、換気が不十分であったことが原因と考えられた。パーティションの効果的な置き方を提言したかったが、私たちはこの領域のプロではない。そこで林基哉北海道大学工学研究院教

授、本間義規国立保健医療科学院統括研究官、柳宇工学院大学建築学部教授といった、工学の専門家の協力を得た。パーティションは空気の流れを遮らないように目線の高さ程度までとし、空気が滞留する部分を発生させないように最小限とすることなどを提案した。

感染症対策にはさまざまな分野が関係する。必要に応じて、他分野の専門家たちと連携できる仕組みがあるといいと思う。

2022年8月2日（火）
『感染拡大抑制の取り組み』と『柔軟かつ効率的な保健医療体制への移行』についての提言

データ分析専門家がチーム離脱の危機

２０２２年８月２日、私たちは専門家有志18人で「『感染拡大抑制の取り組み』と『柔軟かつ効率的な保健医療体制への移行』についての提言」と題する19ページの提言書を政府に提出した。オンライン参加２人を含む７人の専門家が日本記者クラブで記者会見を行った。

１カ月以上かけて提言案を作成した。阿南英明・神奈川県理事（医療危機対策統括官）／藤沢市民病院副院長を中心に、文案の修正回数は80回に及んだ。私たちの間では「阿南ペーパー」と呼んでいた。「オミクロン株に合った柔軟な対応」と「平時への移行」を両立させる解を探り、いわゆる５類移行に向けたロードマップを示したものだ。

平時への移行に向けた議論であるため、医療関係者だけではなく多様な人たちと議論したかった。実際、阿南ペーパーを議論した勉強会には経済の専門家である大竹さんや小林さん、弁護士の中山さん、科学コミュニケーションの専門家である田中さんなども加わっている。しかし本当は知事や経済団体などの関係者が参加する新型コロナ対策分科会で議論したかったが、同分科会が同年4月27日以降開かれなかった。同年7月14日の同分科会でこのテーマを扱えるよう交渉したが、かなわなかった。「いわゆる2類相当か5類かは感染症法上の問題なので厚労省マターだ」と政府は思ったのかもしれない。新型コロナ対策分科会で駄目なら、少なくともアドバイザリーボードに出すことも考え、政府と調整を重ねたが、「もう少し時間をください」などと言われ、ずれ込んだ。結局、有志として急きょ記者会見を開き、一般に公表した。

80回も改稿し、発表がずれ込んだ背景には、政府との調整がうまく進まなかったことに加えて、専門家グループの内部で平時への移行に関し、本質的な視点の違いがあった。

阿南ペーパー作成の最終段階になると、「三密」の考えなど我が国の対策の基本をつくってきた押谷さんが提言者リストに加わらない意向を示した。

理由の一つは、全体の哲学や考え方に違和感があったことのようだった。オミクロン株の極めて強い伝播性や社会全体の免疫獲得状態などを考えれば、感染再拡大に伴い、医療逼迫が起こる可能性が高く、新型コロナを日常的な医療体制に位置付ける議論は時期尚早だと思っていたようだ。

もう一つは全数把握に関する考え方である。

感染状況のサーベイランスでは、従来は全患者の発生数、重症度、患者背景などの詳細な情報を把握する、いわゆる「全数把握」を基本にしてきたが、この阿南ペーパーでは全数把握を見直し、段階的に新しいサーベイランス体制に移行することを提言していた。押谷さんは段階的といっても全数把握をやめれば感染状況が把握できなくなることを強く懸念したようだった。

押谷さんは疫学情報の分析では世界的に認められているプロ中のプロだ。その彼が提言者リストに加わらないことに私は驚くと同時に「困ったな」と思った。しかしデータ分析を担当してきた専門家として考えを表明することが自分の責任だと考えた上での発言だと理解していたので、特に翻意を促すことはしなかった。

この全数把握の見直しについては２０２２年８月17日に厚労省の求めで脇田さん、岡部さん、齋藤さん、私が加藤勝信厚労大臣と直接会って議論し、同月24日、首相官邸で岸田首相にもオンラインで説明した。同年８月31日、岸田首相は「全国ベースでの全数届出の見直し」を表明した。

政府が専門家に相談なく対策を変更する

この時期、政府が私たちに相談なく、これまでの新型コロナ対策を変更することが何度か重なった。

岸田首相は２０２２年７月22日、経団連の夏季フォーラムで「科学的知見に基づいて、濃厚接触者の待機期間を短縮することにした」と表明した。それまでの原則７日から原則５日とし、２回の検査を組み合わせればそれまでの最短5日を最短3日にするという。この方針変更について私たちには事前の相談はなかった。発病前の検査では多くは陰性となり、ばく露後3日以内に発症するのは半分であるという科学的根拠を私たちは持っており、このことは阿南ペーパーにも書いた。

ウイルスの排出期間はオミクロン株でもデルタ株と比べて特に短くなっているわけではないことが分かっていた。2022年7月27日のアドバイザリーボードでも発表したように、この頃には感染者の咽頭ぬぐい検体におけるウイルス分離可能な割合は発症から7日目以降には減るが、5日目前後だとまだかなり高い。その後、同年9月7日のアドバイザリーボード資料によれば、発症後3日ではウイルスの残存リスクは7割以上、発症後5日では半分近くあった。政府が7月22日に示したように濃厚接触者の待機期間を短縮すれば、感染のリスクを高めてしまう。

さらに2022年8月4日、厚労省は専門家に相談なく、医療機関や保健所の更なる負担軽減のため重症化リスクの低い患者についてはは発生届に発症日を記載しなくてもいいとする事務連絡を出した。こうしたことに対して、2022年8月10日のアドバイザリーボードで押谷さんや西浦さんらが極めて強い口調で次のような不満を表明した。

「発症日が発表されなくなると発症日別のエピカーブ（流行曲線）は正確性が担保できなくなるので出せなくなるが、そういったことも相談なく決められている。リスクアセスメントを厚労省はどう考えているのかよく分からない」（押谷さん）

「リアルタイムで感染状況把握ができないと、効果的な対策を打つための根拠が得られなくなる。

その段階で日本の新型コロナの死亡者数が少ないのは感染者数を減らすような対策を打ってきたからであり、感染者数を減らす対策をやめれば、世界有数の高齢社会である日本では死亡者数は増える。その覚悟はあるのか」（西浦さん）

押谷さんは「データが取れないのでは自分たちの仕事に責任が持てないから、アドバイザリーボードをやめたい」、また、西浦さんは「リスク評価に基づく対策をしないという態度が明らかになってきて、そのためのデータも取らなくなった。自分たちの仕事に基づいて対策をするフェーズでなくなったのだから、ここでアドバイザリーボードを解散してもらえまいか」という意向を示した。それはデータを分析してきた彼らの専門家としての良心だ。とはいえ、彼らが専門家グループからいなくなるのは困る。一方、全数把握を続ければ医療機関や保健所の過大な負荷は、医療・保健所機能の逼迫が継続する。阿南ペーパーで提案した全数把握の見直しについては、段階的であること、定点観測や下水サーベイランスなど「一部地域や一部施設で得られる情報を活用」するなど押谷さんたちの意見をなるべく反映させていると改めて伝え、彼らには残ってもらった。

押谷さんや西浦さんがやめたいと言った理由はもう一つあった。国は濃厚接触者の待機期間短縮や発症日を登録させなくする措置を私たちに相談なく決めた。社会経済を本格的に動かすタイミングになったため、政府が自分たちで決めたいという気持ちは分からないではないが、少なくとも医学・公衆衛生的な事柄については相談してほしかった。そうでなければアドバイザリーボードで議論していることは一体何なのかという話になる。

その不満は私自身も共有していた。2022年8月10日のアドバイザリーボードで私は「重要な時期に差しかかっているとき、国が最終決定をするわけだが、それを支えるアドバイザリーボードや分科会の人たちの意見をなかなか聞く場がなくなっている」と発言した。

2022年9月8日（木）
第29回基本的対処方針分科会

政府から相談なかったのに、「専門家の意見を踏まえた」に違和感

岸田首相は2022年9月6日、「国内外に蓄積した知見、専門家の意見を踏まえて、ウィズコロナの新たな段階への移行を進め、社会経済活動との両立を強化する」と述べ、具体的には、全数届出の対象を限定し、全国一律で適用すること、陽性者の自宅療養期間の短縮などのポイントを挙げた。

しかし実は、陽性者の自宅療養期間の見直しについては、私たちには事前に相談がなかった。それなのに「専門家のご意見も踏まえ」と岸田首相が記者会見で述べたことに私たちは驚いた。2022年8月2日の阿南ペーパーで濃厚接触者の待機期間について科学的根拠を基に私たちの見解を示した後だったので、余計にびっくりした。

2022年9月7日のアドバイザリーボードでは、リスク評価に基づいた施策となっていないとい

う懸念が委員から示された。有症状者の自宅療養期間を7日に短縮することについて「7日でウイルス量が減っていることがどれだけ2次感染率を減らしているかに関する正確なデータはない。ウイルス量が高くなくても、多くの2次感染を生んでしまう、いわゆるスーパースプレッダーになる人がいるというデータは示されている。そういったことも含めて、きちんとリスクが評価されて、いろいろな施策につながっているのか疑問だ」と押谷さんが言った。

社会の中で一定程度の死亡を受け入れざるを得なくなる

2022年9月8日の基本的対処方針分科会では、政府から「Withコロナに向けた政策の考え方（案）」という文書も参考資料として政府から示された。

「ウィズコロナとは何か?」という疑問が多くの委員から呈された。

何度か述べているように、日本の基本戦略は中国のようなゼロコロナ政策を採らず、パンデミック当初から「感染の拡大のスピードを抑制し、可能な限り重症者の発生と死亡者数を減らすこと」であった。これを公衆衛生の専門用語で「感染抑制」という。その意味では、日本はパンデミック当初から「ウィズコロナ」であったわけだ。一方、スウェーデンなどでは、感染の広がりは許容し、重症例については適切な医療へのアクセスを優先する「被害抑制」と呼ばれる戦略を採っていた。

感染抑制も被害抑制も「ウィズコロナ」である。しかし、例えば感染が持続していても許容するのか、あるいは、ある条件を満たせば何らかの対策を打つのかなど「ウィズコロナ」の定義をはっきりさせるべきだという意見が多く出された。「ウィズコロナ」という言葉が意味するもの、つまり、政府の戦略変更が何を意味し、何をもたらすのかについて十分な議論や説明がないことは問題だという意見だ。

こうした意見を政府の参考資料に反映させるよう提案したが、政府から「皆さんの指摘は受け止めるが、文書には首相の過去の発言を書いており、変えることができない」という趣旨の説明があった。平時への移行を進めるべきだという思いは政府と同じだった。そのため、次のことだけは明確にした上で政府提案を了承した。

①ウィズコロナが何を意味するのかについてしっかりと議論をする、②社会経済活動への制限を緩めるということは医療逼迫が起こり得ることを意味するが、医療逼迫の度合いや重症者数などについて国はどこまで許容するのか市民に説明するなど。

平時への移行を進めるということは、さまざまな感染対策の緩和と社会経済活動の本格再開を同時に進めることを意味する。平時への移行を本格的に検討する段階になると、政策の具体案については政府が独自に決めることも多くなってきた。

政府が最終決断をするのは当然だ。私たちも平時への移行という考えには基本的には賛成だが、「専門家の意見を踏まえて」というのであれば、なぜ少なくとも医学的側面については私たちに相談してくれないのかと思った。

第2部

第8章 異なる景色

５類に移行しても、死亡者数を最小限にするという基本方針は変えるべきではない。

第8波　2022年10月〜2023年4月

異なる景色

2022年10月5日のアドバイザリーボードで、今後半年間に第8波が到来する可能性は極めて高いと私たちは指摘した。同年10月13日、医療逼迫を防ぐために重症化リスクのある高齢者などを守る点に重点を置くと同時に、オミクロン株と同等であれば新たな行動制限は行わないという政府の提案を新型コロナ対策分科会として了承した。また、緊急事態宣言を実質的には出さない方針が明確になった。

2022年11月30日、加藤厚労大臣から新型コロナの感染症法上の位置付けに関する私たちの意見を聞かれた。1カ月間集中的に議論し、同年12月28日、感染症法上の位置付けが厳格な「2類相当」から季節性インフルエンザと同等の「5類」に移行しても急にウイルスの性状が変わるわけではないので、段階的に移行する必要性を強調した提言を出した。この文書では、季節性インフルエンザと同様に対応できる疾患となるには「もうしばらく時間がかかる」との見解を示した。

2023年1月27日、同年5月8日から5類に移行することが決定した。

この時期には「これまで同様、しっかりとした感染対策を実施してきたのに、なぜ第8波になって死亡者が増えているのか」について社会的関心が高まった。

死亡者数増加の要因としては、社会経済活動が活発になり接触機会が増えたことに加え、致死率が低くなっているにもかかわらずオミクロン株の感染力が極めて強いことや、日本の超高齢社会の現実などが挙げられる。例えば、もともと嚥下（えんげ）機能が低下している高齢者が新型コロナに感染することで衰弱すると、嚥下性肺炎を起こして死亡する例が増えている。

第8波においては一般市民と医療・介護関係者の間で意識のギャップが大きいことが明確になった。一般市民は、身近に死亡者を見ることが少ないため日常に戻りたいという強い思いがある。

一方で、医療・介護関係者にとってはクラスター発生による死亡をなるべく抑えるため、常に神経を張り巡らせなければならない「戦場」である。

両者の間で見えている景色が全く異なる。それは新型コロナが引き起こした社会の「分断」であるように思えた。

2022年10月20日（木）

「新型コロナウイルス感染症第8波へ向けてのリスク評価の考え方」など

致死率だけで「普通の病気」とは言えない

新型コロナのリスクをどう評価するか。オミクロン株が流行の中心となった2022年の初頭以来、経済の専門家である大竹さんが特措法のまん延防止等重点措置の実施要件に照らし合わせて、肺炎の発生頻度つまり重症度が「季節性インフルエンザと比較して相当程度高い」とは言えないのではないかと問題提起した。大竹さんの問題提起は十分理解でき、賛同する部分もあった。しかし、私自身は新型コロナの重症度だけに議論が集中することには少し違和感を持っていた。他の医療系専門家も同様の意見を持っていた。

2022年10月13日の新型コロナ対策分科会では、押谷さんが感染症の評価は、疾患としての重症度や致死率、伝播性、医療や社会へのインパクトといった観点が重要であると指摘し、WHOのPISA（パンデミック・インフルエンザ・シビリアリティ・アセスメント）というフレームワークを紹介した。これを受けて、この20日のアドバイザリーボードで、押谷さん、鈴木基さん、西浦さん、そして脇田さんが「新型コロナウイルス感染症第8波へ向けてのリスク評価の考え方」という文書を出し、実際に、PISAなどに基づいてパンデミックのリスクを総合評価した。

伝播性を評価する指標としては、基本再生産数（R_0）がある。新型コロナのR_0は武漢株でも2・5程度、オミクロン株ＢＡ・1では5程度、ＢＡ・5では5を超えているとされていた。これに対して季節性インフルエンザは1・2～1・6程度であり、伝播性の観点からは季節性インフルエンザとは大きく異なる感染症と考えられるとした。仮に致死率が変化しない、あるいは低下したとしても、感染者数がそれを上回る比率で増加すれば、死亡者の絶対数は増えることになる。

加えて、新型コロナは感染が広がっている地域において実効再生産数を1以上に保つ新規変異株が次第に自然選択され、流行を持続させるメカニズムが成立している。その程度が際立っているため、1年に一度の季節的な流行ではなく、年間に何度も感染の波を引き起こしていると分析した。まだ「普通の病気」にはなっていないということだ。

これ以外にも、疾患としての重症度、人口内の免疫状況とそれが感染や重症化をどこまで阻止できるか、治療体制や医療逼迫の程度とその影響などについて総合的に検討した。

5類移行に向けた議論が本格化

2022年10月3日に招集された第210回臨時国会では感染症法改正案が目玉の一つだった。政府内でも5類移行に向けた議論が本格化していった。

感染症法ではウイルスや細菌の重症化リスクなどに応じて「1類」から「5類」に分類し、感染予防やまん延防止のために国や自治体が実施できる措置を定めている。2類には結核やＳＡＲＳなどが、

5類には季節性インフルエンザなどがある。新型コロナは2020年2月に5つの類型に入らない「新型インフルエンザ等感染症」に指定され、2類よりも厳しい措置を講じられる「2類相当」として運用されてきた。新型インフルエンザ等感染症に指定されれば、感染者の届け出、入院勧告・措置などが求められる。ただし既に見てきたように、特にオミクロン株に流行の中心が移ってからは、全数把握（全数報告）の見直しや接触者調査の緩和など弾力的な運用が進められてきた。

2022年11月11日（金）
「第8波対策について」

季節性インフルエンザと同列に扱うにはまだ早すぎる

私たちは2022年10月初旬には第8波の到来を強く懸念していた。実際、11月には新規感染者数も増加していた。だが社会経済活動再開のため、基本的には新たな行動制限をしない方向で政府も私たち専門家も考えていた。ただし、私たち専門家は「阿南ペーパー」などで、さまざまな対策を行っても医療逼迫が深刻になった場合には、例外的に行動制限を含めた強い対策が必要になることもあり得るとの考えを持っていた。2022年11月11日の新型コロナ対策分科会で、政府が提案した新たな「レベル分類」では、「レベル3」になると「医療非常事態宣言（仮）」を発し、人との接触機会を減らすためにより強力な要請・呼びかけを行うとした。

この日の新型コロナ対策分科会には経済の専門家である大竹さんと小林さんが、第7波では重症化率や致死率が季節性インフルエンザよりも低いか同程度であるというデータを示した上で、「特別の医療的対応、行動制限をはじめさまざまな財政的援助の根拠となっている特措法上の扱いをする条件を第7波の新型コロナは満たしていないと判断できる」という提言を出した。

これに対して、押谷さんは「季節性インフルエンザと同じという考え方は明らかに間違っている。オミクロン株になって、感染性という観点からは季節性インフルエンザとはかけ離れた感染症になっている。季節性インフルエンザは名前の通り、季節が限定されて流行が起こるわけだが、新型コロナは季節に関係なく起きている。これは感染性が高いことに起因している。分母が大きくなっているために非常に被害も増えていることをきちんと理解すべきだ」などと指摘した。

新型コロナのリスク評価に関する私自身の考え方は、押谷さんに近い。大竹さんたちの言うように、確かに重症化率や致死率は重要な指標であり、オミクロン株になって下がっていると思う。とはいえ感染の伝播力や、特に死亡者数の増加など医療への影響という意味では、季節性インフルエンザと同列に扱うのはまだ早すぎると思っていた。ちなみに、死亡者の数は40～50歳代の感染者が多かった第5波を除けば、第1波～第8波まで増加し続けている。

だが特措法という法律の根拠に基づいて、経済学者からこうした疑問が呈されること自体は歓迎すべきだと感じた。２０２２年1月からの大竹さんや小林さんの問題提起が、私たち専門家の間で「平時への移行」の議論が進む契機の一つとなり、その後の「4つの選択肢」や「阿南ペーパー」を出すことにつながったのだ。

2022年12月28日（水）
「新型コロナウイルス感染症対策に関する見解と感染症法上の位置付けに関する影響の考察」

「結論ありきの5類移行」を懸念

2022年11月4日、衆院厚生労働委員会で、感染症法改正案に新型コロナの感染症法の位置づけの在り方について他の感染症の類型との比較などの観点から速やかに検討を加えることなどが追加されて採決され、同法案は賛成多数で可決した。

こうした流れを受けて、2022年11月30日、アドバイザリーボードで加藤厚労大臣から新型コロナの感染症法上の位置付けについて「専門家の意見も踏まえながら総合的に早期に議論を進めたい」との話があった。加藤大臣の要請に応える形で、私たちは勉強会で集中的に議論し、私を含む専門家15人で提言を作成し、2022年12月28日のアドバイザリーボードに提出した。

3年にわたるコロナ禍の社会や経済、教育などへの深刻な影響から、すぐにでも5類にした方がいいと考える人がいる一方で、私たちは5類移行への議論が「結論ありき」で拙速に進むことを懸念していた。5類になれば、このウイルスがなくなるというわけではないからだ。

この提言書には、新型コロナは今後の流行サイクルの予測が困難で「本疾患が季節性インフルエンザ等の流行性疾患と同様な対応が可能な疾患になるには、もうしばらく時間がかかると考えられる」との認識を示した。オミクロン株に合わせた当面の求められる対応策を述べた上で、感染症法上の位置付けを変更するとした場合に入院措置がなくなること、感染者の自宅・ホテル待機がなくなることなど影響について考察した。

拙速に5類に移行するのではなく、必要な準備をしながら段階的に移行することが求められるので、論点と対応策を客観的に示した。感染症法上の位置付けが5類になったからといって、自動的にコロナ医療に対応する医療機関が増えるわけではない。感染症法に基づく入院勧告がなくなることに伴って、行政による病床確保や入院調整がなくなる可能性がある。入院医療を必要とする陽性者が増加した場合の迅速な医療調整や広域での調整の難しさが特に懸念される。

結論を一つに絞るのではなく、選択肢を挙げて客観的に提示することを心掛けた理由は、突き詰めれば価値観の問題に行き着くからでもあった。どんな道を選んでも何らかのリスクはある。何を選ぶかを決めることは専門家にはできない。選挙で選ばれた政治家の仕事だと考えたためだ。

この提言書は2022年12月28日の段階では机上配布で、2023年1月11日のアドバイザリーボードで正式に配布された。

2022年12月28日（水）
「高齢者・障がい者施設における被害を最小限にするために」

一般市民と医療関係者の間で、意識のギャップ

新規感染者数は増加していた。とはいえ、私たち専門家の間では「まだ第8波の入り口」という認識であり、年末年始にはイベントも多いため、これからますます増えると思っていた。第7波よりも多くの死亡者が想定されたが、亡くなる人たちの多くが身体の脆弱な高齢者や基礎疾患のある人たちであり、集団感染が生じやすい高齢者・障がい者施設、慢性期医療機関における集団感染の被害をいかに減らすかが重要であると考え、その対策について私たち専門家有志12人で提言を出した。メインで書いたのは、勉強会メンバーでもある舘田一博東邦大学医学部微生物・感染症学講座教授だ。

パンデミック当初は、高齢者・障がい者施設において感染者が出れば、医療機関への搬送による専門的治療が原則とされてきた。ワクチン接種が進んだこともあり、オミクロン株となってからは軽症のまま回復する事例が多数となっており、医療機関に入院することで入院前より日常生活動作が低下する例もある。このため、感染者の症状や全身状態などによっては施設内での療養継続を選択することが求められるようになっていた。

第8波における最も大きな葛藤は、一般市民と医療・介護関係者の間で意識のギャップが大きくなっ

たことだ。一般市民は身近に死亡者を見ることが少ないため日常に戻りたいという強い思いがある。一方で、医療・介護関係者にとって第8波は過去最大の感染の波となり、クラスター発生による死亡をなるべく抑えるため、常に神経を張り巡らせなければならない「戦場」である。

両者の間で見えている景色が全く異なる。それは新型コロナが引き起こした社会の「分断」であるように思えた。

2023年1月11日（水）

「今後の新型コロナウイルス感染症（COVID-19）対策における倫理的法的社会的課題（ELSI）の観点からの提言」

許容できる死者数の目標「回避すべきだ」の一言にほっとした

「今後、COVID-19に対する措置を減らす過程において、国として許容できる、あるいは許容できない死者数の目標設定は回避すべきである」

2023年1月11日、武藤さんや田中さんらELSIの専門家有志8人がアドバイザリーボードに出した提言にあった、右の一文に不意を突かれた。

武藤さんたちの提言も「新型コロナの感染症法上の位置付けに関して専門家の意見を聞きたい」と

いう加藤大臣の要請に応えた専門家の提言の一つである。5類に移行し、感染対策を緩和した際に生じる倫理的な問題に関して提言したものだった。

私が冒頭の一文に安堵感を覚えたのは、許容できる死者数について議論するのは価値観の領域に踏み込むことになるので、ずっと悩んできたからだ。

2022年4月27日の新型コロナ対策分科会で「4つの選択肢」を提案した際などに、社会経済活動を正常化するに当たり一定程度の人が亡くなることを社会として許容せざるを得ないという議論が出た。目標数値やその根拠について私たち専門家は勉強会で議論したが、結論は出せなかった。

武藤さんたちは、死者数の目標設定を避けるべきだという理由の一つとして、新型コロナおよびその対策の影響は社会全般に長期にわたっており、死亡というアウトカム（結果）に限定したとしても、さまざまにトレードオフの状態が発生していることが推測されていること、そうした中で新型コロナによる死者数だけを目標に設定するのは公平性の観点からも不適切であることを挙げていた。

感染症対策とは、医療だけではなく社会、経済、教育など広範囲に影響が及ぶ、複雑な方程式を解くようなものだ。ある一つの価値基準だけで判断することはできない。「許容できる／許容できない死者数の目標設定」について結論が出せなかったのも、価値観に関わる問題であったからだ。

それだけに「目標設定は回避すべきだ」と倫理の専門家に言われて、ある意味、ほっとした。

2023年1月25日（水）

「これからの身近な感染対策を考えるにあたって（第一報）」

本来なら新型コロナ対策分科会で議論すべきだった「身近な感染対策」

２０２３年1月25日のアドバイザリーボードに、医療系や倫理系の専門家18人が「身近な感染対策」に関する提言書を出した。感染対策の実施が長期に及ぶ中で、過剰ともいえる感染対策や、有効性が疑問視される感染対策が続けられている場面が散見されていたからだ。

一方で、オミクロン株は更なる亜系統も世界各地で確認されており、国内においても今後流行が繰り返される可能性がある。個人が感染すれば罹患後症状のリスクもある上に、医療機関や高齢者施設などでのクラスターが今後も多発する可能性も考えられた。このため、ここでは身近な感染対策の考え方として「これまでの政府の要請に基づく一律の感染対策から、個人や集団が流行状況やリスクに応じて、主体的に選択し、実施することになる」などと述べた。

「身近な感染対策」はその後も第2報（２０２３年2月8日、学校の式典におけるマスクの着用）、第3報（同年3月8日、新たな健康習慣）、第4報（同年3月22日、パーティション）を出した。

科学的な知見だけではなく、社会経済や教育なども絡むため新型コロナ対策分科会に提出したかった。しかし同分科会が開かれなかったため、いずれもアドバイザリーボードに提出し、議論した。

２０２３年１月27日（金）

第31回基本的対処方針分科会（新型コロナ対策分科会と合同開催）

５類移行決定、「しかしまだ完全には終わっていない」

２０２２年夏から秋頃、濃厚接触者の待機期間短縮や陽性者の自宅療養期間の短縮などを専門家に相談なく決め始めた頃ぐらいからだろうか、政府と私たち専門家の間に距離感が生じているように感じられた。もちろん社会経済活動の本格再開に当たり、政府が自分たちで決めたい気持ちは理解できるが、政府の方が平時への移行に対して急ぎすぎているように感じられた。

またそのためか、５類移行に伴うマイナス面やリスクが政府からあまり示されていなかった。段階的に移行を進めなければ混乱が起こると、私たち専門家は懸念していた。

２０２３年１月27日14時から開催された基本的対処方針分科会（新型コロナ対策分科会と合同開催）において３カ月ぐらいの猶予をもって２類相当から５類感染症に移行することの是非について政府から諮問があった際も、複数の医療系の専門家が以下のような懸念を表明した。

「今の新型コロナの状況で、通常の５類感染症としての対応は本来であれば非常に難しい。２類相当の措置をやめて５類に位置付けるのには納得できるが、通常の５類の対応だけで新型コロナの流行に対応できるわけではないので、さまざまな追加的な対策が当面の間必要になる」

5類になったからといって自動的に全てが解決するわけではない。2類相当から5類への移行は基本的には賛成するが、段階的に進めることを確認した。

この日の18時10分から開かれた政府対策本部で、新型コロナの感染症法上の位置付けについて、特段の事情が生じない限り、2023年5月8日以降、2類相当の新型インフルエンザ等感染症から外し、5類感染症とする方針を決定した。「しかしまだ完全には終わっていない」という思いが私たちにはあった。

2023年2月8日（水）・10日（金）
第32回基本的対処方針分科会

マスク着用判断、政府の持ち回り開催提案を覆して対面開催に

社会経済活動の本格再開に向けた議論の中で、それまで基本的感染対策と位置付けられていた室内におけるマスクの着用の是非について社会の関心が集まっていた。岸田首相は2023年1月27日、5類移行を決定した政府対策本部でマスクに関してのみ焦点を当てて「基本的な感染対策のうち、マスクについては、屋内・屋外を問わず個人の判断に委ねることを基本とする」と述べた。

市民の皆さんが判断する際の参考になるように、マスク着用の効果に関する科学的根拠を社会に示

す必要があると思った。そのため専門家有志25人でマスク着用に関する研究結果や関連論文を分析し、「マスク着用の有効性に関する科学的知見」を2023年2月8日のアドバイザリーボードに出した。マスク着用に関する研究結果や関連論文を分析した。コミュニティー全体でマスク着用を推奨することで、新規感染者数や死亡者数などを減少させる効果があることを指摘した。また、マスク着用は万能ではないが、一定程度、自分が感染しない効果があることも分かった。

2023年2月10日には、マスク着用の考え方を見直すことについて政府から正式に諮問があった。マスクに特化した政府からの諮問は初めてだった。当初、政府はこの基本的対処方針分科会を持ち回りで開催する意向だった。また、この基本的対処方針分科会を受けての対策本部も持ち回りで開催する予定であった。既に対策本部に出す資料も政府によって作成されていた。

だがマスク着用は国民的な関心事であり、感染対策としても重要であることから、私たちは持ち回りではなく対面での開催を求めた。この結果、開催前日に分科会は対面で開催されることが決まった。委員からは政府案について、いくつかの文言修正を求める声があったが、なかなか修正提案を受けてもらえなかった。同日に予定されていた対策本部に対し、基本的対処方針変更に関する資料を事前に回覧しているために、今になって基本的対処方針の文案を変えたくないという気持ちがあったと推察される。2023年2月8日に私たちがアドバイザリーボードに示したマスク着用に関する分析をこの基本的対処方針分科会にも出した。この基本的対処方針分科会で私たちが述べたコメントについては反映されなかった。かろうじて「『マスク着用の有効性に関する科学的知見』等を踏まえ」という文言だけは基本的対処方針に入れることができた。

2023年2月22日（水）
「オミクロン株による第8波における死亡者数の増加に関する考察」

第8波死亡者数過去最多、日本のコロナ対策は歴史の検証に堪えられるか

第8波で報告された感染者数は、第7波よりも少なかったにもかかわらず、死亡者数は過去最多を更新していた。それはなぜか。今村顕史さんが中心となって分析し、2023年2月22日のアドバイザリーボードに提出した。

オミクロン株では致死率は低いものの感染者数が増加したことで、死亡者数の実数は増加した。なかでも亡くなった人たちの多くは、体の弱った高齢者だった。第8波においては、感染報告のうち80歳以上の占める割合が、第7波の約1・3倍に増加した。高齢者の死亡が増加した要因には、そもそも超高齢社会であることに加えて、正月休みなどによる帰省や、医療機関や介護施設でのクラスター発生によって、高齢者が感染する機会が増加したことも影響している可能性がある。

オミクロン株においてはウイルス感染が直接の原因となる肺炎が減少したが、ウイルス感染をきっかけとする併発疾患や合併症などにより死亡する高齢者が増加した。介護施設や療養施設における高

齢者の基礎疾患だけでなく、身体活動状態の悪さや介護施設での生活も重症化に関連し、認知症も病状の悪化につながる可能性が指摘されている。日本における人口当たりの累積感染者数や死亡者数は他の先進国に比べて低く抑えられてきた。自然感染により免疫を獲得している人の割合が低いことも、死亡者の増加に関与している可能性がある。例えばイングランドの献血者では、新型コロナに感染した人に認められると考えられている「N抗体」の陽性率が80％を超えていることが示されているが、国内の献血者のN抗体陽性率は２０２２年11月の段階で26・５％だった。

日本の歴史の中で新型コロナ対策の評価を受ける

この日のアドバイザリーボードでは、西浦さんから「死亡の実態把握を真剣にやるべきだ。日本は今まで、コロナ死亡者数が先進国内でも少なかったが、今後は状況が変わるだろう。のちのち問題になると思うので、死亡が出るメカニズムをしっかり分析・理解することが必要だ」との発言があった。

これを受けて、私は次のように発言した。

「大賛成だ。２０２０年2～3月の時点で既に日本のコロナ対策の基本は感染レベルを一定程度抑え、死亡者をなるべく低く抑えるのだと言っていた。そのような中で死亡をどう考えるか。年齢別に把握することはもとより、死因を明らかにすること。死亡者を許容してよいということではなく、どのような亡くなり方をしたかをしっかり把握すること。のちのち日本の歴史の中で新型コロナ対策の評価を受けると思う。加えて、これからの医療制度を考える上でも重要になる」

２０２３年４月19日（水）
「新型コロナウイルス感染症のこれまでの疫学と今後想定される伝播動態」

５類移行前最後のアドバイザリーボード、「最後にはならないだろう」

押谷さん、鈴木さん、西浦さん、脇田さんの４人がこれまでの新型コロナ、とりわけ第６波以降の疫学的特徴を分析した提言を２０２３年４月19日のアドバイザリーボードに出した。

この中で「第９波の流行は、第８波より大きな規模の流行になる可能性も残されている」とする見解を示した。理由として国内における自然感染の罹患率の低さや、個人レベルの感染対策の緩和だ。

提言の中では、英国では献血者における自然感染による抗体陽性率は86％を超えており、日本（42・３％）より相当高い状況にあるが、感染は続いており、住民の一定程度が常時ＰＣＲ陽性となる感染状況、すなわちエンデミック（入院者数や死亡者数の上下の幅が徐々に狭くなり、ゼロにはならないが一定の幅に収束しつつあり、住民の一定数が常に感染している）の状況が続いているとした。

日本も同様に、エンデミックな状態に向かう可能性はある。だが、英国のようなエンデミック化にはもう少し時間がかかるかもしれない。後期高齢者が多いため、対策の緩和期には死亡者数が他国と比べて多い状況で推移する可能性もある。この提言では第５波までは流行の制御ができていた人口の少ない自治体でも、伝播性の高いオミクロンが流行の主体となった第６波以降は流行の制御が困難になり、さらに対策が緩和されたことで、感染者とともに死亡者が増加したと分析した。今後、より高齢化の進んだ地方に流行の中心が移動することでさらに死亡者数を押し上げる可能性があるとした。

日本はエンデミック化に時間がかかることと、超高齢社会である日本ではそこに至るまでに一定程度の死亡者数が出るとしたのがこの提言のポイントである。

「日本はゼロコロナではなく感染レベルを抑えつつ、死亡者数を最小限にするという基本方針でずっとやってきた。新型コロナの感染症法上の位置付けが5類に移行して、社会経済活動が本格再開しても、この基本方針は変わらない。自治体による高齢者施設などへの支援や、高齢者や基礎疾患のある人に対するワクチン接種が欠かせない」と、私はこのアドバイザリーボードで発言した。

この発言の背景には次のような思いがあった。高齢者の死亡がなければ、ほとんどの人は感染しても症状は軽いため、新型コロナを「普通の病気」と捉える向きもある。だが高齢者が多数亡くなっているため、これからもガードを完全には下げるべきではない。

この日が5類移行前の最後のアドバイザリーボードになった。2023年5月8日以降、新型コロナ感染者数はこれまでの「全数把握」から全国約5000の医療機関から報告を受ける「定点把握」へと変わった。「次のアドバイザリーボードは定点把握のデータが集まってから」との連絡が事務局からあった。新型コロナの流行はまだ終わったわけではない。アドバイザリーボードもこれが最後というわけではない。まだしばらくは続くだろうと私たち専門家は認識していた。

第2部

第9章 日本はエンデミック化に向かうか

第9波における死亡者数が第8波と比べてどうなるかが、我が国でもエンデミック化に向かうかを占う上で重要な指標となる。

第9章　日本はエンデミック化に向かうか

2023年7月末時点で、既に第9波に入っている。その後感染はどうなるだろうか。

2023年6月16日、5類移行後初のアドバイザリーボードが約2カ月ぶりに開催された。全数把握をやめたので予想は困難だが、人々の動きが活発になっていることや地域の免疫状況を考えると「第9波の入り口」という認識を私たちは持っていた。

この日のアドバイザリーボードでは沖縄県立中部病院感染症内科・地域ケア科副部長の高山義浩さんが、沖縄では高齢者の市中感染が始まっており、県内21の重点医療機関の入院状況をみれば「総力戦」で、そのうち6つの重点医療機関では院内感染が起こっていると話した。

岸田首相との面会

官邸の要請で2023年6月26日、脇田さん、岡部さん、齋藤さんと共に岸田首相に面会した。私たちからは2つのことを説明した。

1点目は、足元の感染状況についてだが、感染は既に全国的に微増している。5類移行後、人々の接触機会が増えていること、季節柄換気の悪い室内で過ごす時間が増えていること、自然感染やワクチン接種によって得た免疫が時間と共に減弱してきていること、免疫逃避をするオミクロン株の「X

BB・1系統」が主流になりつつあることなどの理由で、これからもこの状況はしばらく続くのではないかと思われる。

2点目は、我が国の感染の中長期的な動向を考える際には英国が参考になる。英国の入院者数や死亡者数の傾向を見るとエンデミック化している可能性がある。エンデミック化とは入院者数や死亡者数がゼロにはならないが、上下の幅が徐々に狭くなり、一定の幅に収束しつつある状況のことだ。日本の新型コロナ死亡者数は、比較的若い層の感染が多かった第5波を除けば、第1波から第8波まで確実に増加している。第9波における死亡者数が第8波と比べてどうなるかが、我が国でもエンデミック化に向かうかを占う上で重要な指標となる。

その後7月には、沖縄では病院や高齢者施設での集団感染が多いことなどから、医療が逼迫した。さらに九州でも感染が急拡大した。

5類移行後、沖縄では2023年7月上旬以降、新規患者数が減少したものの、同年8月の段階で、全国的には新規患者は増加傾向にある。また、重症化リスクは低いが比較的高い感染力を有し免疫を回避する特性を持つオミクロン株の「EG・5系統」の感染が米国などで急拡大しており、日本でも症例が報告されている。

本稿執筆段階で第9波はまだ終わっておらず、死亡者数を注視していく必要がある。

第3部

新型コロナが投げかけた問い

第3部

第1章

未知の感染症ゆえの苦労

SARS、ポリオ、新型インフルエンザ、デング熱……。どの対策も難しかった。だが、新型コロナはこれらとは段違いにしたたかな感染症であった。

1-1 したたかな感染症

国内外の感染症対策に本格的に携わって30年以上がたつ。これまでＳＡＲＳの制圧や西太平洋地域におけるポリオ撲滅、国内では２００９年に起こった新型インフルエンザ・パンデミックの対策、デング熱対策など、どの対策も難しかった。

だが、新型コロナはこれらとは段違いにしたたかな感染症であった。

ＳＡＲＳは、人に感染させるのは症状が出てからだった。従ってどこで感染したかが分かりやすかった。このため、ＳＡＲＳでは症状が出たらすぐに隔離すれば更なる感染拡大を防げた。実際、ＳＡＲＳはたった数カ月で制圧され、文字通りゼロになった。

一方、新型コロナは無症状者でも潜伏期間の人でも感染させるため、どこで感染したのか分からない。従ってＳＡＲＳに比べて極めてしたたかなウイルスで、封じ込めが難しいと当初から判断していた。このため、私たちはゼロコロナを目指さず、できる限り感染のレベルを抑え、重症者や死亡者の数をなるべく少なくすることを目標とした。

感染拡大の期間が3年以上に及んでも、ウイルスは変化し続けている。ウイルスや感染状況の変化に応じて対策を変える必要があることも新型コロナ対策が難しい要因の一つであった。

1-2 なぜクラスター対策？

私たち専門家の中で疫学情報の分析を担当していた押谷さんや西浦さんたちは、２０２０年2月初旬の段階で一つの謎に直面していた。「この病気は感染が確定した人が接触者した人を洗い出し、徹底的に調べる『前向き接触者調査』をしても、その人たちからはほとんど感染者が見つからない。それなのになぜ感染は広がるのか？」

当時、フィリピン政府と対応を協議するためにマニラにいた押谷さんは、ＷＨＯ西太平洋地域事務局のスタッフと面談したが、彼らも同じ疑問を抱いていた。

これまでの経験や知見を基にさまざまな仮説を立てては壁に突き当たる中、一つの仮説にたどり着いた。

「多くの人は誰にも感染させないが、例外的に一部の人が多数感染させるのではないか。そうでなければ説明できない」

２０２０年2月17日早朝、マニラから押谷さんは我が国において感染症数理モデルの数少ない専門家の一人である西浦さんに自身の考えをメールした。

返信には「1人当たりの生み出す2次感染者数のばらつきがこのウイルスの特徴ではないか」とあった。西浦さんも押谷さんと同じように考えていた。

押谷さんは自分の仮説が間違っていないとの確信を強めたようだ。

私自身も押谷さんから電話で説明を聞いて、このことは国の対策を決める上で極めて重要であると直感した。「今回の感染伝播様式は、他の感染症と大きく違う。この違いそのものが今回の対策の基本になるべきということか」と確認すると、押谷さんは「そうだ」と短く答えた。

押谷さんと西浦さんの仮説について「そのようなことは考えられない」と一部からは疑問視された。しかしその後、国内で2020年1～8月の約1万6000の症例を分析した結果、76・7％の感染者は2次感染を生じさせないことが確認された。この仮説は外国の研究者からも支持された。

SARSや新型インフルエンザではなじみのなかった「クラスター対策」

2003年のSARSや2009年の新型インフルエンザのパンデミックではなじみのなかった「クラスター」や「クラスター対策」という言葉が、今回の新型コロナでは頻繁に聞かれた。

私たちが「ルビコン川」を渡った2020年2月24日の専門家会議に出した提言を受け、翌25日、政府が決定した基本方針でも「感染の流行を早期に終息させるためには、クラスター（集団）が次のクラスター（集団）を生み出すことを防止することが極めて重要」と記された。同じ25日に厚労省にクラスター対策班も設置された。

なぜ今回「クラスター」を強調したのか。

この感染症は感染者をゼロにすることは非常に難しいと私たち専門家は初期から考えていた。完全な封じ込めが困難である以上、目指すべきは感染レベルをできる限り抑制し、死亡者数や重症者数をなるべく抑えるという方針を採った。

そうした中、多くの感染者は2次感染を生じさせないが、一部の感染者が多くの2次感染を生じさせ、つまりクラスターを形成し、さらにそのクラスターが次のクラスターにつながる。いわば「クラスターの連鎖」により、感染者数が急速に拡大することが分かってきた。従って感染をゼロにすることは無理でも、クラスターの連鎖を断ち切れば、感染者数の急速な拡大をある程度防ぐことは可能だと考えた。

しかし「最初のクラスターそのもの」の発生を防ぐべきではないかという疑問が沸くと思う。

新型コロナの重要な特徴

パンデミック当初より日本をはじめほとんどの国が陽性者の隔離に加えて、その陽性者の濃厚接触者を洗い出し、接触してから数日後に症状が出るかについて徹底的に調べる、いわゆる「前向きの接触者調査」を実施してきた。濃厚接触者の数%は感染者と確認されたが、多くは散発的な感染であり、感染拡大の核となる大規模なクラスターを特定することは困難であった。

現在進行形の感染拡大を制御するためには前向きの接触者調査は必要だが、クラスターの起点となる場面を特定するには効率が悪い。そのため我が国では、多くの国では実施されていなかった取り組みである「後ろ向きの接触者調査」を実施してきた。ちなみに、この調査などを通して、三密という概念も生まれてきた。

後ろ向きの接触者調査とは、感染が確認された人たちが過去に訪問した場所などを調べることだ。そこで共通の場所があればそこがクラスター発生源として特定される。クラスターが検出されたときには既にクラスターは発生しており当該クラスターの制御はできない。ところが感染源は同定できるので、そのクラスターに起因する次のクラスターの発生、つまりクラスター連鎖を防ぐことが可能になるというわけだ。

実際、パンデミックの初期には、この後ろ向きの接触者調査が例えば大阪や名古屋のクラスター対策として機能した。ただしその後、感染者数が急増すると、保健所などへの負荷が限界に達し、接触者調査が十分に実施できなくなり、緊急事態宣言やまん延防止等重点措置などとクラスター対策の組み合わせが求められることとなった。

1-3 専門家は検査を抑制しようとしたのか

２０１０年に出された新型インフルエンザに関する総括「新型インフルエンザ（Ａ／Ｈ１Ｎ１）対策総括会議　報告書」では保健所機能の強化などとともに、ＰＣＲ検査のキャパシティーを強化する必要性が政府に提案された。

我が国では韓国やシンガポールと違い、ＳＡＲＳやＭＥＲＳ（中東呼吸器症候群）で大きな被害を受けなかったことやたびたびの政権交代などのため、検査体制が強化されないまま、今回の新型コロナに直面した。実際、当時は諸外国と比べ、検査のキャパシティーは極めて限られていた。このため、私たち専門家は当初より本節内で示す表に見られるように、ＰＣＲ検査のキャパシティー拡充を繰り返し提案してきた。

しかし状況はすぐには改善されず、検査ができないことに対する市民の不満や不安は強く、国や専門家がＰＣＲなどの検査を抑制してきたのではないかという意見や批判がたびたび聞かれた。私たち専門家が感染対策上で重要な検査についてどのように考えていたかについて述べる。

37・5℃4日間目安問題の真相

私たち専門家は、いわゆる「37・５℃４日間目安問題」をめぐって批判された。

2020年2月16日、政府の専門家会議の初会合で「一般の人は37・5度以上の発熱が4日以上続く場合、高齢者や基礎疾患のある人は2日続けば受診」という目安が国から示され、専門家の意見を求められた。

この目安について「症状が出ればすぐに検査をすべきだ」という意見が聞こえてきた。

私たちもそうした声については十分理解できた。ではなぜ専門家はこの時点で政府の「一般の人は4日、高齢者などは2日」を了解したのか。そして、その後どうなったのか。

そもそも私たちは、当時、国の検査キャパシティーが極めて不十分だったことを認識していた。このため2020年2月10日の第2回アドバイザリーボードや同年2月13日の非公開提言書などで既に検査キャパシティーの強化を提言していた。そうした中、政府提案を次の理由で了承した。

まず、検査キャパシティーが極めて限られていたため、感染の疑いのある人皆が医療機関を受診すると外来受診体制が崩壊する恐れがあった。加えて、個人用防護具（ＰＰＥ）が足りず医師にも検体採取に相当不安を持っている人が多かったため検体採取体制が整備されていなかったという事情もあった。キャパシティーを超える検査が実施された場合には、結果判定が遅れる恐れがあった。そのような場合でも、重症者の診断が遅れることは避ける必要がある。

次に、実際にコロナ患者を診察した臨床家から、「感染してから最初の数日間は多くの感染者は軽症であり、重症化の兆候は発症4日目以降に生じることが多い」との報告があった。

さらに、疫学情報の分析で新型コロナは当初から高齢者や基礎疾患のある人は呼吸不全など重症化

表　検査に関する専門家からの主な提言

年月日	会合・資料	提言内容
2020年 2月10日	第2回 アドバイザリーボード	PCR検査のキャパシティーをとにかく上げることを提言
2月13日	非公開提言書	ウイルス検査の国内キャパシティーの強化を提言
2月24日	第3回 専門家会議（初の独自見解）	「PCR等検査は、現状では、新型コロナウイルスを検出できる唯一の検査法であり、必要とされる場合に適切に実施する必要がある」「急激な感染拡大に備え、限られたPCR等検査の資源を、重症化のおそれがある方の検査のために集中させる必要がある」と記述
3月19日	第8回専門家会議	今後も現状で必要なPCR検査が速やかに実施されるべきだと提言
4月22日	第11回専門家会議	PCR等検査に必要な試薬類などの不足あるいは逼迫を指摘。またPCR等検査の実施体制の把握および改善の必要性について述べた
5月1日	第12回専門家会議	PCR等検査の拡充の必要性
5月4日	第13回専門家会議	「検査拡充が喫緊の課題」とし、「日本においてPCR等検査能力が早期に拡充されなかった理由」を記載した。検査センターの設置、検査キットの確実な調達など具体策、迅速抗原診断キットの開発および質の高い検査の体制の拡充を提言
5月14日	第14回専門家会議	病原体検査体制の整備を提言
5月29日	第15回専門家会議	検査機関のキャパシティー不足に対し、民間検査受託機関の活用、PCR等検査を行える人材の養成、PCR等検査体制充実を含めた都道府県等のチェックリストなどについて提言
7月16日	第2回 新型コロナ対策分科会	「検査体制の基本的考え・戦略」を提言。検査対象を①有症状者、②a.無症状者のうち感染リスクや検査前確率が高い人、②b.無症状者でこれらが低い人という3つのカテゴリーに分け、それぞれについて方針を示した
8月7日	第5回 新型コロナ対策分科会	感染拡大地域の速やかな検査を提言
8月24日	第7回 新型コロナ対策分科会	大都市の歓楽街の関係者（従業員や客）が迅速に検査を受けられる体制の構築。また検査後の調査・入院等の一連の業務、施設の確保、陽性者のフォローアップ等への支援を求めた
10月29日	第13回 新型コロナ対策分科会	「検査体制の基本的考え・戦略（第2版）」を提言。感染リスクおよび検査前確率が低い②bについて「広く一般に推奨されるわけではないが、社会経済活動の観点から個別の事情などに応じて検査を受ける際は、検査の内容やその際の留意事項などを理解した上で受けることが重要」とした
11月25日	第17回 新型コロナ対策分科会	高齢者施設等における検査の推進を速やかに実行することを求めた
2021年 8月5日	第13回 基本的対処方針分科会	ワクチン接種だけではなく、特に事前確率の高い人たちへの検査を中心としたさまざまな検査の充実を求めた

（出所：著者作成）

する可能性が高いこと、その一方でそれ以外の人は重症化する可能性が低いことも分かっていた。そうした中で、高齢者については4日ではなく2日とすることに、この時点では賛成した。

その後、検査の遅れが治療の遅れにつながる例が報告されるようになったため、8日後の2020年2月24日の専門家会議が提出した初の独自見解の中で「高齢者だけでなく息苦しさなどを訴える人は2日で受診」と提言した。

私は2020年3月10日の参院予算委員会公聴会に公述人として呼ばれ、共産党の小池晃議員の質問に対し、「私個人としては、高齢者や息切れのある人などは1日目から医療機関を受診したほうがいいと思っている」といった趣旨のことを答弁した。

政府は2020年3月6日にPCR検査を保険適用とし、保険診療のもとで民間の衛生検査所による検査が可能となったが、不十分な状況が続いた。同年3月初旬以降、政府に対して、日本医師会の釜萢さんや私などの専門家は、PCR等検査体制の拡充をさまざまな機会に求めてきた。同年3月19日の専門家会議の提言書においては、「今後も現状で必要なPCR検査が速やかに実施されるべき」と述べた。

国も左ページ下段のグラフに示すようにPCR等検査体制の拡充に努めたが、2020年3月下旬以降、感染者数が急増した大都市部を中心に、検査待ちが多く報告されるようになった。このため、同年4月22日の専門家会議の提言書では、PCR等検査が「医師の判断により必要な者に迅速に実施されることが重要である」とした上で、感染拡大に伴う検査ニーズの高まりに対して、人員や試薬等

図　各国・地域の総検査数および10万人当たりのPCR等検査数

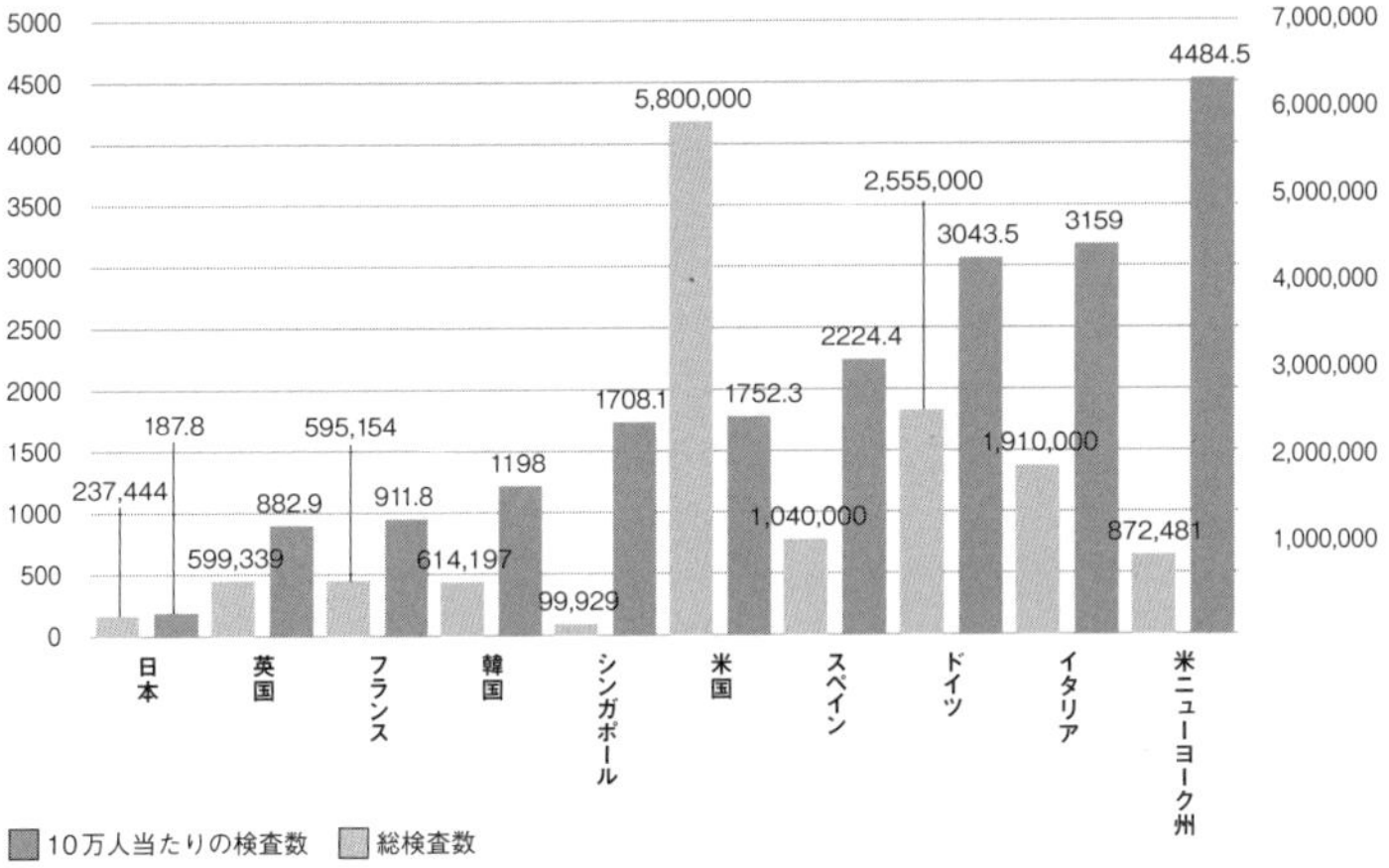

図　1日当たりの新型コロナウイルス検査数の経時的変化

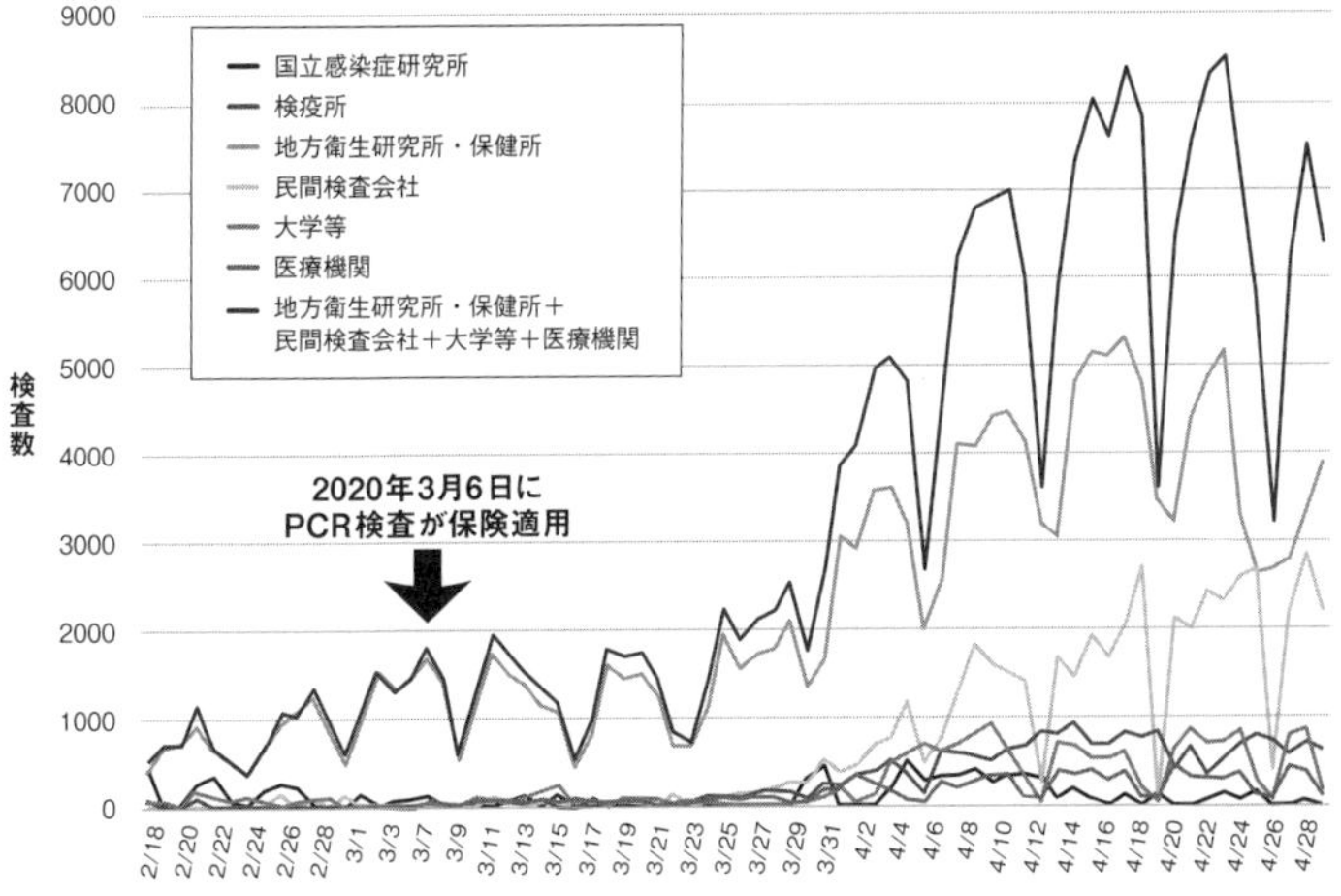

２点とも出所：厚生労働省新型コロナウイルス感染症対策推進本部クラスター対策班（検査班データ）
2020年5月4日専門家会議「新型コロナウイルス感染症対策の状況分析・提言」

の資材が不足している点を指摘し、ＰＣＲ等検査体制の拡充を求めた。重症化が疑われるような強いだるさ、息苦しさ、高熱等がある場合、また、高齢者や基礎疾患のある人については4日を待たず、場合によってはすぐにでも相談するよう市民に周知することを政府に求めた。

さらに、２０２０年5月1日の専門家会議の提言書でも政府に対してさらなるＰＣＲ等検査体制の拡充を要請した。

ＰＣＲ等検査件数がなかなか増加しなかった原因

２０２０年5月1日の提言で、第1回緊急事態宣言発出後、「新規感染者数は減少傾向にある」と指摘したが、それはＰＣＲ検査キャパシティーが諸外国に比べて小さいためではないかという声も聞かれた。つまり、感染状況の評価さえも、疑問視されていた。日本の10万人当たりのＰＣＲ等検査数は他国と比較して明らかに少ない状況にあるが、検査陽性率も十分に低い状況にあり、イタリアやシンガポール、米国などと比べて潜在的な感染者をより捕捉できていないというわけではないと、5月4日に専門家会議が出した提言書で述べた。

その提言書でも、3月下旬ごろからの感染者数の急増に十分に対応できなかったため、ＰＣＲ等検査をさらに拡充し、より早期の診断と適切な医療につなげられるようにしていくことを政府に求めた。

また検査体制強化のため、5月4日の提言では、ＰＣＲ等検査件数がなかなか増加しなかった原因を分析し、以下6点を指摘した。①帰国者・接触者相談センター機能を担っていた保健所の業務過多、

②入院先を確保するための仕組みが十分機能していない地域もあったこと、③PCR等検査を行う地方衛生研究所は、限られたリソースの中で通常の検査業務も並行して実施する必要があること、④検体採取者及び検査実施者のマスクや防護服などの感染防護具等の圧倒的な不足、⑤政府は2020年3月6日にPCR検査を保険適用としたが、一般の医療機関は都道府県との契約がなければPCR等検査を行うことができなかったこと、⑥民間検査会社などに検体を運ぶための特殊な輸送器材が必要だったこと、またそれに代わることのできる輸送事業者の確保が困難だったこと。

それ以降、関係者の努力の結果、2020年5月には、検体採取、検体輸送、検査実施それぞれの能力拡充の準備がされつつあり、保健所を介さないと検査ができない体制は解消されつつあったが、いまだ不十分であった。このため、私たち専門家は「一般の人でも前倒しを進めるべき」とし、さらなる期間の短縮を厚労省に求めた。例えば、私たち専門家は次の趣旨の発言をした。

「今の時点では、PCRのキャパシティーは余裕が少し出てきている状態である。従って、4日間待つのではなくて、可能であれば3日、2日と、あるいは1日目から、前倒しできるところはどんどん前倒しをして検査をしていかないと、感染源になっている人が見つかっていかない。その制御ができないことになるので、ここは積極的に前倒しをするときではないかと考えている」

こうした結果、2020年5月8日、政府は息苦しさや強いだるさ、高熱など症状のある人や、高齢者や基礎疾患のある人は「すぐに相談」と目安を改定した。しかし、この改定は各自治体などへの通達として出されたので、十分に市民に伝わらなかったようだ。

無症状者の検査、平行線をたどる2つの考え方

パンデミック初期、検査をめぐり「全ての人に検査をすべきだ」、もう一方は「検査は戦略的に行うべきだ」と、議論はあたかも二者択一の様子を示した。

私たち専門家は当初より、医師が必要と判断する人々が速やかにPCR検査等を受けられるようにすべきと考えており、検査キャパシティーの強化についてはしばしば提案をしてきた。

この感染症では、発症前や無症候の感染者にも感染性があることから、検査を実施してその陽性者を隔離することで感染を抑制するためには、無症状の人を含め地域全体に徹底的な検査を一度だけではなく、頻回に実施する必要がある。仮にこの方法を採ったとしても、実際には検査キャパシティーの問題に加え、本人の意思に関係なく住民全体の検査を実施する必要があることから日本の実態にそぐわないと考えていた。

また、仮に広範囲に無症状者に対して検査を実施しても次の日には感染するかもしれない。

パンデミック当初、効率的に感染を制御していた中国・シンガポール・韓国などは検査数が多いために流行が制御されているという報道があったが、これらの国々では検査以外の対策も実施されており総合的な対策の効果だと考える。実際に2021年夏以降、対策の緩和を図ってきたシンガポールや韓国では検査数がさらに拡大されていたものの相当規模な流行が起きており、中国では大規模で強制的な検査が実施されてきたが、それだけでは流行を制御することができず、陽性者が見つかった地

域でのロックダウンなど厳格な行動制限を行うことによって流行が制御されてきた。

２０２０年5月25日に第1回緊急事態宣言が全面解除され、感染が比較的落ち着いた時期に入ると、感染対策と社会経済活動との両立という意味でも検査が重要になってきた。私たちは感染が急拡大している時期には感染対策を強化し足元の感染レベルを下げることに集中し（ハンマー）、感染が比較的落ち着いている時期には感染対策を緩めつつ、次の波を見越した対策を提言していた（ダンス）。そのため、長丁場を闘うための検査戦略について、感染状況が落ち着いているこの時期に時間をかけて検討した。

検査の在り方は人々の仕事や生活にも影響する。医療関係者だけでなく、経済界や厚労省の人にも参加してもらい、3週間ぐらい議論した。

議論を重ねる中で、無症状の人を2つのグループ、つまり感染リスクおよび検査を実施した場合の陽性率（事前確率）が高いと考えられるグループAと低いグループBに分けて考えることが、公衆衛生学的に合理的だという点で合意した。

グループAに属するのは例えばクラスターが実際に起きた場所にいた人（当時で言えば、例えばライブハウスや接待を伴う飲食店の関係者）および濃厚接触者などである。このグループAに集中的な検査を実施するとまん延防止につながることが、理論的にも経験的にも分かっていた。従って検査費用については税金で賄うべきということで意見が一致した。

一方、グループBに関しても、例えば国内・国外を問わず出張の前に行う検査など社会経済を回す、あるいは個人の安心を目的とする検査はあり得る。しかし目的がグループAとは異なり、まん延防止ではなく社会経済活動の維持であり、２０２０年６〜７月の時点では検査キャパシティーは限られていたので、費用は各自の負担とすることにした。

こうしたプロセスを経て、２０２０年７月16日の新型コロナ対策分科会で「検査体制の基本的な考え・戦略」（以後、検査戦略と呼ぶ）が正式に合意された。その後、さらに社会経済を動かすために政府の主導により、感染拡大の予兆や感染源の早期探知など、感染再拡大を防止する目的で、駅前などでいわゆるモニタリング検査を実施した。

GoToトラベルにより影が薄くなった検査戦略

検査戦略は医療関係者、経済関係者、政府の3者で3週間ほどかけて議論し、ようやく固まった。２０２０年７月16日の新型コロナ対策分科会終了後に開かれた記者会見でパワーポイントを用いてかなり詳しく戦略の内容について説明すると、記者から多くの関連質問が出た。ジャーナリズムもこのテーマに関心があるという感触を得た。

私としてはこれで検査に関して2つの意見が平行線であるという状況が少しは改善されるのではないかと内心期待した。

しかし翌7月17日の新聞などでは、この当時話題となっており、結局２０２０年７月22日に東京発着分を除きスタートした「ＧｏＴｏトラベル」の記事が大きく扱われる中で、検査戦略についての言及は控えめであった。その後も二者択一のような議論がしばらく続いた。確かに検査戦略をまとめるのに時間がかかったが、もう少し早く出せればよかったと思っている。と同時に、リスクコミュニケーションの難しさを実感した。

さまざまな提案が出されたし、政府もキャパシティーの不足について認識し、徐々にその強化がなされてきたが、そのスピードはますます高まる検査に対するニーズに追いつかなかった。

我が国においてはワクチン接種を欧米諸国より遅く開始したが、国の強いリーダーシップで国民の接種をスピーディーに拡大し、欧米を追い越した。一方、検査についても努力はされたが、ワクチン接種で示されたような強いリーダーシップが残念ながら見られなかった。

デルタ株による感染急拡大が大きな問題になっていた２０２１年８月５日の基本的対処方針分科会では、ワクチン接種と同じように、検査の充実などについても、責任者を決めて「しっかり汗をかく」ことを求めた。

1-4 なぜ医療の逼迫が頻繁に起こったか

パンデミック初期には、医療関係者の貢献に対し多くの人たちが感謝の気持ちを表明した。しかし、パンミック後期になると、医療が逼迫するのは医療界・医療関係者の努力が足りないのではないかと非難の声が聞こえるようになった。

WHOの評価で、医療の質が世界的にもトップクラスといわれた我が国で、一体なぜ医療の逼迫が起きたのか。

パンデミック初期、欧州ではオーバーシュートと呼ばれた急激な感染拡大が起き、多数の重症者、死亡者が発生し、文字通り医療崩壊が起きた。一方、我が国では、市民の協力やクラスター対策などを通し、感染者数、死亡者数などが欧米諸国に比べ低く抑えられた。

一部の医療機関に患者が殺到

しかしパンデミック初期には、新型コロナは感染症法上「2類相当」に分類されており、感染者は特定の医療機関で診察されることになっていた。このため、一部の医療機関に患者が殺到した。この時期の状況について、実際に現場で患者の診療に当たった今村顕史さんは、感染拡大および重篤な肺炎が起こるスピードに圧倒され、これからどうなるのかと強い危機感を抱いたと証言している。

その後、コロナ患者受け入れ病床数は増やされたが、デルタ株の出現で特に第5波は、40～50歳代の比較的若い年齢層の重症者や死亡者が増え、在宅療養者の急増、救急搬送困難例の増加も多発し、医療関係者の間では災害級の医療逼迫と感じられた。医療関係者の懸命な努力にもかかわらず、急速な感染拡大のスピードに追いつけなかった。

この頃、なぜもっと病床を増やせないのか、医療崩壊が起こるのは医療界の努力が足りないのではないか、というような批判が聞かれるようになった。

そもそも、集中治療室（ＩＣＵ）を含め急性期の感染症を診るベッド数が慢性期に比べて相対的に少ない我が国で、コロナ病棟を増やすとなれば、既に入院している一般患者を退院させる、他病院へ転院させる、あるいは救急患者を断るなど、一般診療を制限せざるを得なくなる。

補助金を国からもらっているのに、なぜ病床稼働率を満床近くにできないのか、という疑問も出された。そもそも、コロナ患者などを受けようと思えば受け入れ準備のために空床を用意しておく必要がある。また、我が国には大部屋となっている病床も多く、個室が必要な状態や性別の問題など、調整における制限もあった。さらに、病床を確保できたとしても、患者の重症度や介護度に合わせて診療するために必要な看護師などがいなければ機能しない。従って確保していても実際に運用可能なのは、せいぜい80％程度が限度である。

我が国の病床数当たりの看護師などの数は欧米に比べて少なく、しかもコロナ患者を診るためには看護師は最低でも一般診療の2倍必要になってくる。

その後、コロナ患者用の病床数はさらに増加し、他の人に感染させるリスクが少ない患者の後方支援機関として、中小規模病院やリハビリなど行っている機関や、診療所による訪問診療や訪問看護などの参画も求め、徐々にキャパシティーの強化がなされてきた。

そうした中、感染力の極めて高いオミクロン株が出現した。確かにオミクロン株の致死率は低く、比較的若い層が重症化することはほとんどなくなったが、高齢者が感染すると重症化あるいは死亡のリスクが高くなった。

超高齢社会の我が国において、高齢者施設などで介護を受けている高齢者が感染し亡くなることも多く、致死率が低くなっているにもかかわらず、死亡者の絶対数は第6波から第8波にかけて増加し、医療逼迫の原因になった。

我が国の医療提供体制の問題点

当初新型コロナが2類相当として規定され、コロナ診療が一部の医療機関に限定されていたことが医療逼迫の理由の一つであったことは間違いない。しかし同時に、我が国の医療提供体制の在り方そのものが医療逼迫の背景にあった。その問題は大きく6つに分けられる。

1つ目は、日本の高齢化率は世界一であり、高齢者の介護や生活支援に力点を置いた病院を多く設置してきたため、感染症などの急性疾患に対する体制は十分構築されてこなかった。

2つ目は、日本の病床数当たりの医師数や看護師数は諸外国に比べ少ない人的配置になっていた。

このため、病床があったとしても、そこで働く医療関係者が少なく十分に機能しなかった。

３つ目は、公立・公的医療機関に対しては、国や都道府県は一定の調整権限を有するが、日本の医療機関の７～８割を占める民間医療機関については、そうした権限は整備されていなかった。

４つ目は、我が国は優秀な臨床家や基礎医学の研究者は多いが、感染症のような全身疾患を診られる医師は少なかった。さらに、危機におけるマネジメントができる、あるいは政府への政策提言に直接貢献できる人材も少なかった。

５つ目は、急速な感染拡大に伴う医療ニーズの急激な増大に対応する機能、いわゆるサージキャパシティーが諸外国に比べ弱かった。

６つ目は、医療の分野に限らないが、我が国におけるデジタル化の遅れが、保健所や医療機関への過剰な負担になった。

理事長を務めたＪＣＨＯが「ぼったくり」と批判される

私自身は専門家会議や新型コロナ対策分科会終了後の記者会見で、提言の内容およびその根拠について１時間以上かけて説明し、さらに提言内容とは直接関係ない質問や批判に対してもできるだけ答えてきた。従ってソーシャルメディア上などのさまざまな意見・批判について、その都度コメントを出すことは控えてきた。

そうした中、私が当時理事長を務めていたＪＣＨＯについて「補助金をもらっているのに、コロナ病床の使用率が悪い。ぼったくりだ」という批判が聞かれるようになった。

JCHOは国立病院機構と同様に公的性格の強い独立行政法人である。普段ならば、組織としての最終決定は、現場の院長たちと意見交換をした上で行ってきた。しかしこの国難に際して、実行上の困難が想定されても、何としてでも国や自治体の要請を受け入れるよう、私が直接、病院長など現場に対して強い指示を出していた。私自身が新型コロナ対策分科会会長の立場にあったことも十分に認識していた。

従って、国から正式な要請が始まる前から感染者の多い都市部を中心に、コロナ患者の受け入れを始めていた。

また全国57病院からなるJCHO全体としては、各地域の自治体などの要請に応える形で現場でのコロナ診療だけでなく、院長たちに無理を言って、北海道や沖縄のJCHO以外の病院に看護師の派遣なども行ってきた。

JCHOの東京都内の5つの病院の中には2021年8月7日時点でコロナ患者用病床の使用率が9割を超える病院もあった。またその5病院の平均病床使用率は7割程度になっていた。

5病院の一つのK病院は新型コロナの発生初期よりクルーズ船患者を受け入れるため1病棟(29床)確保、さらに2021年2月には、患者の転院などを行い、もう1病棟(49床)を確保し、コロナ専用病床に転換した。しかし全国的な感染拡大に伴い、看護師を集めることが困難になり、同年8月7日時点での確保病床の使用率が5割程度で、他のJCHOの病院と比べ低かった。

このためＫ病院が「ＪＣＨＯぼったくり」批判の対象となり、しばらくすると院長たちから私に対しメッセージが届いた。

「職員は困難な状況の中でも、国の要請や理事長の指示に何とか応えようと頑張っている。『ぼったくり』という批判についてこのまま何も言わないと、職員はがっかりし、やる気を失うだろう。理事長は何らかの発信をしてほしい」

私も職員の気持ちは痛いほど分かった。ここはしっかりと右に述べたような事実を基に、批判に対してしっかり説明すべきだと決めた。ぼったくりではないかという質問を寄せてきた出版社への回答に加えて、ＪＣＨＯのウェブサイトやインスタグラム「＃ねえねえ尾身さん」でも同様に、事実に基づいた説明をした。しかしその後も批判は続いた。

「こんなに医師や看護師が辞めてしまうとは思わなかった」

その後、国から新たにＪＣＨＯの１病院をコロナ専用病院とするようにとの要請があった。しかし全ての入院患者を退院あるいは転院させることがどれだけ難しいかは明らかだった。ＪＣＨＯ都内５病院の一つである「ＪＣＨＯ東京城東病院」の中馬敦病院長に私が直接電話し国の要請を受け入れるようお願いした。中馬さん自身、誰よりもその困難さを認識していたと思うが、ＪＣＨＯの病院長として覚悟を決めてくれた。そうして、２０２１年９月30日からは、一般患者を全て転院・退院させ病院全体をコロナ専用病院とした。こうした専用病院は日本では極めて例外的だ。城東病院は新型コロナの感染拡大時には多くの入院患者を受け入れ、特に第6波のさなかだった2022年2月の病床利用率は80％以上、最大90％であったという。

だが、中馬さんはその後、マスコミから実際に直面した課題について聞かれ、次のように苦しい胸の内を明かしている。

「こんなに医師や看護師が辞めてしまうとは思わなかった」（2023年5月3日付読売新聞）

同病院には117床の病床があり、以前は14人の医師がいたが、コロナ専用病院になったことで次々と医師が辞め、7人になった。2人採用したものの、2023年5月時点では9人しかいない。120人近くいた看護師も30人ほど辞めて、約90人にまで減った。

同病院はもともと整形外科が強い病院だった。退職の理由は、若い専攻医（初期研修を終え、専門研修プログラムを受けている医師）の場合、専門分野の研修ができず、今後のキャリア形成に支障を来すこと、外科の医師は一般の入院手術ができず経験が積めないことという。また看護師の場合は新型コロナだけではなく一般看護も経験したいという理由であった。2023年6月の時点でも医師と看護師の再確保が難しく、一般医療に支障を来している。入院依頼などの地域ニーズにも十分に応えられていないという。同時に、中馬さんは職員への感謝の気持ちを述べた。

医療提供体制についても私たち専門家はたびたび提言してきたので、主な提言の要約だけを左ページの表に示す。

表　医療提供体制に関する専門家からの主な提言

年月日	会合・資料	提言内容
2020年 2月13日	非公開提言書	呼吸器感染症を診療できる一般の医療機関の診療体制を準備すること
3月19日	第8回専門家会議	できうる限りの医療供給体制の整備、重症患者などの広域調整の準備、国レベルで都道府県を超えた広域調整本部の設置など
5月1日	第12回専門家会議	軽症者の宿泊療養施設の確保、都道府県ごとの医療供給体制の見える化、都道府県における調整本部の設置などを求めた
5月4日	第13回専門家会議	医療機関の役割分担の明確化や、患者受け入れ先の調整機能、軽症者等に対応する宿泊療養施設等の確保など今後の患者の増大を見据えて重症者から軽症者まで病状に応じた迅速な対応を可能にする医療提供体制などを求めた
5月14日	第14回専門家会議	各都道府県などにおいて医療提供体制の拡充をはじめとした体制の整備を図る
5月29日	第15回専門家会議	医療供給体制の強化についても都道府県等の体制整備のためのチェックリストを提供
7月22日	第3回 新型コロナ対策分科会	政府が早急に取り組むべき対策として保健所の業務支援、医療体制の強化、宿泊療養施設や入院患者受入病床の拡充などを提案
7月31日	第4回 新型コロナ対策分科会	
8月7日	第5回 新型コロナ対策分科会	ステージⅢでさらに徹底してほしい施策として病床・宿泊療養施設の追加確保、臨時の医療施設の準備などを提案
8月24日	第7回 新型コロナ対策分科会	大都市の歓楽街において検査後の調査・入院等の一連の業務、陽性者のフォローアップに対する支援
11月9日	第14回 新型コロナ対策分科会	医療提供体制および保健所機能のこれまで以上の強化
11月25日	第17回 新型コロナ対策分科会	宿泊施設の準備、医療供給体制が厳しい地域に対し患者搬送および医療従事者の派遣など
12月11日	第18回 新型コロナ対策分科会	軽症・無症状者の宿泊・自宅療養の促進、県を越えた受け入れ調整、重症者が多い地域の医師派遣
2021年 2月2日	第23回 新型コロナ対策分科会	病床・医療従事者の確保強化、病床・宿泊療養施設の確保、医療従事者確保のためDMATなどとの協力、宿泊療養や自宅療養のためのフォローアップ体制の整備、入院・転院支援のためのコーディネート機能の強化
4月15日	第2回 新型コロナ対策分科会	宿泊療養や入院患者の受け入れ病床の確保、臨時の医療施設の整備
8月12日	第5回 新型コロナ対策分科会	災害医療との考えの下、医療提供体制の更なる強化、医療人材の全国からの確保、宿泊療養施設の早急な増設、自宅療養者への療養体制の確保
11月16日	第11回 新型コロナ対策分科会	日本の医療構造の特性を分析し、第5波までの医療対応に関して検証。その上で第6波に向けたワクチン接種の更なる拡大、抗原検査キットの活用、中和抗体療法の適応患者への早期実施などを求めた
2022年 8月2日	いわゆる 「阿南ペーパー」 （記者会見で発表）	感染拡大初期は保健所や行政による患者などの強固な管理体制が構築されたが、いずれは通常医療の中に位置付けるように移行するとの認識を示した

（出所：著者作成）

第3部

第2章 政府との関係における難しさ

政府が専門家の提言に対してどう対応したかを振り返ってみると、最も望ましいパターンから最も避けたいパターンまで6つに分かれる。

2-1 政府とどんな交渉をしたのか

勉強会のまとめ役と同時に、私が政府との交渉の役割も担ったことは既に述べた。私たちには政府を批判しよう、あるいは逆に、政府に〝忖度〟しようといった考えは当初から全くなかった。

ＷＨＯにいた時代から私は、各国政府とはできるだけ良好な関係を築くようにしてきた。２００３年のＳＡＲＳ発生時、広東省で始まったＳＡＲＳが隣接の香港に伝わり、香港を訪れた旅行者から世界に感染があっという間に拡大した。このため、２００３年４月２日にＷＨＯの歴史上初めて両地域に渡航延期勧告を発出したが、その前日の４月１日に北京と香港の関係者にそのことを非公式に伝えた。マスコミを通して知ることになれば信頼関係にひびが入ると思ったからだ。

今回のパンデミックにおける政府との交渉でも、なるべく頻繁に大臣や行政官などと意見交換や意識合わせをしてきた。意見が異なっても、我が国の感染対策上、私たちが政府に対し譲歩した方がいいと思った場合にはそうした。例えばプロローグで述べた「呼気による感染の可能性」などがそうだ。また２０２２年３月、濃厚接触者に関する提言で、知事の意見を取り入れて一部修正した。

しかし私たちが譲歩すべきでないと思った点については明確に主張した。この場合でも私たちの考えを前もって政府には共有した。例えば感染拡大地域におけるＧｏＴｏトラベルの一時停止については、私たちは何度か政府に提言の中で要請し、菅首相にも直接会って進言した。

2-2　提言に対する政府の6つの対応パターン

政府が専門家の提言に対してどう対応したかを振り返ってみると、最も望ましいパターンから最も避けたいパターンまで6つに分かれると考えられる。

政府と専門家の関係が不明確だったことは、2020年6月のいわゆる「卒業論文」でも指摘した。次のパンデミックに備えて、政府と専門家助言組織の在るべき姿についての議論が求められる。その際、今回、専門家の提言に対し、政府がいかに対応したかを振り返ることは無駄ではないだろう。科学的助言の在り方を研究している専門家によれば、政府と専門家助言組織の在るべき姿のポイントは次の3つである。

第1に、専門家が述べる医学的・技術的見地からの意見や提案を聞いた上で、政府は社会経済の状況や国民感情、財政事情なども総合的に勘案して最終的な決断を下す。

第2に、政策決定が科学的助言と相反する場合には、政府はその理由を公式に説明したり、その根拠を正確に提示したりする。

第3に、未知の感染症の対策についての科学的根拠は常に存在するわけではない。従って専門家は、情報や根拠が限られている場合でも一定の見解（エキスパートオピニオン）を提示する。

これら3点を踏まえると、専門家の提言に対する政府の対応は次の6パターンに分かれる。

パターンA…専門家が提案し、政府が趣旨を理解した上で採用した

例：「三密」、「8割削減」、「5つの場面」、「急所」を突いた対策、屋外でのマスク着用など

パターンAは、人々に最も安心感を与えるという意味で理想形といえる。

なお、2022年5月19日、アドバイザリーボードで、「屋外は感染リスクが低いため、周囲の人と距離を十分に確保できるか会話が少ない場合、マスクの着用は必要ではない」と提言した。政府はすぐに採用し、同年5月20日には厚労省が事務連絡を出した。

パターンB…提言が採用されたが、実行が遅れた

例：GoToトラベルの一時停止、五輪無観客開催など

パターンBは、C、D、E、Fに比べれば、専門家との関係という点では問題は少なかった。行政を担う政府が、調整や最終判断に十分時間をかけたいという考えは私たちも理解できる。

パターンC…提言の趣旨が理解されなかった

例：GoToで高齢者の移動を制限したこと、「4つの選択肢」など

政府と専門家との間での意見交換が必ずしも十分ではなかったことを意味する。市民も混乱するため、なるべく避けたい。

パターンD…専門家が提案したが、政府が採用しなかった

　例：GoToトラベル事業の開始時期など

政府が専門家の提案を採用しないことは当然あり得る。ただし、人々の納得と共感を得るためには政府がそう決断した理由を十分社会に説明する必要がある。

パターンE…専門家と協議せず政府が独自に打ち出した

　例：全国臨時一斉休校、アベノマスク、濃厚接触者の待機期間の最短3日への短縮、発症日のデータを取らなくなった、など

政府が専門家の意見を踏まえずに政策を決定することもあり得る。ただし、医学や公衆衛生学上のことが関係する場合には事前に相談してもらえれば、より効果的な政策になるであろう。

パターンF…専門家は相談されていないのに相談したと政府が言って進めた

　例：陽性者の自宅療養期間の短縮

市民と専門家の政府に対する信頼が損なわれるため最も避けたいパターンである。

諸外国における専門家助言組織

我が国の今回のパンデミック対策では政府と専門家の役割やその関係が不明確であったことは多くの人の認めるところである。では、諸外国の状況はどうだっただろうか。どこの国でもこの両者の関係については各国の事情によりさまざまな問題があったようだ。

例えば英国ではパンデミック初期に、政府に対しタイムリーに助言する役割を担っていた「緊急時科学助言グループ（SAGE）」の中で、ロックダウンの必要性などにつき意見の不一致があり、対策の実行に支障を来す側面があった。

また、当初は助言者保護の目的で会議の議事録およびメンバーが非公開であったため批判された。「科学の野党」として期待されたIndependent SAGEも次第にSAGEに対しての「批判のための批判」になってしまい、必ずしも是々非々の科学議論につながらなかった。

米国では、疾病対策センター（CDC）は軍に組み込まれた組織であるため、政府の意向に反するような提言を出すことが難しかったようだ。また、米国を代表する感染症専門家の一人である国立アレルギー感染症研究所長ファウチ氏が、大統領に意見を具申しても採用されないこともあった。さらに、ファウチ氏がワクチンを開発している同研究所の所長であったため利益相反の疑いについても批判があった。

このように、政府と専門家の間の関係はどこの国でも難しかったようだ。

2-3 各政権期における提言の採否

まず、本節は専門家による提言の3政権期における採否について私自身が振り返ったものであり、各首相のマネジメントやリーダーシップの在り方を評価したものではないことを申し上げたい。

3政権期全体をみると、最も多かったのはパターンAであった。政府と専門家の関係がぎくしゃくしていたと感じた人もいたかもしれないが、多くの場合、政府と専門家の関係はおおむね良好だったといえる。

一つ分かったことは、ウイルスの特徴や感染状況が各政権期の対応とある程度相関していることだ。政権期ごとにみていくと、全ての政権期においてパターンAはみられた。

安倍政権期の特徴は、ウイルスの特徴や感染伝播の仕方について分からないことが多かったことだ。安倍政権期にはA・D・Eがあったが、B・C・Fはなかった。この理由は、安倍政権のときには得られた情報が極めて限定的で、専門家との関係も試行錯誤の側面があったためと思われる。

菅政権期の特徴は、緊急事態宣言を3回も出さなければならなかったほど、感染状況や医療逼迫が深刻だったことだ。この時期にはA・B・Cはあったが、D・E・Fはなかった。状況が厳しかっただけに政府と専門家との関係は時に緊張をはらむこともあったが、コミュニケーションは比較的よく取れていた。

岸田政権期の特徴は、ワクチン接種率が向上し、オミクロン株流行で致死率が下がり、平時への移行が大きなテーマとなったことだ。B・Dはなく、A・C・E・Fがあった。その理由は、社会経済活動の本格再開がより重視されるようになったので、政府主導で対策を進めようとしたからではないか。

安倍首相は私のことを「尾身さん」と呼び、自分のスタッフのように気さくに接してくれた。最も印象に残っているのは2020年4月6日、官邸でお会いしたとき、安倍首相が述べた「8割は厳しい」という言葉だった。

菅首相は政府の対策本部が終わると、退出前に私の席に寄ってくれていつも「尾身先生、お疲れさまです」とねぎらってくれた。私は専門家としてやるべきことをしているにすぎないので、そのたびに恐縮した。ワクチン接種に対する菅首相の強い思いと意志は実に印象的だった。

岸田政権期においては緊急事態宣言が発出されなかったこともあって、首相会見に同席することはなかったが、岸田首相とは官邸で直接会って話す機会は最も多かった。私たちの説明をじっくり聞いてくれた。ワクチンの効果など重要なテーマについての質問が具体的だったとの印象を受けた。

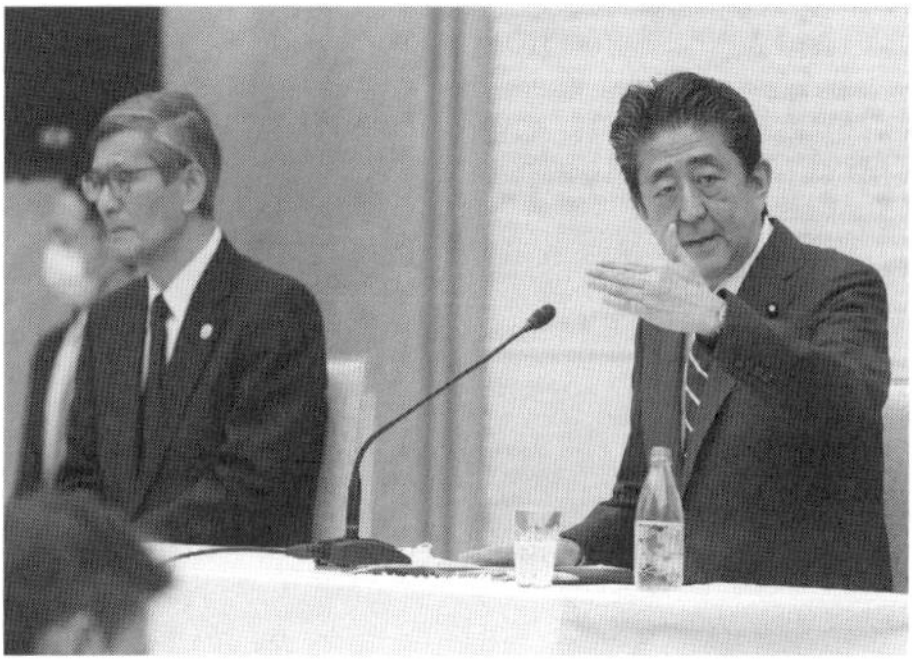

2020年４月７日、７都府県を対象に第１回緊急事態宣言発出後の安倍首相の記者会見に同席した
(写真：共同通信)

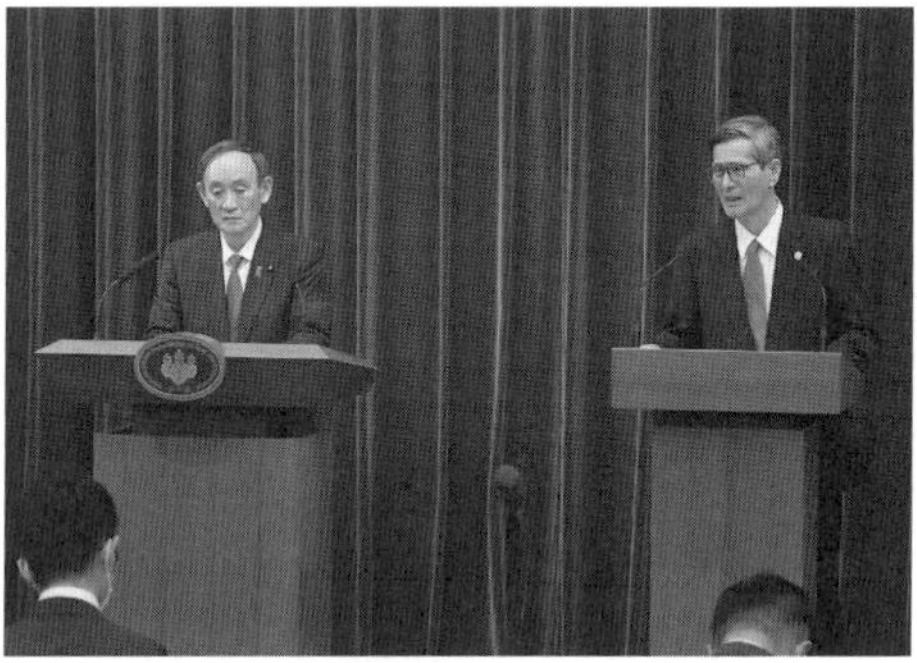

2021年１月７日、１都３県を対象に同年１月８日から第２回緊急事態宣言を発出することに関する菅首相の記者会見に同席した
(写真：共同通信)

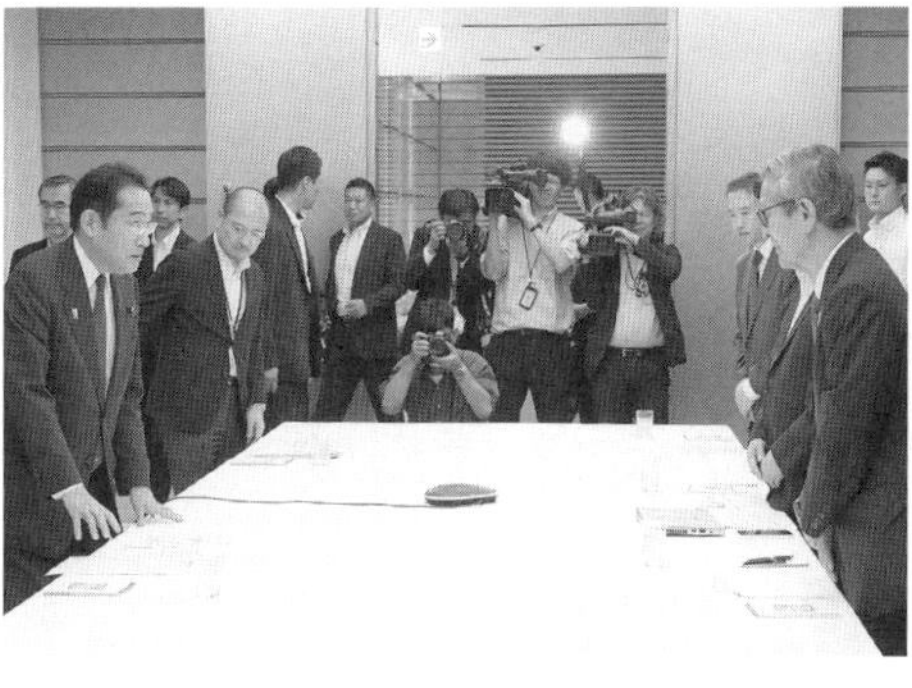

2023年６月26日、首相官邸で岸田首相と面会し、2023年夏の感染状況の見込みや求められる対策について意見を述べた
(写真：共同通信)

第3部

第3章

誰が市民に伝えるのか

「劇場」に投げ出されたようだった。

しかし本来リスクコミュニケーションの目的は一人ひとりに「自分事」として捉えてもらい、十分な情報に基づいて行動してもらうことなのだ。

3-1　専門家が「前のめり」に見えた理由

我が国ではＳＡＲＳやＭＥＲＳなどによる深刻な打撃に直面してこなかったために、感染症に対する危機管理の意識が薄かったのではないかと私たちは思ってきた。

パンデミックが始まってからも、クルーズ船の感染対策に集中していた政府との間では、地域での感染拡大に対する危機感が十分には共有されていないと感じていた。私たちはパンデミック初期の２月頃から政府にさまざまな提案を行ってきた。その当時から私たちは政府からの質問に答えるだけでなく、感染状況を分析し、求められる対策案を政府に提示する必要があると思っていた。

また、知り得た情報を基に、感染防止対策を市民と共有する必要があると思っていた。そうした中、２０２０年２月24日、専門家会議として初めて出した独自見解を国やマスコミの要請により記者会見で説明することになった。これを契機に私たちが提言を出すたびにその内容を記者会見で説明することが定例化した。

こうした私たちの姿勢を政治学者の牧原出さんは言論サイト「論座」に２０２０年５月２日に掲載された論考で「前のめり」と呼んだ。国が情報発信をしない中で、私たち専門家がやむにやまれず情報発信をしたと理解してくれた上でこの言葉を選んだようだ。私たちは２０２０年６月24日にいわゆる「卒業論文」を発表したが、その中でこの「前のめり」という言葉を使った。なぜ「責任感」という言葉を使わないのかと聞く人もいたが、「責任感」では自画自賛となってしまう。私たちには「前のめり」の方がしっくりきた。そもそもパンデミックは社会的影響も大きいため、公衆衛生の専門家は求められる対策についても提言せざるを得ない。

実は、２０２０年1月中旬には厚労省の官僚のみが記者会見していたが、同年1月30日には私を含む専門家も同席した。過去に感染症対策に携わった経験を持つ専門家の同席を政府から要請されたためだ。その後、同年2月24日以降は私たちが前面に出て情報伝達の役割を担うようになった。この頃は政府も私たちにそれを期待していた。

２０２０年2月の時点で、リスクコミュニケーションは本来であれば政府に主導してほしかった。しかし政府が主導しないのであれば、専門家が主導する以外に手立てはなかった。かくして専門家は情報発信においても「前のめり」にならざるを得なかった。

専門家主導の情報発信がもたらしたもの

２０２０年2月24日の初の独自見解の後も、強い危機感を持っていた私たちは、同年3月から5月まで10回にわたり提言書を公表した。対策の三本柱の一つとしてクラスター対策や医療提供体制の強化とともに、「行動変容」をお願いせざるを得なかった。ワクチンが手に入らないパンデミック初期、感染を一定程度に抑えるには人と人との接触をできる限り減らすことが不可欠である。

単に「人との接触を控えてください」という抽象的なメッセージではなく、「８割削減」や「新しい生活様式の実践例」など、求められることを具体的に示した。このため、さらに詳細かつ具体的な提案を専門家会議に期待する声と同時に、「専門家会議が人々の生活にまで踏み込んだ」という批判も聞かれた。

また、要請に応じて頻回に記者会見を開催した結果、国の政策や感染症対策は専門家会議が決めているというイメージが作られ、あるいは作ってしまった側面もあった。

このため、卒業論文ではリスクコミュニケーションでも政府と専門家助言組織の役割分担を明確にする必要があると思い、次のように述べた。

「リスクコミュニケーションに関しては政府が主導して行い、専門家助言組織もそれに協力する」なぜなら、単に基本的対処方針を書くだけではなく、そこに書いたことが実現するよう分かりやすいメッセージを発して市民に協力してもらうのは政府の役割であり、専門家はそれを支援する、という関係性が望ましいと考えたためだ。

2020年7月、専門家会議は廃止され、新型コロナ対策分科会が発足し、厚労省アドバイザリーボードも再開した。この頃には、専門家助言組織の会議の直後に、アドバイザリーボード座長の脇田さんや私が記者会見などで提言および議論の内容を説明することが完全に定例化した。

政府の有識者会議で会議が終わるたびに座長が記者会見を実施することはあまりない。2009年、新型インフルエンザ対策本部専門家諮問委員会でも私は委員長を務め、マスメディアからの個別のインタビューには何度か応じたが、委員会が終わるたびに記者会見で議論した内容を説明するといったことは一切なかった。

対策に対して納得してもらうための2つの条件

感染症対策においては市民の皆さんの行動変容が重要な鍵を握るといっても過言ではない。市民の皆さんに対策を理解し納得してもらうことが必要だ。そのために私たちは次の２つの条件が満たされている必要があると考えていた。

第１に、政策決定の透明性と専門家の独立性がともに担保されていること。専門家がどういう理由で提言をしたのかを、政府ではなく、専門家自身が社会に向けて説明する必要がある。そうでなければ政策決定プロセスが不透明な印象を与え、また、「専門家は政府の言いなり」、あるいは、「政府は専門家の言いなり」と思われ、市民の信頼を得られない。

第２に、政策を実行する際に、市民が行動変容しやすいような形でコミュニケーションを行うこと。危機に際して求められるのは、市民の声を聴き、市民の暮らしに与える影響や被害にまで心を砕いたコミュニケーションである。つまり「共創的なコミュニケーション」だ。

危機的状況で求められる共創的なコミュニケーションは本来、政府が主導し、専門家はそれをサポートすべきである。卒業論文で私たちは、政府に次の感染拡大を想定し、危機対応時におけるリスクコミュニケーションのあり方や体制について早急に見直すことを求めた。しかし、２０２０年7月以降も、政府のリスクコミュニケーションのあり方や体制は根本的には変わらなかった。

3-2 新型コロナ対策におけるリスコミの難しさ

新型コロナ対策のリスクコミュニケーションにおいて私たち専門家が悩んだ点は主に5つあった。

(1)「不都合な事実」に関する政府との考え方の違い

「無症状の人でも感染させる」「呼気でも感染する可能性がある」。政府はこうした「不都合な事実」をそれに対する対策がない中で公表することには、国民に不要な不安を与えかねないという理由で懸念を示す傾向があった。一方、私たち専門家は、たとえ対策がなくても市民は真実を知りたいと思うだろうし、その事実を後で知れば政府に対する信頼を失うことになりかねないと考えていた。

こうした考え方の違いが顕著に表れた例を2つ挙げよう。

一つには、2020年2月24日の初めての独自見解で「呼気による感染の可能性」という表現を使おうとしたが、厚労省から変更を求められたことであった。そのため、「例外的に、至近距離で、相対することにより、咳やくしゃみなどがなくても、感染する可能性が否定できません」とせざるを得なかった。

もう一つの例は、2020年2月に北海道で感染が拡大したときのことである。同年2月28日に北海道独自の「緊急事態宣言」が出された。同年3月2日、最終的に世に出た専門家会議の見解の中で

図　第1回緊急事態宣言の効果

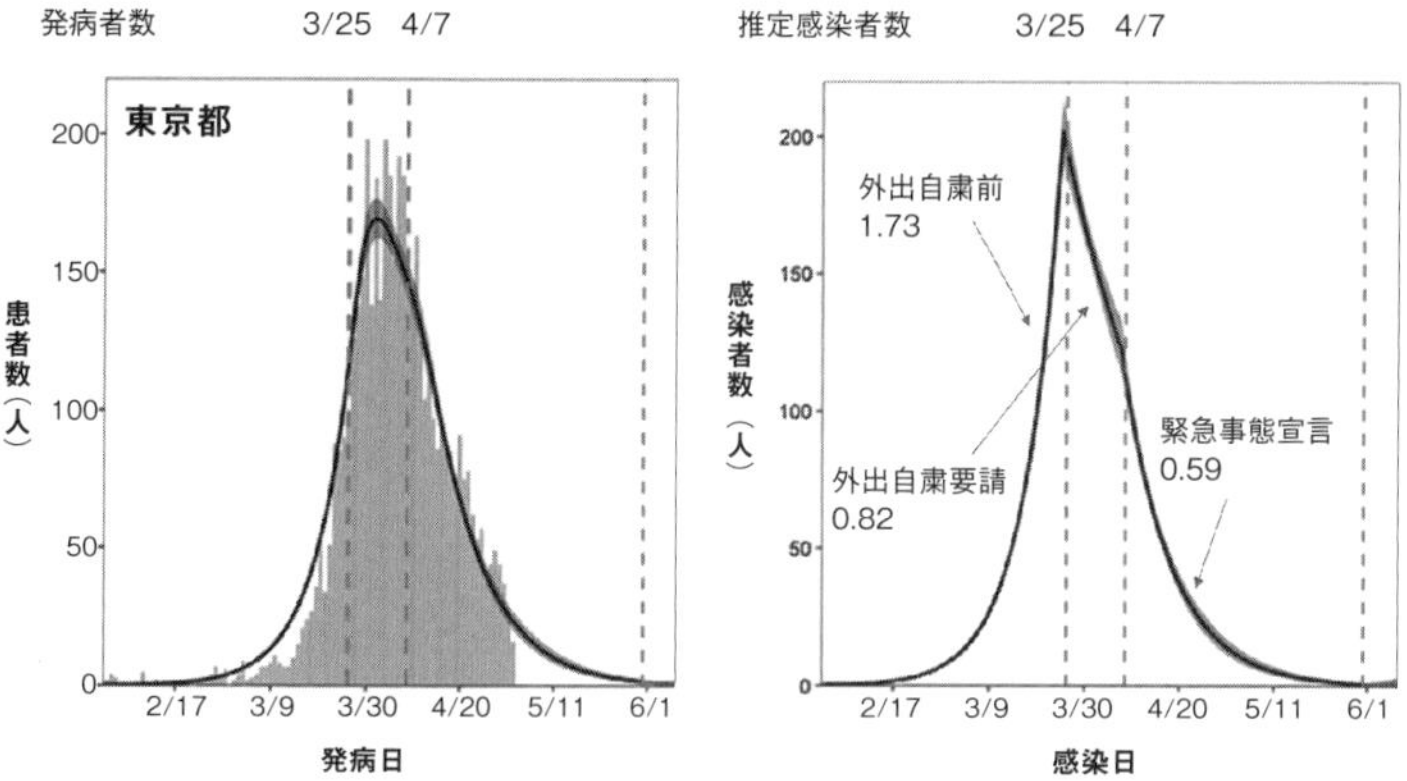

専門家による東京のデータ分析では、第1回緊急事態宣言後、実効再生産数がさらに低下している
出所：2020年5月29日専門家会議「新型コロナウイルス感染症対策の状況分析・提言」 西浦博北海道大学教授（当時）らによる分析

図　第1回緊急事態宣言のおける東京都の「情報効果」と「介入効果」

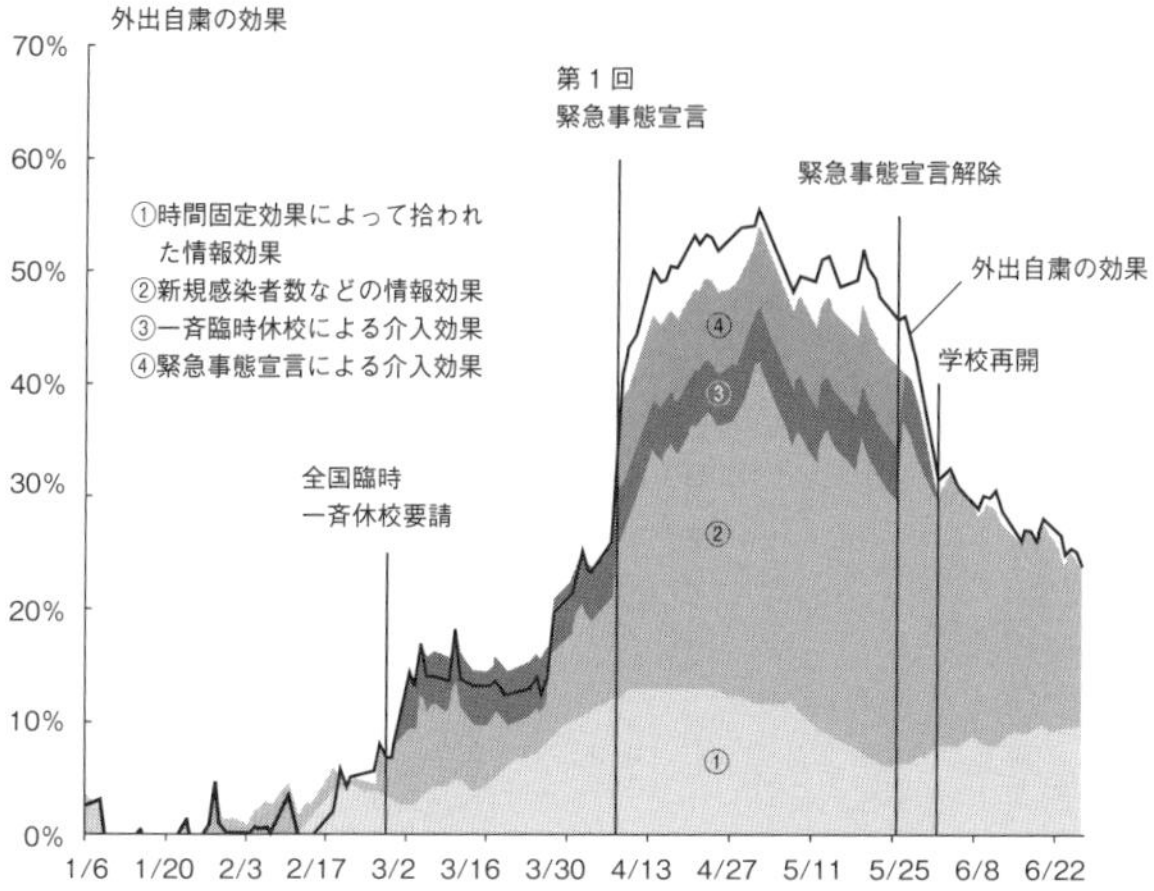

出所：渡辺努、藪友良「Japan's voluntary lockdown」PLOS ONE（2021年6月）。日本語訳は著者。

は「北海道などのデータの分析から明らかになってきたことは、症状の軽い人も、気がつかないうちに、感染拡大に重要な役割を果たしてしまっていると考えられることです」と述べた。

実はこの見解のたたき台には「無症状の人」という言葉を入れていた。2月24日の独自見解でも「無症状や軽症の人であっても、他の人に感染を広げる例がある」と書いていた。しかし、社会がパニックを起こさないように政府から「無症状」には言及しないように要請があったため、最終版では「無症状」という言葉を外さざるを得なかった。政府からの要請だけであれば、政府に再度説得を試みたであろう。しかし、現場が混乱しないよう、無症状者による感染拡大には言及しないでほしいとの意向を北海道側が示しているとの情報が私の耳に入ったために「無症状」を外した。パンデミックの初期から都道府県との関係が悪化すればその後の連携が難しくなると思ったからだ。

(2) 若者、飲食店……、専門家が「非難している」かのように受け取られた

私たちは提言書をできるだけデータなどを基に示してきたが、「非難している」かのように受け取られ、批判されたことが時々あった。2例を挙げよう。1つ目は、批判を受けることをある程度は予想したが、やはり批判された例である。

2020年2月の北海道の感染拡大では、感染しても軽症や無症状で済む若い年齢層が、知らず知らずのうちに感染を広げていることが分かっていた。しかし、感染を広げている要因だと言われれば誰だっていい気持ちはしない。私たちが慎重に言葉を選ばなければ結果的に若い人たちを傷つけてし

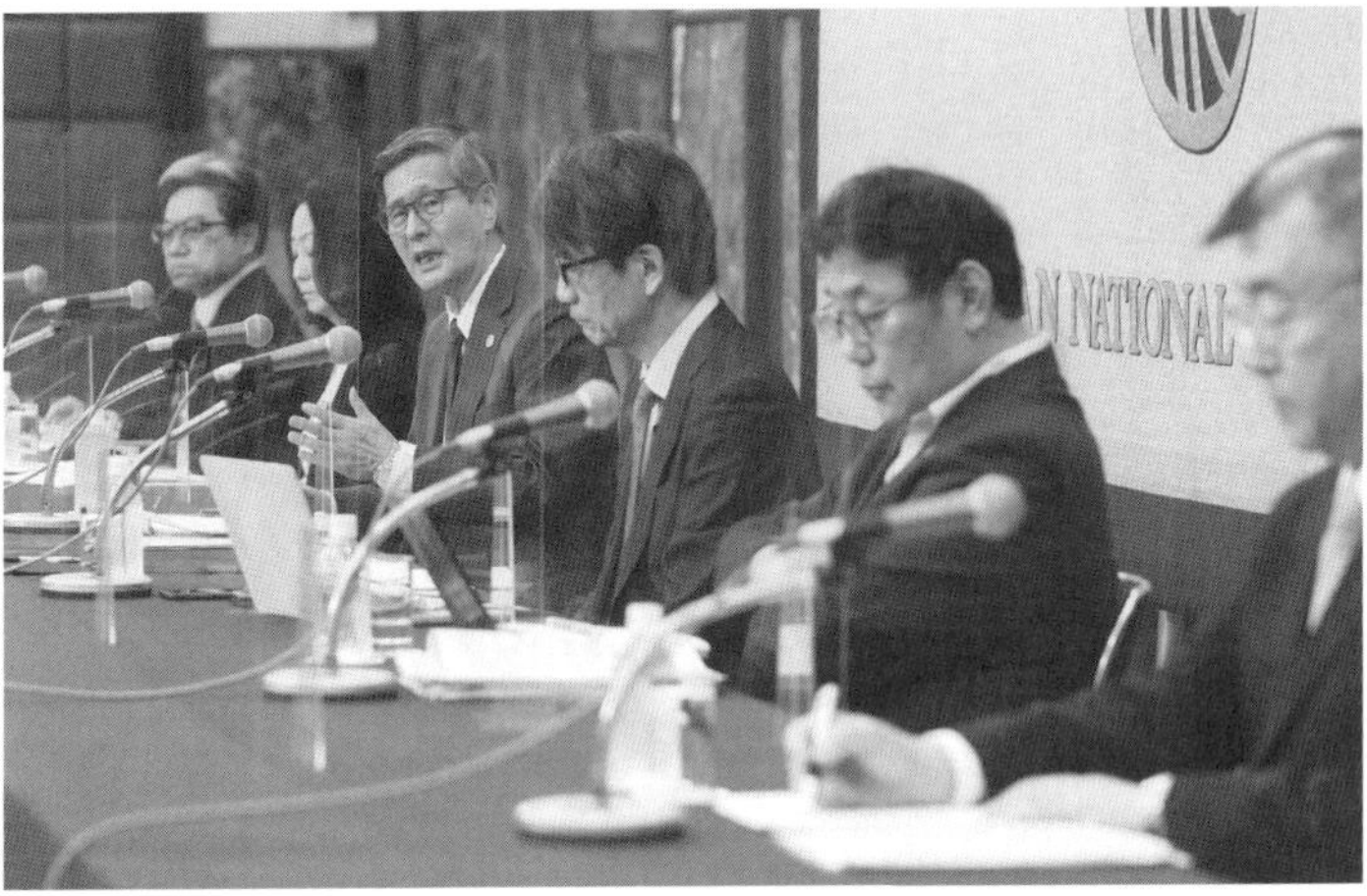

2021年6月18日、東京オリパラ開催に伴う感染対策を専門家有志として政府に提言し、日本記者クラブで記者会見を行った。左から中島一敏氏、中澤よう子氏、著者、脇田隆字氏、前田秀雄氏、釜萢敏氏
（写真：共同通信）

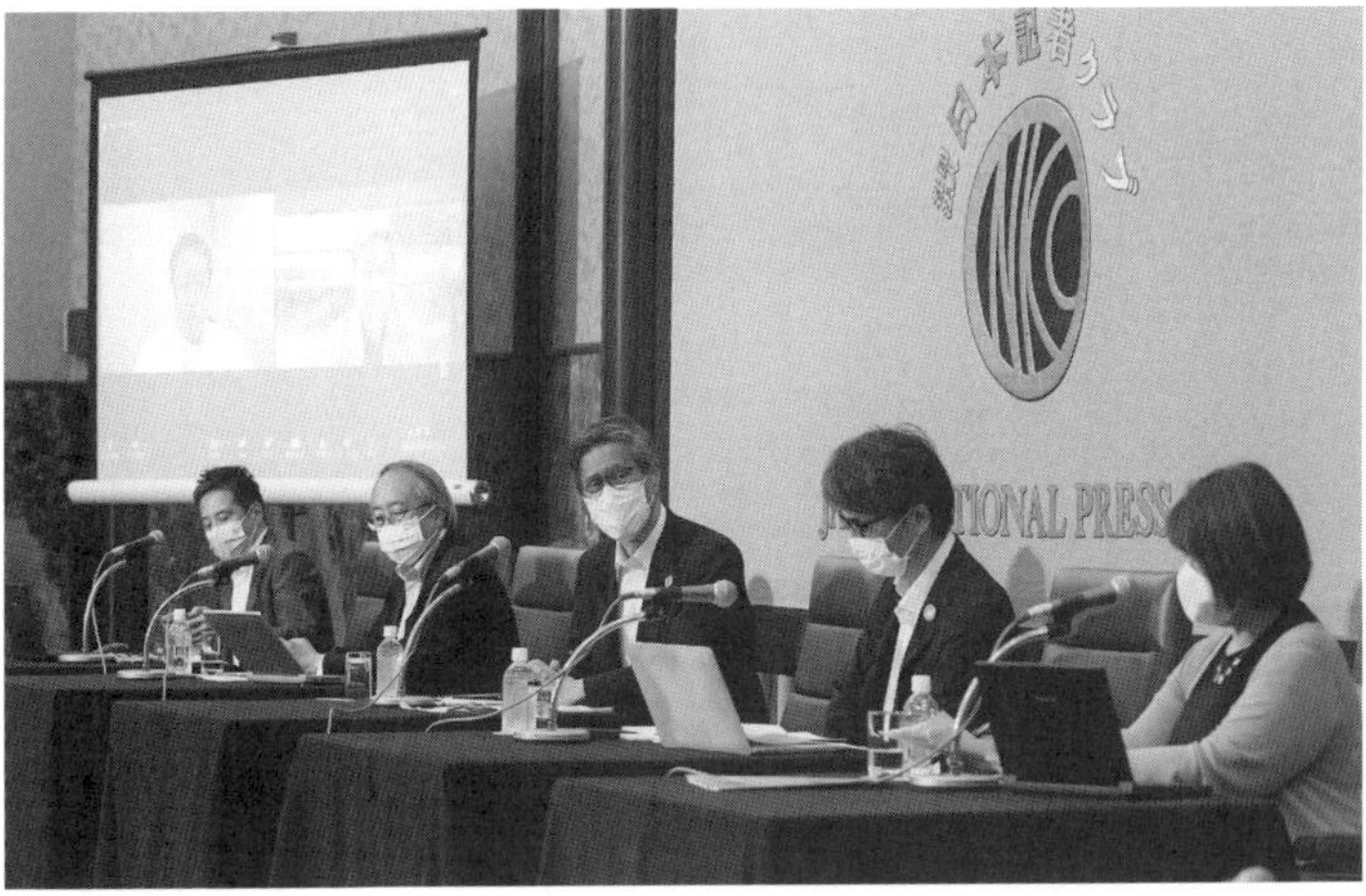

2022年8月2日、オミクロン株に合った柔軟な対応と出口戦略を両立させる解を探った、いわゆる「阿南ペーパー」に関して、専門家有志で独自に記者会見を開いた。左から阿南英明氏、岡部信彦氏、著者、脇田隆字氏、武藤香織氏（写真：共同通信）

まうという懸念を最初から持っていた。従って、「ウイルスの特徴である」「本人たちに責任はない」「気が付かないうちに」などの表現を使ったが、それでも若い人からは「なぜ非難されるのか」という声が聞かれた。リスクコミュニケーションの難しさを痛感した。そういうこともあって、若い人たちに向けて情報発信をしようと、２０２０年４月にはソーシャルメディアに「有志の会」のページを開設した。

２つ目の例は、１つめの例とは違い社会から批判されることは全く考えていなかった例である。第１回緊急事態宣言のときには一律かつ広範な行動制限を要請したが、徐々に長時間・大人数の飲食が感染を拡大させる重要な場面だというデータが蓄積してきた。このため、感染拡大防止および社会経済へのダメージの減少を目的に飲食店の営業時間短縮などを要請した。しかし、飲食店の人からは私たちへの批判が聞こえた。

２０２１年９月、「ＮＨＫスペシャル『新型コロナ 市民と専門家の緊急対話』」という生放送の番組に私を含め専門家４人が出演し、若者や飲食店事業者の人たちと意見交換する機会があった。事前打ち合わせのない、ぶっつけ本番だった。

番組の前半、緊張が走った。飲食店の人から「仕事をしたいのに仕事ができない。どうして飲食業をターゲットにして集中的に策を講じられるのかうかがいたい」と、かなり強い率直な意見が表明された。私たちもその趣旨についてはよく理解できた。こうした質問が来ることはある程度想定していたとはいえ、生放送で実際の飲食店事業者に対し、どんな言葉を使うべきか。こうした場面に比較的慣れている私にとっても簡単ではなかった。

「疫学情報を見ると、飲食を介して感染が広がったということが分かってきた。ところが、（人々が感じているのは）飲食店以外の職場などでも感染が広がっているのに、『なぜ飲食店だけが』という不満だと思う。（2021年夏の第5波では）あらゆるところに感染が広がったので検査を拡充し、ワクチン接種をさらに進めるとともに、人々にも協力してもらい、感染対策に取り組む飲食店が報われるようにコンセンサスを作っていったらいいと思う」と私は発言した。そうした会話を続けているうちに、飲食店の人たちも私の言わんとしていることを理解してくれたようで、少しずつ雰囲気が和らいできた。少しほっとしたことを覚えている。

（3）長期化に伴い、メッセージが伝わらなくなった

未知の感染症に対する恐怖や不安もあって、パンデミック初期は私たち専門家の情報が市民の皆さんに届いたという実感がある。

第1回緊急事態宣言の効果について、2020年5月29日に出した専門家会議の提言書で西浦さんは「実効再生産数の推移を見ると、東京都では2020年3月25日までは1・73だったが、同年3月26日から同年4月7日には0・82まで下がった。同年4月7日の緊急事態宣言後にさらに減少し、4月8日以降は0・59まで減少した」と指摘した。

また渡辺努東京大学大学院教授と藪友良慶應義塾大学教授も第1回緊急事態宣言の効果を分析して

いる。緊急事態宣言や学校の臨時休校などを「介入政策の直接的効果（介入効果）」と呼ぶ。これに対して、その時々の感染状況に関するニュースや大臣や知事の発言、政府からのアナウンスメントによって自発的に個人が行動を抑制して外出を控えることなどを「情報効果」と呼ぶ。緊急事態宣言を出す前からさまざまな情報による情報効果で行動変容が進んできていたが、その上で、緊急事態宣言発出という介入政策によって行動変容が加速されたという介入効果があったことを示した。

西浦さんと、渡辺さん・藪さんの研究結果を総合して考えると、第1回緊急事態宣言を出す前からある程度の情報効果があって実効再生産数は1を下回った。だからと言って緊急事態宣言を出したのは意味がなかったわけでなく、宣言を出すことで介入効果が得られ、さらに接触が減って実効再生産数が持続的に1を下回る状態が達成されたため、結果として感染者数の減少につながったようだ。

だがその後、感染リスクの高い場面が徐々に分かってきた時期であったにもかかわらず、メッセージはむしろ伝わりづらくなった。2020年7月以降、私たちは新型コロナ対策分科会などの提言の中で市民に直接語りかける形式をなるべくやめ、政府から国民や社会にメッセージを伝えるよう要請した。しかし政府のリスクコミュニケーション対応は以前と変わらなかった。感染リスクの高い場面が分かってきたのに、それが十分に伝わらない。このことが私たちにはジレンマだった。

（4）「矛盾したメッセージ」

「ハンマー&ダンス」が成り立つには、ハンマーとダンスの切り替えが極めて重要である。ハンマーを打たなければいけない時期に、ダンスの気分が抜けないようではハンマーの効果が十分に得られず、結局、感染急拡大を止められない。

２０２０年11月20日の段階で、ステージⅢ相当の地域でＧｏＴｏトラベルを一時停止することをお願いし、その後、何度も要請した。政府は感染拡大している地域に時短営業や移動の自粛を求めているにもかかわらず、ＧｏＴｏトラベル事業は東京などではしばらく継続されていた。国が社会経済を動かしたい気持ちは理解できるが、「矛盾したメッセージ」になってしまう。もし私たちが最初に要請した段階でＧｏＴｏをきっぱり一時停止してくれていたら、感染急拡大を早めに抑えられ、結果的に社会経済に与えるダメージも少なかったかもしれない。

こうした「矛盾したメッセージ」に伴う課題は、東京オリパラ開催に際しても改善されなかった。

感染状況だけをみれば東京都は第３回緊急事態宣言を解除できる状態ではなかったが、２０２１年6月21日から東京都などは緊急事態宣言からまん延防止等重点措置に移行した。6月18日には専門家有志が五輪無観客開催を提言した。6月21日に開かれた5者会議で東京五輪の観客上限を会場定員の50％以内で最大1万人と決定したが、今後感染状況が悪化し、緊急事態宣言やまん延防止等重点措置が発出された場合には五輪無観客も検討することとされた。結局、同年7月12日から東京都に第4回緊急事態宣言が発出され、東京オリパラは一部を除き無観客で開催された。

そうであれば２０２１年6月21日の段階で、東京オリパラをきっぱり無観客開催とするという判断もあり得たかもしれない。

（5）「共創的なコミュニケーション」ができなかった

パンデミックが長期化しても市民に納得して行動変容に協力してもらうためには、一方的に情報を伝えるだけではなく、「共創的なコミュニケーション」をできるかが対策の鍵を握る。人々のコロナ疲れが深刻化し、緊急事態宣言に辟易していた２０２１年４〜６月には「共創的なコミュニケーション」が必要だったが、それを議論するための新型コロナ対策分科会は２カ月ほど開かれなかった。

２０２１年夏は、大火事に見舞われたような感染拡大だった。ワクチン接種は急速に進んでいたが、ワクチンだけに頼るのではなく、検査やＩＣＴなども活用し、また首相からも国民に強力なメッセージを打ち出すことを、私は２０２１年８月５日の基本的対処方針分科会で分科会長として要請した。

この要請の背景に、多くの人は感染対策に協力してくれているが、社会全体の協力が得られているわけではないこと、および、飲食店などの事業者には営業制限を課すことができても、市民には自発的な協力を要請するしかないという認識があった。

より多くの人に積極的に協力してもらえるような何らかのインセンティブの仕組みが必要だと考えていた。だが、２０２１年９月に入ると感染が下火になったこともあり、この議論は結局なされないままであった。

3-3 「前のめり」になったために起きた問題

私たちは２０２０年6月の「卒業論文」で、「リスクコミュニケーションに関しては政府が主導して行い、専門家助言組織もそれに協力する」とし、政府に対しリスクコミュニケーションの体制強化を求めた。

だが政府も忙しいことなどもあってか、２０２０年7月以降も政府のリスクコミュニケーションの在り方や体制は基本的には変わらなかった。

２０２０年7月以降も市民の皆さんには、私たちがリスクコミュニケーションにおいても「前のめり」であるという印象を持たれたかもしれない。その理由は今述べたように政府のリスクコミュニケーション体制が基本的には変わらなかったことに加えて、３つ考えられる。

１つ目は、アドバイザリーボードの後には脇田さんが、新型コロナ対策分科会や基本的対処方針分科会の後であれば私が、記者会見を実施し、提言の内容やその根拠を説明することが定例化したことだ。

２つ目は、私が首相の会見に同席していたことである。安倍首相のときに5回、菅首相のときに17回同席した。岸田首相になってからは緊急事態宣言が発出されなかったため、一度もなかった。

３つ目は、国会に参考人として呼ばれたことである。衆院厚生労働委員会や同予算委員会、参院内閣委員会など、新型コロナ関連で、アドバイザリーボードの座長である脇田さんは数十回呼ばれ、私が国会に呼ばれた回数は100回以上だった。特に私が呼ばれやすかったのは、アドバイザリーボードでは感染状況の分析やリスク評価を行うが、新型コロナ対策分科会では新型コロナ対策を、基本的対処方針分科会では緊急事態宣言などの発出・解除など人々の生活に大きく影響する事項を議論する両分科会の会長を私が務めていたためであろう。

特に2021年2〜8月は国会に週に複数回というペースで頻繁に呼ばれた。国内の感染状況についてはもちろんのこと、東京オリパラに関する質問も多かった。我が国の最高意思決定機関である国会で、専門家としての意見を聞かれれば、勉強会を通じて他の多くの専門家と考え抜いてきたことを言わないという選択肢はなかった。その模様はNHKや民放のニュース番組、新聞などでも報じられることが多かった。

リスクコミュニケーションにおいても専門家に前面に出ざるを得なかったことで、対策を専門家が全て決めており、結果についても専門家が責任を負うべきだという意見もあった。もちろん私たちにはそうした権限はなかった。

「劇場」に投げ出されたようだった

第3部第2章の6つのパターンで述べたように政府と専門家の関係はうまく行っていることも多かったが、専門家に実態以上の役割があると世間から受け止められたことで、両者の「対立」がことさらクローズアップされ、実態以上にセンセーショナルに語られるようになった。

このことによって、時々、本当に伝えてもらいたい感染対策が伝わらなかった。例えば、2020年7月16日、新型コロナ対策分科会に私たち専門家は2つの提言を出した。「ＧｏＴｏトラベル事業に関する分科会の政府への提言」と「検査体制の基本的な考え・戦略」である。

後者の提言書は、パンデミック発生直後から「無症状者も含めて全ての人に検査を実施すべき」という意見と、「検査は戦略的に実施すべき」という意見で世論が二分されるような状況が続いていたことを受け、医療の専門家や経済の専門家、政府関係者が2020年6月から3週間ほどかけて、かなり頻繁に議論を交わして、検査戦略の全体像を示したものだった。ところが、検査戦略について翌日の報道は少なかった。メディアが注目したのは、当時世間の関心を集めていたＧｏＴｏトラベル事業の開始の方だったからだ。

実際にはそこまで対立していないのに、政府と専門家の「対立」だけが強調されたことへの居心地の悪さが常にあった。国会で参考人として答弁した際には自分の考えを率直に述べただけだが、与党の対立に巻き込まれたようにも感じた。「劇場」に投げ出されたようだった。

しかし本来リスクコミュニケーションの目的は一人ひとりに「自分事」として捉えてもらい、十分な情報に基づいて行動してもらうことなのだ。

第3部

第4章

葛藤の果てに

この3年超は葛藤の連続であった。そうした中、私がなるべく心掛けたことといえば、葛藤を「避ける」ことではなく、葛藤を「突き詰める」ことであった。

4-1　皆が大変な思いをした

我が国の新型コロナ対策はそもそも準備不足の中で始まった。ＰＣＲ等検査体制の充実、保健所や医療提供体制の強化、政府と専門家の役割分担の明確化、ＩＣＴ活用などを求めた、２００９年に発生した新型インフルエンザの総括が生かされてこなかった。

パンデミック当初より新型コロナ対策の基本方針として「感染の拡大のスピードを抑制し、可能な限り重症者数と死亡者数を減らすこと」を掲げてきた。これまでのところ人口１００万人当たりの累積死亡者数は国際的にみても低く抑えられてきた。

その背景には、準備不足を補うような形で、市民の高い衛生意識と感染対策への協力、保健・医療関係者の頑張り、そして、その時々の感染状況などに応じて対策の内容や強度を調整してきたことなどがあると私は考えている。つまり、市民、事業者、保健・医療関係者、国、自治体、専門家など、全ての人たちの懸命な努力と忍耐があったからだと思う。

ＧＤＰへの影響は欧米と同水準

ただし同時に、社会経済への影響も大きかった。経済学者の小林慶一郎さんによると、２０２０年の我が国のＧＤＰ成長率の落ち込み幅は欧米諸外国よりやや軽微だった。日本が前年比４％程度の落ち込みであるのに対し、欧米は6％程度の落ち込みだった。しかし、2021年以降の経済回復は欧米に比べて大幅に遅れた。このため、3年間のコロナ禍が我が国のGDPに与えたマイナスの影響は、累計では欧米のそれとほぼ同水準であったというのが、多くの経済学者の評価のようだ。

コロナ禍に繰り返された緊急事態宣言やまん延防止等重点措置、営業時短要請、行動自粛要請などによって、市民は普通の生活を送れなくなり、収入が下がったり失業したりした人も多かった。高齢者には感染から身を守るために外出を控え、身体機能が低下するケースもみられた。授業はオンラインとなり、部活なども制限され青春を奪われたと感じた若い人たちも多かった。子どもたちの成長発達への影響も少なからずみられたという報告もある。

医療関係者は自らも感染リスクを背負いながら、人々の命を守るために懸命に働いた。パンデミックの初期には彼らに対する称賛の声も多かったが、徐々に「医療逼迫が起こるのは医療関係者の努力が足りない」といった声も聞かれるようになった。

私たち専門家も例外ではなかった。

提言の内容を説明するため頻回に行われた記者会見に加えて、国会で参考人として答弁し、首相会見に同席して記者からの質問に回答したことなどにより、専門家が新型コロナに関する全ての政策を決定しているような印象を社会に与えることになった。

このためか、私や西浦さんなどの元には何度か殺害を予告する脅迫状が届いた。

日本と諸外国の新型コロナ死亡者数の比較

我が国のコロナ対策は当初より社会経済への負荷を抑えながら感染者数、死亡者数をなるべく低く抑えることを目標としてきた。左上の図は諸外国の人口100万人当たりの累積死亡者数を2020年2月頃から2023年3月までを比較したものである。我が国の死亡者数は増えているが、全体としてみれば欧米各国と比べ低く抑えられてきたといえる。

左下の図は、各国の2020年、2021年、2022年それぞれの年の人口100万人当たりの死亡者数を示したものだ。この図からは3つのことが分かる。第1に、我が国の死亡者数がどの年でも米国や英国に比べて低いこと。第2に、欧米諸国では死亡者が2020年あるいは2021年に最も多いこと。欧米では、致死率の高かったパンデミック初期に医療体制の準備不足の中、感染の爆発的増加に伴う多数の死亡者が報告され、文字通り医療崩壊に近いことが起こったと思われる。第3に、日本を含めアジア諸国では2022年に死亡者が最多となったこと。

パンデミック初期の日本では、接触機会の削減やクラスター対策、三密回避などの対策が採られたこともあって、感染者数、死亡者数を低く抑えることができた。しかし感染力が極めて強いオミクロン株が主流となった2022年には感染の制御が困難になり、また感染対策を緩めたため、高齢者を中心に前の2年よりも多い死亡者数が報告された。これからも死亡者数は積み重なると思うが、これまでのところ比較的低く抑えられたと考えられる。

図　各国の新型コロナによる累計死亡者数（人口100万人当たり）

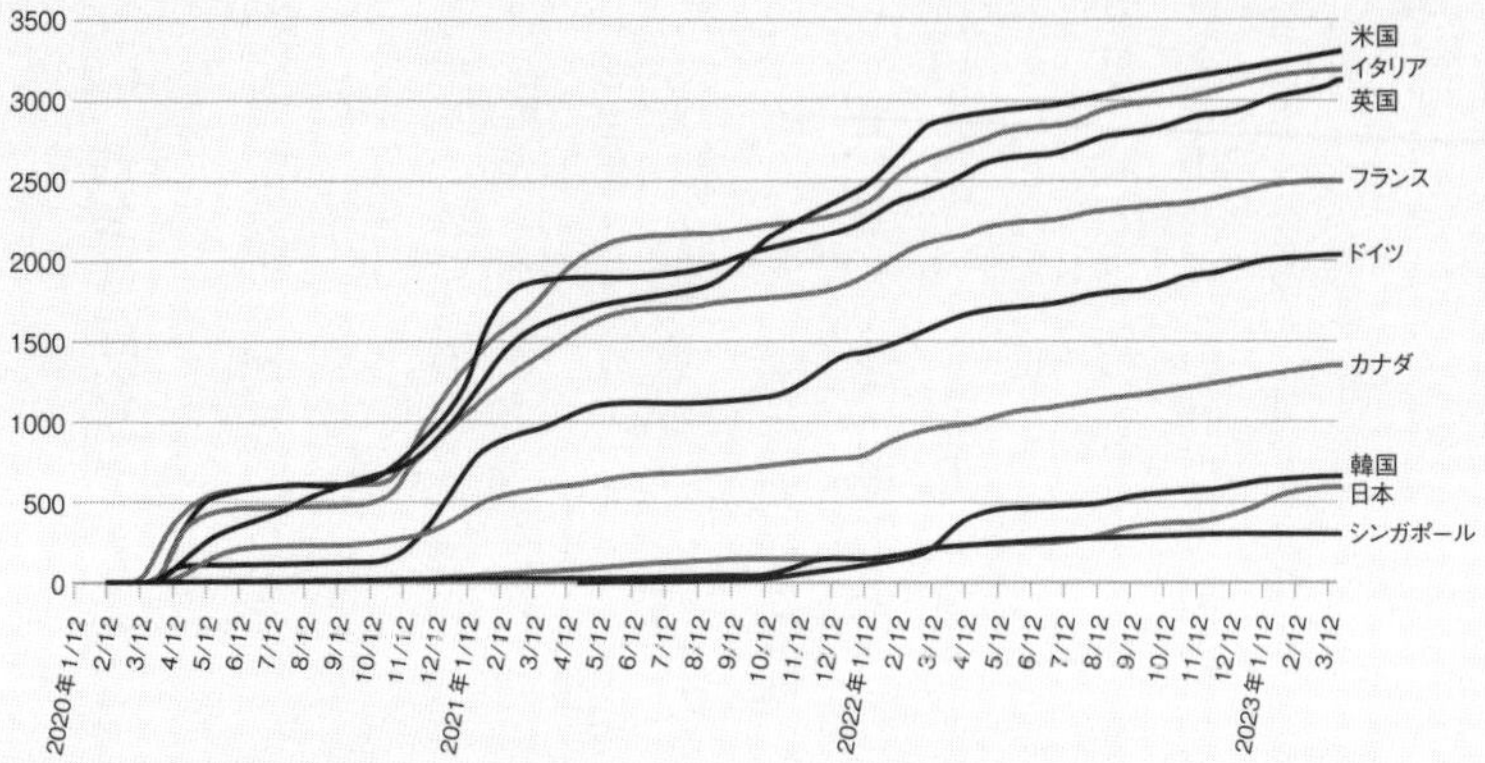

出所：Our World in Dataのデータ（2023年4月9日時点）を基に押谷仁東北大学教授作成

図　各国・地域の年別新型コロナ死亡者数（人口100万人当たり）

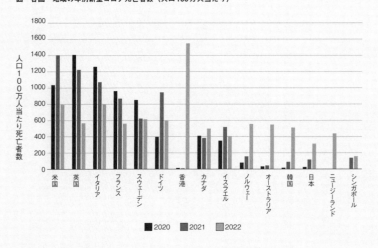

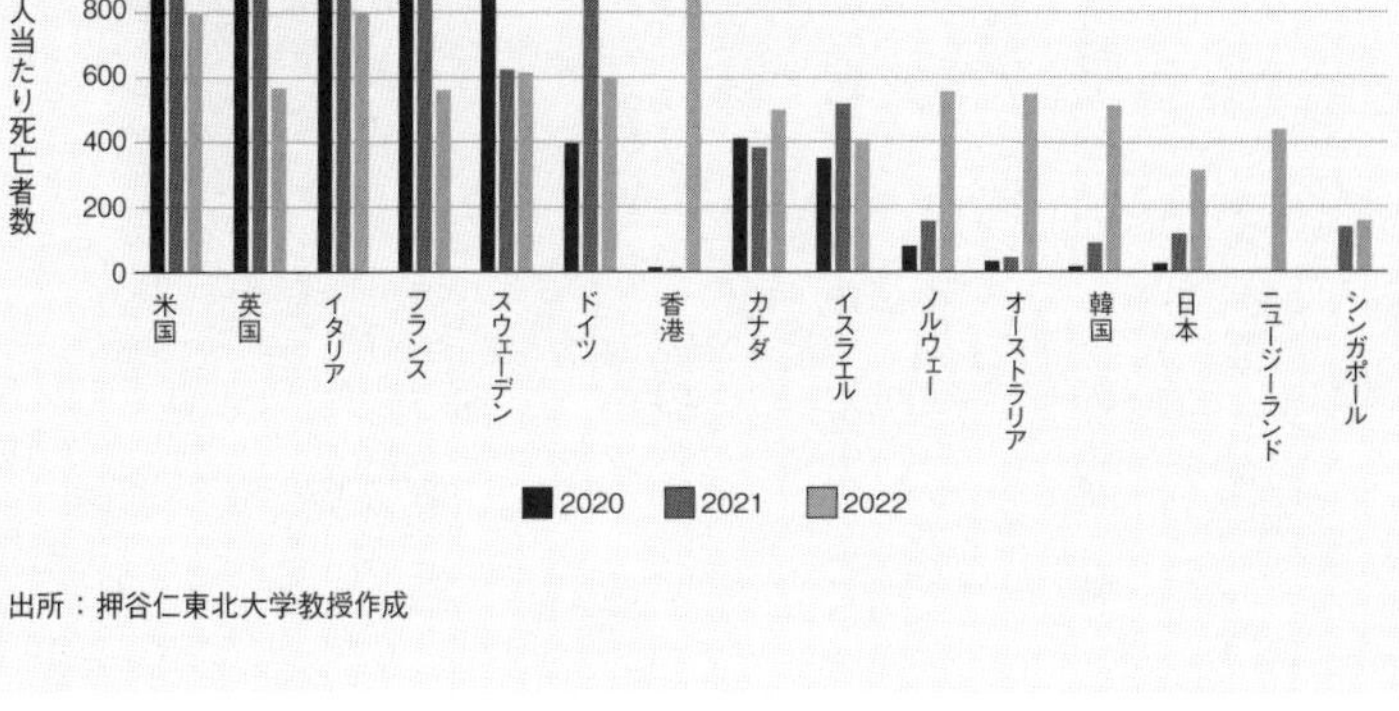

出所：押谷仁東北大学教授作成

4-2 社会は許容できる死亡者数を決められるか

私たち専門家がどうしても出せなかった提言がある。

平時への移行については、2021年11月頃から意識し始めたが、具体的なプロセスのたたき台を議論し始めたのは2022年春のことであった。議論を進めるうちに、社会として許容できる死亡者数やその基準に関して提言を出す必要があると思うようになった。

2022年4月27日、「4つの選択肢」のたたき台を新型コロナ対策分科会に提出した。ここでは法に基づく社会経済活動の制限を講じるか（A）、講じないか（B）。コロナ感染者を一部の医療機関だけで診るか（①）、幅広い医療機関で診るか（②）。この2軸によって今後の選択肢を4つ示した。

4つの選択肢のうち「法に基づく社会経済活動の制限を講じず、社会の医療資源全体で対応することに重点を置く」というB②の選択肢にいずれは向かうという意見を多くの専門家が共有していた。

このたたき台を作成したメンバーの一人で医療系専門家の太田さんは個人の見解としてこの分科会で「私は、我が国が仮にB②の方向に進むと決めた場合には、まず感染者数が増加し、その結果、特に高齢者を中心に一定程度の人が亡くなられるということを、社会が許容することが必要だと思う。日本社会も、諸外国と同じく覚悟を決める時期に来ているのではないかと感じる」と発言した。

どんなに議論を重ねても結論を出せなかった。

2022年9月6日、岸田首相が「ウィズコロナの新たな段階への移行を進め、社会経済活動との両立を強化する」と述べた。その2日後の9月8日に開かれた基本的対処方針分科会で、私は「社会経済活動への制限を緩めるということは、重症者が出ることにもつながるので、そういう意味では国はどこまで許容するのかという議論をそろそろ始めなくてはいけない」と、専門家たちの意見をまとめる形で発言した。この発言の裏には政府が「新たな段階への移行」を決めたのであれば、それがもたらすインパクトを市民に説明することが求められる、との考えがあった。

季節性インフルエンザとの超過死亡との比較やDALI（障害調整生存年）など、いろいろな指標を皆で考えた。「死亡者数は季節性インフルエンザの2倍までとする」「高齢者の死はある程度許容する」などの議論をしてみた。理論的にはそうした指標をつくることは可能だったかもしれない。しかし、どんなに議論を重ねても結論を出せなかった。しばらくすると、このテーマは医療や公衆衛生の領域を超えて、価値観の問題ではないかと思い至ることになった。

そうした中、2023年1月11日に武藤さんや田中さんらが出した提言書には「今後、COVID-19に対する措置を減らす過程において、国として許容できる、あるいは許容できない死者数の目標設定は回避すべきである」という一文があった。理由として「新型コロナおよびその対策の影響は長期にわたっており、死亡というアウトカム（結果）に限定したとしても、様々にトレードオフの状態が発生していることが推測されている。その状況を明確にすることも現状困難な中で、報告されている新型コロナによる死者数（この内訳は多義的であると思われる）のみを取り出して、許容できる、あるいは許容できない目標数として設定することは公平性の観点からも不適切である」とあった。

死亡者数という「許容可能な数値目標」を設定してしまうことが、別の倫理的・社会的問題を引き起こすと指摘したのだ。ずっと悩んできた問題であっただけに、この文章を見たとき、私は驚くとともに、異なる価値基準の間で「究極の判断」をしなくてよくなったという、ある種の安堵感を抱いた。

「命の選択」や「価値観」の問題をめぐる専門家たちの議論

同時にこの提言は、ＷＨＯの新型コロナ対策における倫理に関するワーキンググループで「どの国においても政策立案過程において適時的確な倫理的な助言をするアプローチが機能しなかったこと」がたびたび議論されたことも指摘していた。さらに「我が国においても例外ではなく、様々な場面で順位付けをめぐる議論の必要性が表面化したが、倫理的ジレンマを公の場で集中的に議論する機会は乏しく、政策決定過程において可視化されずに雲散霧消していった」とした。

実は命の選択に関しては、初期から公式の会議や勉強会などで何度も議論してきた。例えば、第１回緊急事態宣言のさなかにあった２０２０年4月22日の専門家会議の提言では「人工呼吸器や人工心肺装置など、限られた集中治療の活用をめぐる方針については、学会が中心となって、緊急事態に限った倫理的な判断を多様な立場の人々の意見を取り入れて、更に議論を進めるべきである」とした。

　また、第5波のさなかにあった2021年9月8日の新型コロナ対策分科会では、医療関係者はコロナ病床を増やしてきていたため、医療系の専門家である釜萢さんから「さらにコロナ病床を増やすというのは、コロナ以外の病気の治療をやめろということとも直結する話なので、これ以上、コロナ病床を増やせるわけではない」との意見が出た。

　パンデミックが長期化するにつれて、いわゆる優先順位付けの問題に加えて、「価値観」の問題が出てきた。その日の新型コロナ対策分科会で、小林さんがコロナ禍による経済的な困難やストレスを原因とした自殺者数が多いことを挙げ、「コロナで直接失われている人命と並び立つほど、非常に重いインパクトがある」と述べた。医療逼迫を防ぐために飲食店などの営業制限や人々の行動自粛要請が実施されているが、そのことによって失われる命も考慮する必要があると問題提起した。

　コロナ医療体制が不十分なために失われる命、一般医療が犠牲になることで失われる命、コロナ禍の行動制限などによる経済的・精神的困難のために失われる命……。命の重さはどれも同じである。

　個人の自由意志を尊重する我が国の社会では、危機においても人々の価値観は多様だ。唯一絶対の正解というものはない。

　パンデミック初期には、未知のウイルスへの不安と、それによる感染対策をしっかりやらなければという意識が人々の間である程度、共有されていた。しかし感染が長期に及ぶと、人々の立場や価値観によって、この感染症に社会としていかに対処するかなどの点で共通の理解が得られにくくなった。

　これはパンデミック当初、私たちを最も困らせた疫学情報不足に匹敵するレベルのジレンマだった。

4-3 パンデミックが引き起こした「分断」

パンデミックのような危機的状況が長く続くと、「分断」や差別、偏見が起こりやすいことを歴史は示している。今回のパンデミックでも残念ながらそうしたことが起きた。

初期には検査の在り方について、あたかも社会が「分断」しているかの様相を呈した。しかし不安や感染対策の必要性などが人々の間である程度共有されていたためか、求められる対策の大筋などについて、社会の中で一定程度、共通理解があったといえる。

しかしパンデミックが長期化するにつれ、進むべき方向についての共通認識が得られにくくなった。例えば、感染対策に協力を続けてくれる人がいる一方で、協力してくれない人たちも出てきた。

また、ワクチン接種をめぐっても、人々の意見は分かれた。また、パンデミック初期には医療関係者への称賛があったが、その後、医療の逼迫がたびたび起こるのは医療関係者が頑張らないからだという批判も聞こえてきた。

パンデミック後期、感染伝播力は高いが致死率の低いオミクロン株が流行し、社会経済活動の本格再開が議論されるようになると、「分断」の構図はさらに明確になった。

オミクロン株流行下では身体の脆弱な高齢者を中心に過去最多の死亡者が出て、医療・介護従事者は対応に追われた。

一方、比較的若い層や体の健康な人たちにとっては「普通の病気」と捉えられ、社会経済を本格的に動かしたいという気持ちも強くなった。

医療・介護従事者とそれ以外の人たちとで見えている景色が異なり、まるで別の世界に住んでいるような意識の「分断」が起きた。

だが、パンデミック下のウイルスにとって別世界というものは存在しない。

それぞれのグループでの「正解」

危機が早期に収束してほしいと誰もが願っているはずなのに、なぜこのようなことが起こるのか。先が見えない状況が長期間続き、不自由な生活を余儀なくされたため、人々の間で不安や不満が蓄積してきた。不安や不満を軽減するため、主に自分と立場や価値観の近い人だけと意見交換や情報共有などをして、自分とは異なる意見に耳を貸さなくなる傾向が出てきたかもしれない。

その結果、それぞれのグループでの「正解」が構築される。ソーシャルメディアが普及したことでそのような傾向がさらに強まったかもしれない。

本来、危機において対策の実効性を上げるためには、ウイルスの特徴や採るべき対策の大筋について共通理解が求められる。しかし今回、危機が長期化したため、それが容易ではなかった。

4-4 葛藤のもう一つの意味

さまざまな価値観が存在し、分断も起こりやすい複雑な状況の中、専門家のまとめ役、政府との交渉役を担った私にとっても、この3年超は葛藤の連続であった。そうした中、私がなるべく心掛けたこととといえば、葛藤を「避ける」ことではなく、葛藤を「突き詰める」ことであった。

得意分野の異なる専門家たちは、勉強会をほぼ毎週、日曜日に開催し、100以上の提言書を出してきた。私も含め、新型コロナ対策に関わる全てのテーマを熟知している専門家はいない。唯一絶対の正解のない中で合理的で、しかも人々に何とか納得してもらえるような提言を出そうと思えば、異なる意見をぶつけ合う以外に方法はなかった。勉強会では特にパンデミック当初では激論が交わされ、私も含め専門家の間で怒鳴り合う場面さえあった。しかし、コンセンサスは得られていた。

ところがパンデミック後期になると、専門家の間でさえコンセンサスを得るのが難しくなってきた。

2022年1月25日、経済の専門家である大竹文雄さんが基本的対処方針分科会で、オミクロン株は、「『肺炎の発生頻度が季節性インフルエンザにかかった場合に比して相当程度高いと認められる』という特措法におけるまん延防止等重点措置の実施要件を満たしていない」との理由で、政府提案に反対した。その後も何度かこうした意見を表明した。

一方医療系の専門家は、季節性インフルエンザと新型コロナは異なる疾患であるため単純比較はできないものの、オミクロン株でも致死率や肺炎の発生頻度は新型インフルエンザと比べて相当程度高いと考えていた。２０２２年3月2日のアドバイザリーボードには、それを示す試算結果も提出した。だが、社会・経済をそろそろ本格的に再開しなければいけないという大竹さんの真意は、私も他の医療系の専門家も理解していた。

２０２２年4月27日に新型コロナ対策分科会に提出した「４つの選択肢」のたたき台は、私たち専門家が平時への移行に関する考え方をまとめた最初の文書だ。作成メンバー９人には大竹さんや小林さんといった経済の専門家も、脇田さんや岡部さん、太田さん、私など医療系の専門家も入っている。大竹さんの問題提起は、「４つの選択肢」を考える一つの契機になったことは間違いない。

「行儀の良い」やり方ではとても太刀打ちできなかった

２０２２年8月2日に発表した、いわゆる「阿南ペーパー」は、オミクロン株に合わせた弾力的な対応を通じて徐々に日常に戻すことを意図した提言だ。２０２２年6月から勉強会で議論を始め、専門家有志18人が執筆者に名を連ねた。メインの執筆者になった阿南英明さんは、専門家たちの意見を反映させるために80回にわたり改稿を繰り返した。

ところが阿南ペーパー作成過程に最初から参加していた押谷さんが、発表直前になって執筆者のリストには加わらないという意向を示した。致死率が低くなっているとはいえ、このウイルスの極めて強い伝播性や社会全体の免疫獲得状態などを考えれば、感染再拡大に伴う医療逼迫が起こる可能性が高いため、まだ新型コロナを日常的な医療体制に位置づける議論は時期尚早だというのが押谷さんの基本的な考えのようだった。阿南ペーパーの中ではなるべく押谷さんの意見を取り入れたが、押谷さんは最後まで違和感を拭いきれなかったようだ。

最終段階になって疫学情報の分析では世界的に名の知られた押谷さんが執筆メンバーから下りることに私は驚いたと同時に「これは困ったな」と思った。しかしデータ分析のプロとしての考えを表明することが自分の責任だと押谷さんが考えていることは明らかだったので、特に翻意を促すようなことはしなかった。

その後、政府が専門家に事前相談なく発症日を調査しなくなったことなどもあって、押谷さんは「データが取れないのでは自分の仕事に責任が持てないのでやめたい」との意向を示した。また西浦さんも「リスク評価が全く参照されず無視される形で政策が進められるのに、その政策を是認する役割をさせられている状況には責任が持てないので、アドバイザリーボードは解散にしてもらいたい」と発言するようになった。効果的な対策を打つためにデータをしっかり取りたいという二人の気持ちはよく分かる。

しかし政府が専門家に相談なしだったのは論外とはいっても、限界に来ていた保健所や医療機関の負荷を早期に軽減しなければならない現実もあった。「三密」など対策の根幹を考え出した二人が専門家グループを抜けるのはどうしても避けたかった。どうにか二人には思いとどまってもらった。

3年間を振り返ると、唯一絶対の正解のない中で、私たち専門家はもがき続けてきた。

このウイルスは私が直接対策に関与した中で、最もくせ者だった。専門家が国の会議に呼ばれて限られた時間内で聞かれたことにだけ答えるような「行儀の良い」やり方ではとても太刀打ちできなかった。だからこそ視点や価値観の異なる専門家同士の勉強会が必須だった。

葛藤を「突き詰める」

危機において社会の共通理解を得られるような対策を提言するには、実は多様な人たちで議論することが不可欠だ。異なる価値観の間で意見が対立することもある。すなわち葛藤が生まれる。

葛藤にはネガティブな印象がある。意見が対立すれば答えがなかなか見えず、不安定な状況に置かれる。この不安定さに耐えられず、物事を単純化して早くすっきりしたい誘惑にかられる。

現実は極めて複雑だ。安易に答えを出せば、間違える。簡単に白黒付けようとすれば、肝心なものを見逃す。納得いくまで意見を戦わせる中で、単純に足し合わせるよりも合理的なアイデアが出てくる。それが葛藤を「突き詰める」ということだ。葛藤を突き詰めることによって、それまで気が付かなかった、新たな地平にたどり着ける。

私たちはこうした方法に頼らざるを得なかった。その結果として出した100以上の提言や私たちの発言がそれぞれの状況下で適切だったかどうかは、歴史の審判に委ねたい。

4-5 感染症危機に強い社会へ

次のパンデミックに際し、よりうまく対応するにはどのようなことが求められるか。立場によりさまざまな考えがあると思う。今回のパンデミック対策に深く関与した専門家の一人として、次の3つが最も重要な原則だと考える。

第1に、人々の生活や仕事に多大な影響を与えるパンデミックに際しては特に、国民から選挙で信任を得た政治家が民意を十分踏まえた上で、いかなる対策を採るか、最終的な意思決定をすることが求められる。その際に、恣意的な判断とならないよう、その理由を明確に説明することが重要である。

さらに感染対策について市民に納得し、協力してもらうためには、政府はリスクコミュニケーションなどの専門家の支援を受け、単に情報発信するだけではなく、市民との共創的なコミュニケーションを行う必要がある。

第2に、感染状況などの変化に応じ、より合理的、効果的な提言ができる専門家助言組織の構築が求められる。

今回のパンデミックでは、政府と専門家の役割分担が不明確であったために、新型コロナ対策の決定プロセスが分かりづらかった。また、疫学情報などが不足しており、専門家に対する支援体制も不十分であった。リスクコミュニケーションにおいても専門家が前面に出ざるを得なかった。専門家の独立性を担保しつつ、そうした課題の改善に向けた仕組みの構築が求められる。

第3に、平時から危機に採るべき対応についてしっかりと準備をしておくことが必要だ。

次のパンデミックにより上手に対応するためには、今回の新型コロナ・パンデミックで政治家、自治体の長、行政官、保健所・医療関係者、専門家などがそれぞれいかなる判断で何を行い、どんな発言をしたのかなどにつき、公開されている資料などを基に、当事者はもとより第三者も入った客観的な検証が求められる。

これらの原則を踏まえて、私自身は具体的には次の6つが求められると思う。

（1）合理的な対策を考える上での一丁目一番地は、必要な疫学情報の迅速な共有である。しかし今回医療機関の診療情報と保健所の疫学調査情報の連結が行われておらず、また自治体間で個人情報の扱いが異なったことなどもあって、必要な疫学情報が迅速に国・自治体間あるいは自治体間で共有されなかった。このことが、専門家がタイムリーに感染対策を提言する上で大きな障害になった。プライバシーに配慮しつつも感染状況を迅速に把握できる仕組みに向け、平時のリスクコミュニケーションを通した医療情報のデジタル化とシステム構築および感染症データのガバナンス強化が急務である。

（2）次回のパンデミックはどのような病原体でどのような特徴を持つか予測することは不可能である。従って、病原体の病原性のみならず伝播性、医療や社会への影響などを基にいくつかのシナリオを想定し訓練しておく必要がある。

また、パンデミック発生後なるべく迅速にワクチンや診断薬・治療薬を開発するには、産官学の連携をさらに強化すると同時に、必要に応じて国から研究者や企業に対し具体的な開発・研究の実施を要請することも求められる。

（3）そもそも我が国の医療提供体制には、いつ来るかも分からないパンデミックのために十分な病床を常時空けておく余裕はない。地域における医療機関の連携など限りある医療資源を最大限活用することの重要性は論を待たないが、急激な医療ニーズの高まりに備えるためには、より構造的な医療制度の見直しも求められる。
例えば、我が国では規模の小さい病院が多く、感染者を受け入れる医療機関が分散されるので、医療機関の集約化をもっと進めるべきだ。感染症対策や危機管理に強い医療関係者の養成も求められる。

（4）今回のパンデミックでは、国と自治体の協議・連携は頻繁に行われた。しかし国と自治体の間で「さや当て」のようなことが時々あった。感染症法において都道府県と政令指定都市・保健所設置市は同等に責任を有しているため、都道府県の中で情報共有などが必ずしも十分でなかった。地方分権を標榜する我が国にあって、国と自治体の役割・責任の明確化、危機における自治体間の連携および情報共有、さらに国・自治体間の合意形成の在り方などを再考する必要がある。

（5）今回のパンデミックでは、多くの市民が国や自治体の要請に応えてくれたが、社会全体が協力してくれるような仕組みはなかった。また、飲食店など一部の事業者には、営業時間の短縮などの制限とともに財政的支援が行われたが、他の業種についてはそうしたことはなかった。

また、パンデミックが長期にわたる中で、ウイルスの特性など多くのことが分かってきたにも関わらず、人々の立場の違いや対策の負担に関する不平等感などのため、進むべき方向性について共通の理解が得られにくくなった。

こうした課題を解決するためには、なるべく多くの市民や事業者に納得して協力してもらうための何らかのインセンティブや仕組みが必要ではないか。

加えて、政府などからの一方的な情報発信だけでは不十分で、共創的なコミュニケーションの仕組みづくりも求められる。例えば、地域で健康情報にアンテナを張っている市民グループとの連携や、自然災害の対応からどんなことが学べるかなども検討したらよいのではないか。

（6）今回のパンデミックでは当初、感染者とその家族、医療関係者とその家族、さらには都市部からの旅行者などへの偏見や差別による人権侵害も生じた。こうしたことを防ぐためには、市民の間や行政・医療機関との間でどのようなことができるか普段からリスクコミュニケーションとして議論しておく必要があるだろう。

また、今回、高齢者、子ども、女性、在日外国人、非正規労働者、住所不定者など、社会的に弱い立場の人たちにより大きなしわ寄せが来た。危機の際に行動制限などに伴って経済的・精神的苦境に置かれる場合にどのように支援するのか。どのようにして情報を届け感染対策に協力してもらうか。さらにこうした人々の声を聴き、社会的議論を踏まえて政策に活かすという真の「リスクコミュニケーション」をどのように実現するのか。これらを平時から考えておくことが必要だ。

新型コロナ・パンデミックは、日本に住む人々や日本の社会に、公共の福祉と個人の自由のバランス、感染対策と社会経済活動の両立、「命の選択」をどう考えるべきかなど、さまざまな問いを投げかけた。

これらの問いに対して私たちは何とかして方向性を見いだすように試みたが、必ずしもうまくいかなかった。市民、事業者、政府、メディア、専門家など、さまざまな人たちによる普段からの対話が求められる。

本書執筆時点でまだ新型コロナの感染は継続している。今後も新たなパンデミックが発生するだろう。今回のパンデミックの教訓を踏まえ、感染症に強い社会が作られることを願ってやまない。

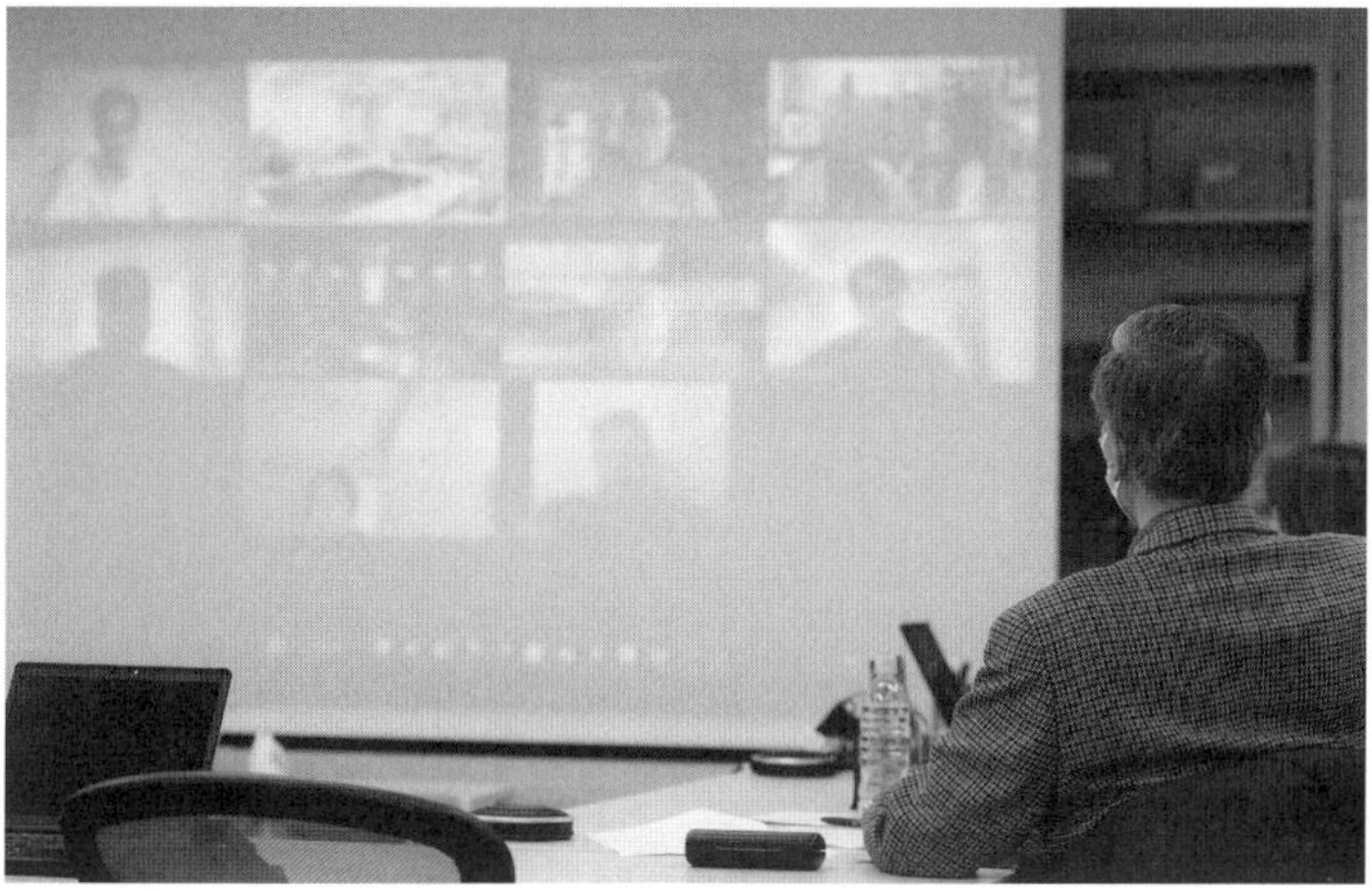

2023年2月26日の専門家の勉強会。勉強会には、宮城や沖縄、三重など地方在住の専門家も含め、オンラインで参加する人も多かった（写真：村田和聡）

エピローグ

横浜港にクルーズ船「ダイヤモンド・プリンセス号」が到着したのは2020年2月3日の夜であった。奇しくも同じ日、私たち専門家は厚労省からかかってきた突然の電話で、新たに設置されたアドバイザリーボードのメンバーになるよう依頼された。メンバーは12人であった。

その後、このエピローグを書いている2023年8月時点まで3年半が経過した。この間、首相が2回代わり、厚労大臣も新型コロナ対策担当大臣も交代した。担当する行政官も異動などで替わった。気が付けば、私たちは新型コロナ対策の「古株」になっていた。

新型コロナ・パンデミックは100年に一度の感染症危機と言われた。3年以上続いたこの危機を10年後、50年後、100年後、人々はどのように振り返るだろうか。

この3年間、葛藤や悩みのなかった人はいなかったのではないか。

私たち専門家にとっても、途中息が切れそうになりながらも、必死に走り続けた3年間だった。

私は国内外の感染症対策に関わって30年以上たつが、今回の新型コロナはこれまで経験してきた感染症の中で最も手ごわい相手であった。

今回のパンデミックにおいて、私たちの最も重要な役割は感染状況の分析と対策案の政府への提言だった。ウイルスや感染状況は変化する。人々の価値観もさまざまだ。唯一絶対の正解はなく、専門家一人ひとりができることにも限界があった。

それでも、歴史の審判に堪えられるような提言にしたいという思いで、毎週日曜に専門家たちで勉強会を開いてきた。勉強会は6時間以上続き、夕食時になっても終わらず、家族の顰蹙（ひんしゅく）を買ったのは私だけではなかったようだ。

この3年間は葛藤の連続だった。「ルビコン川」は一度渡っただけでは済まず、その後、何度も渡ることになった。批判されるかもしれないが、渡らなければ専門家としての責任を果たせないと覚悟を決めた。しかしその判断が本当に適切だったかは、今後さまざまな立場の人による多角的な検証を待ちたい。

いずれ新たなパンデミックは発生するだろう。

そうであれば、「古株」の最後の仕事として、これまでの経験を記録に残すべきだと考えるようになった。本書を書き始めた時期は、２０２３年1月27日、新型コロナの感染症法上の位置付けが「2類相当」から「5類」に移行することが決まった頃である。これまで出した提言書、専門家助言組織の議事概要、記者会見で投影したスライド、国会の議事録を一つひとつ見直すことから始めた。

私たちが何を考え、何に悩んだか。１００以上の提言の根拠は？　発言の背景には何があったか。

3年間を振り返り、自己検証したものが本書である。次回のパンデミックに備え、本書が少しでも参考になれば望外の喜びである。

人類と感染症との闘いはこれからも続く。

2023年8月末をもって新型コロナ対策分科会や基本的対処方針分科会が廃止されることになったため、私は新型コロナ対策から「卒業」する。

しかし、結核予防会を通し、微力ながら、結核をはじめとする呼吸器感染症の対策にもうしばらく取り組むつもりだ。

2015年、「希望の持てる社会」作りに少しでも貢献しようと全世代が参加する認定NPO法人「全世代」を立ち上げた。3年間できなかったその活動や、趣味の剣道も再開したい。

市民、事業者、保健・医療関係者、政府、専門家など全員の努力で、社会が日常に戻りつつある。私自身もささやかな日常を取り戻せればよいと思っている。

資料編

付表１　専門家助言組織や勉強会に参加した専門家一覧

グラフ　日本の新型コロナ感染者数と死亡者数の推移

付表２　専門家助言組織の主な提言、および、
基本的対処方針分科会などに
おけるさまざまな意見の概要

補論　提言の根拠は何だったのか

専門家助言組織や勉強会に参加した専門家一覧（五十音順）

氏名	所属	新型コロナウイルス感染症対策専門家会議	新型コロナウイルス感染症対策分科会	新型コロナウイルス感染症対策アドバイザリーボード	基本的対処方針等諮問委員会	基本的対処方針分科会	勉強会
秋下 雅弘	日本老年医学会理事長＊			●			
阿南 英明	神奈川県理事（医療危機対策統括官）／藤沢市民病院副院長			○			○
荒金 美斗	鳥取県新型コロナウイルス感染症対策本部事務局次長＊			●			
有馬 雄三	国立感染症研究所感染症疫学センター情報分析室長＊			●			
家保 英隆	全国衛生部長会会長＊			●			
井口 豪	千葉県保健医療担当部長＊			●			
石川 晴巳	ヘルスケアコミュニケーションプランナー		○				○
石垣 泰則	日本在宅医療連合学会代表理事＊			●			
石田 昭浩	日本労働組合総連合会副事務局長＊		○				
磯部 哲	慶應義塾大学法科大学院教授		●				○
糸数 公	沖縄県保健衛生部長＊			●			
井深 陽子	慶應義塾大学経済学部教授＊				○	○	
今村 顕史	東京都立駒込病院感染症センター長・感染症科部長	●	○	○			○
上田 健太	広島県健康福祉局 新型コロナウイルス感染症対策担当 情報分析担当 主任＊			●			
上田 哲郎	東京都医療体制戦略監＊			●			
内田 勝彦	全国保健所長会会長 大分県東部保健所＊	●		●			
大久保 一郎	横浜市衛生研究所長＊			●			
太田 圭洋	一般社団法人日本医療法人協会副会長		●	○			○
大竹 文雄	大阪大学感染症総合教育拠点特任教授 京都大学経済研究所特定教授	●	○		○	○	○
大橋 博樹	日本プライマリ・ケア連合学会副理事長＊			●			
大曲 貴夫	国立国際医療研究センター病院 国際感染症センター長	●		●			○
緒方 剛	茨城県潮来保健所長＊			●			

岡部 信彦	川崎市健康安全研究所長	○	○	○	会長代理	分科会長代理	○
小坂 健	東北大学大学院歯学研究科長			●			○
小澤 広規	横浜市衛生研究所微生物検査研究課研究員＊			●			
小野寺 節	東京大学大学院農学生命科学研究科 特任教授＊	●					
押谷 仁	東北大学大学院医学系研究科微生物学分野教授	○	○	○	○	○	○
尾身 茂	公益財団法人結核予防会理事長	副座長	分科会長	○	会長	分科会長	○
賀来 満夫	東北医科薬科大学医学部 感染症学教室 特任教授						○
加藤 康幸	国際医療福祉大学医学部教授／ 国際臨床感染症センター感染症科部長＊			●			
楫屋 和紀	名古屋市健康福祉局新型コロナウイルス感染症対策部主幹＊			●			
釜萢 敏	公益社団法人日本医師会常任理事	○	○	○	○	○	○
河岡 義裕	国立国際医療研究センター 国際ウイルス感染症研究センター長 東京大学国際高等研究所 新世代感染症センター機構長 東京大学医科学研究所 特任教授	○		○	○	○	○
川名 明彦	防衛医科大学校内科学講座感染症・呼吸器教授	○		○	○	○	○
河本 宏子	一般社団法人日本経済団体連合会 危機管理・社会基盤強化委員会 企画部会長代行		●				
北島 正章	北海道大学大学院工学研究院准教授＊			●			
北野 宏明	ソニーコンピューターサイエンス研究所代表取締役社長＊			●			
喜多村 晃一	国立感染症研究所ウイルス二部主任研究官＊			●			
木下 栄作	広島県健康福祉局長＊			●			
木村 正	日本産科婦人科学会理事長＊	●					
草場 鉄周	日本プライマリ・ケア連合学会理事長＊			●			
忽那 賢志	大阪大学大学院 医学系研究科 教授						○
久保 達彦	広島大学医学部公衆衛生学教授＊			●			
黒田 誠	国立感染症研究所病原体ゲノム解析研究センター長＊			●			
幸本 智彦	東京商工会議所議員＊		○				

		新型コロナウイルス感染症対策専門家会議	新型コロナウイルス感染症対策分科会	新型コロナウイルス感染症対策アドバイザリーボード	基本的対処方針等諮問委員会	基本的対処方針分科会	勉強会
小林 慶一郎	慶應義塾大学経済学部教授		○		○	○	○
近藤 久禎	国立病院機構DMAT事務局次長*			●			
齋藤 智也	国立感染症研究所感染症危機管理研究センター長			●			○
坂本 哲也	日本救急医学会代表理事*			●			
櫻井 彩奈	国立国際医療研究センター病院 国際感染症センター*			●			
菖蒲川 由郷	新潟大学大学院医歯学総合研究所 特任教授*			●			
杉下 由行	東京都福祉保健局感染症危機管理担当部長*			●			
杉山 真也	国立国際医療研究センター 研究所感染病態研究部 テニュアトラック部長			●			
鈴木 忠樹	国立感染研究所感染病理部長*			●			
鈴木 基	国立感染症研究所感染症疫学センター長	○		○	○	○	○
砂川 富正	国立感染症研究所実地疫学研究センター長*			●			
清古 愛弓	全国保健所長会副会長 葛飾区保健所長	●	●				
瀬戸 泰之	東京大学消化管外科教授*			○			
田岡 和城	東京大学医学部附属病院血液腫瘍内科助教*			●			
高山 義浩	沖縄県立中部病院感染症内科・地域ケア科 副部長			●			○
竹森 俊平	独立行政法人経済産業研究所上席研究員(特任)*				○	○	
田島 文博	日本リハビリテーション医学会副理事長／和歌山県立医 科大学リハビリテーション医学講座 教授*			●			
田島 優子	さわやか法律事務所 弁護士*				○	○	
舘田 一博	東邦大学微生物・感染症学講座教授	○	○	○	○	○	○
田中 英夫	寝屋川市保健所長*			●			
田中 幹人	早稲田大学政治経済学術院教授			○			○
谷口 清州	独立行政法人国立病院機構三重病院 病院長			●	○	○	○

田原 研司	島根県健康福祉部感染症対策室長＊			●			
都築 慎也	国立国際医療研究センター病院国際感染症センター医長＊			●			
鶴田 憲一	全国衛生部長会＊	●					
朝野 和典	大阪大学大学院医学系研究科感染制御学教授＊				○	○	
中澤 よう子	全国衛生部長会会長	●		●			○
中島 一敏	大東文化大学スポーツ・健康科学部健康科学科教授			●			○
仲田 泰祐	東京大学大学院経済学研究科及び公共政策大学院准教授＊			●			
中山 ひとみ	霞ヶ関総合法律事務所弁護士	○	○	○	○	○	○
西浦 博	京都大学大学院医学研究科教授	●		●			○
西嶋 康浩	岡山県保健医療福祉部長＊			●			
西田 淳志	東京都医学総合研究所社会健康医学研究センター長			●			○
西塚 至	東京都福祉保健局新型コロナウイルス感染症対策担当部長＊			●			
野尻 孝子	和歌山県福祉健康部技監＊			●			
野田 龍也	奈良県立医科大学公衆衛生学准教授＊			●			
長谷川 秀樹	国立感染症研究所 インフルエンザ・呼吸器系ウイルス研究センター長				○	○	
林 基哉	国立保健医療科学院＊	●					
人見 嘉哲	北海道保健福祉部技監＊			●			
平井 伸治	鳥取県知事		○	●			
平田 晃正	名古屋工業大学先端医用物理・情報工学研究センター長＊			●			
廣島 孝	北海道保健福祉部技監＊			●			
福井 トシ子	公益社団法人日本看護協会長＊			●			
藤井 睦子	大阪府健康医療部長＊			●			
古瀬 祐気	長崎大学大学院医歯薬学総合研究科教授			●			○
堀口 裕正	国立病院機構本部総合研究センター診療情報分析部副部長＊			●			
前田 秀雄	公益財団法人結核予防会審議役（元東京都北区保健所長）			●			○

		新型コロナウイルス感染症対策専門家会議	新型コロナウイルス感染症対策分科会	新型コロナウイルス感染症対策アドバイザリーボード	基本的対処方針等諮問委員会	基本的対処方針分科会	勉強会
松田 晋哉	産業医科大学医学部公衆衛生学教室教授＊			○			
松原 史朗	名古屋市健康福祉局医監＊			●			
溝端 康光	日本臨床救急医学会＊			●			
南 砂	読売新聞東京本社常務取締役調査研究担当		○				
宮下 裕文	福井県健康福祉部副部長＊			●			
武藤 香織	東京大学医科学研究所公共政策研究分野教授	○	○	○	○	○	○
村上 陽子	日本労働組合総連合会副事務局長＊		○				
森内 浩幸	長崎大学大学院医歯薬学総合研究科小児科学教授＊			●			
森岡 慎一郎	国立国際医療研究センター病院 国際感染症センター＊			●			
森川 博司	茨城県保健医療部長＊			●			
森本 浩之輔	長崎大学熱帯医学研究所呼吸器ワクチン疫学分野教授＊			●			
矢澤 知子	東京都福祉保健局理事＊			●			
柳川 忠廣	公益社団法人日本歯科技師会副会長＊			●			
山本 信夫	公益社団法人日本薬剤師会会長＊			●			
吉田 正樹	東京慈恵会医科大学感染制御科教授＊	○		○			
四柳 宏	日本感染症学会理事長＊			●			
脇田 隆字	国立感染症研究所所長	座長	分科会長代理	座長	○	○	○
和田 耕治	国際医療福祉大学医学部公衆衛生学元教授	●		●			○

注１：勉強会参加メンバーは頻繁に参加した人たちとした。まれに招待して１～２回参加した人は参加者とはしていない
注２：肩書きは2023年8月1日時点。＊を付けた人は専門家助言組織に参加した当時の肩書き
注３：専門家助言組織には途中参加者もメンバーに含めている。専門家会議の○は構成員、●は座長が出席を求める関係者。新型コロナ対策分科会の○は構成員（委員）、●は臨時構成員（臨時委員）。アドバイザリーボードの○は構成員、●は座長が出席を求める関係者。基本的対処方針等諮問委員会については○が構成員。基本的対処方針分科会は○が委員

グラフ　日本の新型コロナ感染者数と死亡者数の推移
人口10万人対 新型コロナ感染者数と死亡者数×３００（全国）

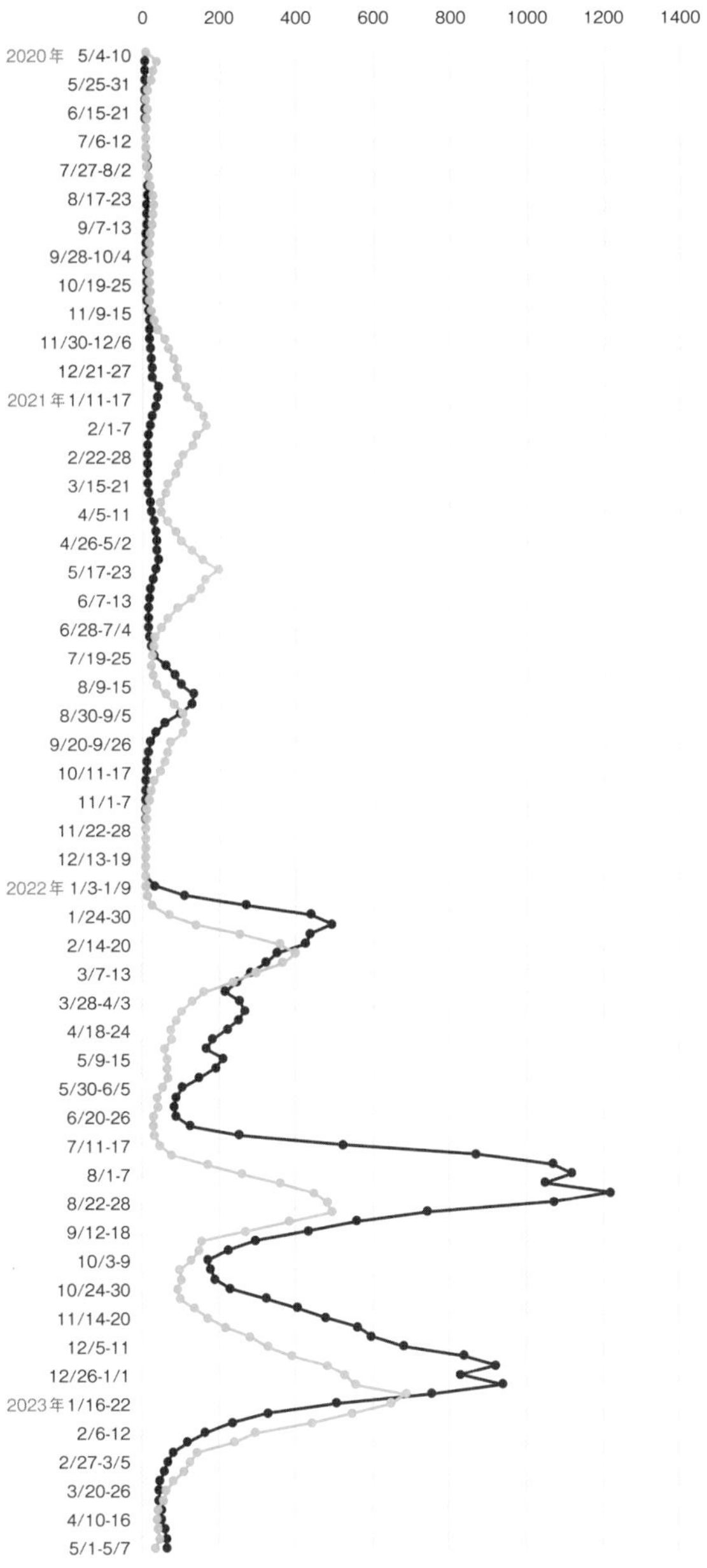

注：感染者数は人口10万人当たりの数値。死亡者数は人口10万人当たりの数値を３００倍した値
出所：中島一敏大東文化大学教授作成

付表2：専門家助言組織の主な提言、および、基本的対処方針分科会などにおけるさまざまな意見の概要

2020年
第1波
安倍政権

公表日	内容	形式	発案者・提出者	会議
2月7日	クルーズ船の乗客について全員下船させるべきであり、一刻も早く下船させるように情報を集めることを提言。検査の対象について問われ「感染の広がりが早期であれば無症候者を含めて幅広に実施してよいかもしれないが、まん延期に至れば、肺炎の者、それも医学的に入院加療が必要な者に限ることになる」と述べた。無症候者から感染する可能性を指摘した。感染者を一人も出さないのは不可能だと国民に対して説明していくべきだと主張した。	会議で問われて口頭で回答		第１回新型コロナウイルス感染症対策アドバイザリーボード（以下、アドバイザリーボード）
2月10日	PCR検査のキャパシティーが課題と指摘。アカデミアのラボを活用する可能性にも言及した。	会議で問われて口頭で回答		第2回アドバイザリーボード
2月13日	既に国内で感染伝播が起こっている可能性が高いと指摘。クルーズ船乗客の下船を推奨、国内早期の対策、国民への情報提供（リスクコミュニケーション）の重要性などを明記した。	Word文書6ページ	文責：尾身茂	非公開の提言書
2月16日	新型コロナの特徴や国内の感染の現状評価について回答。「今後の対応は死亡者をできるだけ減らすことが鍵」「感染の拡大を完全に止めるのは無理。患者数の上昇スピードを抑えたり、重症化する人の数を減らしたりすることはできる。この二つを対策の柱だとはっきり言っていくことが重要」と明言。受診・相談の目安も議論し、37・5℃以上の発熱が4日以上続いている場合（高齢者や基礎疾患等のある人は2日程度続く場合）や強いだるさや息苦しさがある場合という政府提案にこの時点で賛成した。	会議で問われて口頭で回答		第１回新型コロナウイルス感染症対策専門家会議（以下、専門家会議）
2月24日	**新型コロナウイルス感染症対策の基本方針の具体化に向けた見解** 専門家助言組織として初の「独自見解」。「これから1～2週間が急速な拡大に進むか、収束できるかの瀬戸際」「これからとるべき対策の最大の目標は、感染の拡大のスピードを抑制し、可能な限り重症者の発生と死亡数を減らすこと」「国内の複数の地域から、いつ、どこで、誰から感染したか分からない感染例が報告され、国内の感染が急速に拡大しかねない状況にある」と分析した。咳	Word文書3ページ	専門家会議	第3回専門家会議

	やくしゃみなどの飛沫感染と接触感染が主体だが、例外的に至近距離で相対することにより咳やくしゃみなどがなくても感染する可能性が否定できないとした。また、無症状や軽症の人でも他の人に感染を広げる例があることも明らかにした。市民には、風邪や発熱などの軽い症状が出た場合には自宅療養を求めたが、風邪の症状や37・5℃以上の発熱が4日以上続いている場合（高齢者や基礎疾患等のある人は2日程度続く場合）や強いだるさや息苦しさがある場合には「帰国者・接触者相談センター」に相談することを要請した。			
3月2日	**新型コロナウイルス感染症対策専門家会議の見解（クラスター対策）** この一両日に分かったこととして、症状の軽い人から感染が拡大していること、これまでに国内で感染が確認された人のうち約80％は他の人に感染させていないこと、一方で、一定条件を満たす場所において、1人の感染者が複数人に感染させた事例を挙げた。北海道の感染状況について「日毎に急速に増加しているが、この1～2週間の間に、人と人との接触を可能な限り控えるなど、積極的な対応を行えば、感染拡大を急速に収束させることが可能」とした。		専門家会議	第5回 専門家会議
3月9日	**新型コロナウイルス感染症対策の見解** 社会・経済機能への影響を最小限としながら、感染拡大の効果を最大限にするという基本方針のための3本柱として「クラスター（集団）の早期発見・早期対応」「患者の早期診断・重症者への集中治療の充実と医療提供体制の確保」「市民の行動変容」を挙げた。2020年2月24日に公表した見解で「これから1～2週間が瀬戸際となる」と述べたが、3月9日時点では爆発的な感染拡大には進んでおらず、一定程度持ちこたえているのではないかとの見解を示した。 「新型コロナウイルス感染症のクラスター（集団）発生のリスクが高い日常生活における場面についての考え方」という資料で、①換気の悪い密閉空間、②人が密集していた、③近距離での会話や発声が行われたという3つの条件が同時に重なった場ではより感染リスクが高いとした。	Word文書 7ページ	専門家会議	第6回 専門家会議
3月17日	**新型コロナウイルス感染症対策専門家会議から厚生労働省への要望** 帰国者および訪日外国人対応を至急開始する必要性。入国拒否の対象となる地域からの帰国者は検疫時において健康状態を確認し、PCR検査を実施し、陽性者については隔離の対象とすること、それ以外の欧州諸国等や東南アジアから入国する者に対して、2週間の自宅あるいは宿泊施設などで待機して自己健康観察を実施し、国内において公共交通機関を使用しないよう要請することを提言した。	Word文書 2ページ	専門家会議	第7回 専門家会議
3月19日	**新型コロナウイルス感染症対策の状況分析・提言** 19ページにわたる広範な提言。「国内外の現在の感染状況を考えれば、短期的収束は考えにくく長期戦を覚悟する必要があります」と指摘した。北海道が2020年2月28日に出した独自の緊急事態宣言の発出前後を分析し、実効再生産数が減少したことから宣言には一定の効果があったとした。しかし日本全国を見ると、一部の地域で感染拡大が見られ、感染源（リンク）が分からない患者数が継続的に増加する地域が散発的に存在しており、全国に拡大すれば、爆発的な感染拡大を伴う大規模流行（オーバーシュート）につながりかねないとした。また現段階では医師が重症化しそうな患者の大半を検出し適切な治療ができているが、欧州で起きている爆発的な感染拡大の可能性や、それに伴う地域の医療提供体制が受けるであろう影響の深刻さも考慮しておく必要を指摘した。感染者を重点的に受け入れる医療機関の設定や、重点医療機関等への医療従事者の派遣、都道府県を越えた広域調整本部の設置準備を提言した。クラスター対策の抜本的強化として、地域でクラスター対策を指揮する専門家を支援する人材の確保、地方公共団体間で保持する感染者情報をそれぞれの地域のリスクアセスメントに活用できるシステムを作ること、保健所の人員と予算	Word文書 19ページ	専門家会議	第8回 専門家会議

の投入などを求めた。PCR検査体制は増強されてきており、今後も必要なPCR検査が速やかに実施されるべきとした。感染者や濃厚接触者およびその家族、医療従事者などへの差別や偏見につながる行為にも警鐘を鳴らした。

3月27日

第1回基本的対処方針等諮問委員会

政府が初めて作成した「基本的対処方針（案）」について諮問され、意見を求められた。政府からは情報提供・共有、サーベイランス・情報収集、まん延防止、医療、経済・雇用対策などに関する全般的な方針が示された。疫学の専門家からは「非常に深刻な状況になりつつあり、緊急事態宣言の発出についても専門家の間で真剣に議論している」といった危機感の表明があり、帰国者を中心に感染が広がり、東京ではクラスターが見えなくなっているといった深刻な感染状況や医療破綻の危機についても共有された。その危機感を基に、基本的対処方針案は一部修正された。

4月1日

新型コロナウイルス感染症対策の状況分析・提言

「今のところ諸外国のような、オーバーシュート（爆発的患者急増）は見られていないが、都市部を中心にクラスター感染が次々と報告され、感染者数が急増している。そうした中、医療供給体制が逼迫しつつある地域が出てきており医療供給体制の強化が喫緊の課題となっている」と分析。地域ごとのまん延の状況を判断する際に考慮すべき指標として、新規確定患者数や帰国者・接触者外来受診者数などを示した。感染拡大警戒地域、感染確認地域、感染未確認地域の地域区分や想定される対応を示した。自分が患者になったときの受診行動に関する準備や情報共有の必要性にも言及した。また携帯端末の位置情報などICTの活用について「プライバシーの保護や個人情報保護法制などの観点を踏まえつつ、感染拡大が予測される地域でのクラスター発生を早期に探知する用途等に限定したパーソナルデータの活用も一つの選択肢となり得る」として一般市民や専門家も巻き込んだ議論を求めた。

Word文書
12ページ

専門家会議

第10回
専門家会議

4月7日

第2回基本的対処方針等諮問委員会

東京都など7都府県を対象に緊急事態宣言を発出することについて政府から諮問された。期間は2020年5月6日まで。「国民・企業が一丸となって接触機会の低減に徹底的に取り組めば、事態を収束に向かわせることが可能」というメッセージを国や専門家も一体となって発し、そのために国民は三密の回避や外出自粛の徹底など、企業はテレワークやTV会議の更なる活用などによって「最低7割、極力8割」、接触機会を低減することを私（尾身）から提案した。

4月7日

東京都など7都府県を対象に第1回緊急事態宣言

4月11日

第3回基本的対処方針等諮問委員会

緊急事態宣言の対象区域である「特定都道府県」以外の都道府県は、特措法第24条第9項に基づき、繁華街の接客を伴う飲食店等への外出自粛について強く促すことを基本的対処方針に追記することを政府が諮問し、構成員の賛成を得た。（持ち回り開催）

4月16日

第4回基本的対処方針等諮問委員会

緊急事態宣言の対象を全国に拡大すること、および、4月7日に緊急事態宣言が発出された7都府県に加えて同程度にまん延が進んでいる北海道や茨城県など6道府県の合計13都道府県を「特定警戒都道府県」とすることについて政府から諮問された。政府が示した基本的対処方針案の中に「文部科学省は、専門家の判断を踏まえ（中略）5月6日までの間、学校の一斉休業をすることとする」という文言があった。専門家はそもそも専門家会議などでそうした見解を出しておらず、「学校の全国一斉休業は望ましくない」「子どもが教育を受ける権利をしっかり保障すべきである」「あくまでも流行対策なのでウイルスが流行しているところかどうかで判断をすべきだ」といった意見を表明した。これによって、同文言は4月16日に変更となった基本的対処方針からは削除された。

4月16日	第1回緊急事態宣言の対象を全国に拡大。東京都や北海道など13都道府県は「特定警戒都道府県」に			
4月22日	**新型コロナウイルス感染症対策の状況分析・提言** 21ページにわたる分析・提言。緊急事態宣言が発出された状況下において行動制限の現状について人流データで示し、8割の接触機会の低減の徹底によりまん延の区域の拡大を収束に向かわせることが求められるとした。また、医療機関の役割分担の促進、PCR等検査の実施体制の強化、保健所体制の強化や業務の効率化などに関し、都道府県知事等による更なるリーダーシップが求められるとした。偏見と差別についても警鐘を鳴らした。治療薬等の開発について「関係省庁・関係機関とも連携し、有効な治療薬やワクチン等の開発に引き続き鋭意取り組む必要がある」とした。ICT利活用についても諸外国の取り組みから調査・個別通知、統計情報二次利用、集計・公開の合理化、接触追跡（Bluetoothアプリ、GPS位置情報その他）、健康管理・報告のアプリといった手法が考えられるが、公衆衛生上の利益とプライバシーへの影響を比較考量し、倫理的・法的・社会的な問題を議論することを求めた。ビデオ通話の活用など「人との接触を減らす10のポイント」を発表した。	Word文書 21ページ	専門家会議	第11回 専門家会議
5月1日	**新型コロナウイルス感染症対策の状況分析・提言** 第1回緊急事態宣言が発出されて新規感染者数が減少し始めた時期の提言。「長丁場を覚悟しなければならない」と明言。緊急事態宣言の対象が全国となり、「オーバーシュートを逃れ、新規感染者数は減少傾向に転じるという一定の成果」があったと分析。接触頻度＝人流×接触率も算出。引き続き、徹底した行動変容による接触機会の低減と医療提供体制の拡充を進めることを求めた。「徹底した行動変容の要請を維持するか、緩和するかの判断の考慮すべき要素」として、感染状況が一定範囲に抑えられていることや医療提供体制が確保できていることといった考え方も示した。中長期の課題として、①テレワークの推進など新しい生活様式の普及、②保健所支援の徹底や濃厚接触者追跡アプリなどの早期導入などによるクラスター対策の強化、③医療提供体制の拡充、④PCR検査体制の拡充を挙げた。また、長期間にわたる外出自粛等によるメンタルヘルスへの影響、配偶者からの暴力や児童虐待など社会的課題への対応についても目を配る必要があるとした。	Word文書 20ページ	専門家会議	第12回 専門家会議
5月4日	**新型コロナウイルス感染症対策の状況分析・提言** 第1回緊急事態宣言の期限とされた5月6日を前に、都道府県別感染状況を評価し、「地域や全国で再度感染が拡大すれば、医療提供体制への更なる負荷が生じる恐れがあることから、当面、現在の枠組みを維持することが望ましい」とした。一方で、必要以上の市民生活への犠牲を強いることのないようにする必要があるとし、「対策が長期化する中で、まん延防止を第一としつつ社会経済活動との両立を図ることが課題となるため、長期的な対策の継続が市民生活や経済社会に与える影響という観点からの検討も行う体制整備を進めるべきである」ことも指摘した。「新しい生活様式の実践例」および業種ごとの感染拡大予防ガイドライン策定についての留意点を示した。 2020年3月下旬以降、特に大都市圏において検査待ちが多く発生した理由などを分析した「PCR検査等の対応についての評価」も補論として提出し、保健所の体制強化および労務負担軽減、地域外来・検査センターの更なる設置などの対策を求めた。 「新型コロナウイルス感染症についての相談・受診の目安」として「息苦しさや強いだるさ、高熱等の強い症状のいずれかがある場合、	Word文書 20ページ	専門家会議	第13回 専門家会議

	高齢者など重症化しやすい人が発熱や咳などの比較的軽い風邪の症状がある場合は、帰国者・接触者相談センター等にすぐに相談する」ことを提言し、具体的な体温を示さず、日数も短縮すべきだという考えを示した。この結果、厚労省は2020年5月8日、新たな相談の目安を公表し、「37.5℃以上の発熱が4日以上」としていた表記を取りやめた。			
5月4日	第5回基本的対処方針等諮問委員会 全都道府県について緊急事態宣言を2020年5月31日まで延長することを政府から諮問された。委員からは「なぜ5月31日までなのかが明確ではない。どうなったら解除するのか先が見えない」といった意見が出た。直前に開いた専門家会議の提言書では「1～2週間後に最新の感染の状況等を踏まえた分析や提言を政府に対して行う」とした。その真意である「5月31日まで待たなくても、モニターした結果、悪くなる可能性も改善する可能性もあるので、遅くとも2週間以内には評価するとともに具体的な基準を示す」という条件の下で、延長期限を5月31日とすることを了承した。			
5月14日	**新型コロナウイルス感染症対策の状況分析・提言** 緊急事態宣言の解除の考え方を示した。①新規報告数：直近1週間の新規感染者数が前週を下回る、②直近1週間の10万人当たり累積新規感染者数：0.5人未満程度などの基準を案として明らかにした。また社会経済活動と感染拡大防止の両立を図っていくために「社会経済の活動レベルを段階的に引き上げていく必要」があるとの考えを示した。感染拡大・医療崩壊の防止に向けた対策として、①保健所の体制強化、②クラスター対策の強化、③病原体検査体制の整備、④医療提供体制の確保、⑤医薬品等の状況の項目ごとにポイントを挙げた。	Word文書 25ページ	専門家会議	第14回 専門家会議
5月14日	第6回基本的対処方針等諮問委員会 感染対策を徹底しつつ、徐々に社会経済の活動レベルを引き上げるため、この日から社会経済の専門家4人も諮問委員会の委員となった。緊急事態宣言の対象区域について特定警戒都道府県以外の34県、および、茨城・石川・岐阜・愛知・福岡の各県を除外することについて諮問があった。松山市の医療機関で関係者20人の集団感染が発覚した愛媛県について緊急事態宣言を解除するかどうかが争点となったが、感染経路の徹底的な調査などを条件に解除するとした。			
5月14日	北海道や東京都など8つの都道府県を除く39県で1回目の緊急事態宣言を解除			
5月21日	第7回基本的対処方針等諮問委員会 京都府・大阪府・兵庫県の緊急事態宣言解除について諮問があった。また、PCR検査および抗原検査の役割分担について検討評価を行うこと、医療従事者はもとより濃厚接触者等のPCRなど検査の実施の拡大に向けて取り組みを進めることについて基本的対処方針に追記することなども諮問された。委員から「インパクトを正確に評価するには超過死亡が最もいいため、しっかりとした評価を継続すべきだ」という発言があった。このため基本的対処方針に「いわゆる超過死亡については、新型コロナウイルス感染症における超過死亡を推計し、適切に把握する」という文言が盛り込まれた。			
5月21日	大阪府、兵庫県、京都府で第1回緊急事態宣言を解除			

日付	内容	形式	作成者	発表
5月25日	**第8回基本的対処方針等諮問委員会** 全国で緊急事態宣言の解除を政府から諮問された。「今のところ、感染がゼロになり、みんなが100%安心というわけにはいかない」と確認した上で、医療提供体制や検査、保健所機能の充実を今後もやっていくという前提の下で、これを了承した。			
5月25日	第1回緊急事態宣言解除			
5月29日	**新型コロナウイルス感染症対策の状況分析・提言** 「感染状況が落ち着いている今こそ、今後の新たな感染拡大（次なる波）を見据え、検査体制、クラスター対策、医療提供体制の強化、治療法・治療薬の確定等に取り組むべき」として、これまでの取り組み・対策や、緊急事態宣言の効果について評価した。検査、医療提供体制、治療法・治療薬の確立やワクチン等の開発の促進、サーベイランスや感染予防対策の強化について、課題と今後の方向性を示した。	Word文書 47ページ	専門家会議	第15回 専門家会議
6月24日	**次なる波に備えた専門家助言組織のあり方について** 専門家会議構成員の立場からみた専門家会議の課題を挙げ、専門家助言組織のあるべき姿をはじめとする必要な対策を政府に提案した。会議メンバーの間では「卒業論文」とも呼ばれる。専門家会議が「前のめり」になった経緯を述べ、課題としては5点を挙げた。 ①政府と専門家会議の関係性について：本来であれば専門家会議の提言を参考にしつつ、政府が政策を決定するが、外から見るとあたかも専門家会議が政策を決定しているかのような印象を与えた（リスクコミュニケーションの在り方）。 ②市民への情報発信について：2月24日に示した「独自見解」では市民に直接行動変容をお願いし、その後も「人との接触を減らす10のポイント」など具体的な事項の提案をしたことで、専門家会議の役割に対して本来の役割以上の期待と警戒感が生じた。 ③新しい感染症に関する研究の実施体制について：新しい感染症の感染者への対応に追われる医療現場において、研究開発を実施するための支援の枠組みやインフラが作られてこなかった。 ④専門家助言組織に対する、領域横断的な専門知識のインプットについて：どこでどのような研究が行われているか分からず、疑問の解決に最適な研究を実施するパートナーと迅速に協働することが困難なことがあった。 ⑤疫学情報に関するデータの公表について：感染者やクラスターに関する情報が電子化されていなかった上にフォーマットも統一されていなかった、各自治体で個人情報の取り扱いが異なるなどの理由で地方公共団体からデータの提供・利用・公表の合意を得ることが容易ではなかった、感染症疫学の専門家が不足していたといった理由で、諸外国のように迅速なデータ公開や研究、論文発表ができなかった。また専門家会議としては対策の根拠となったデータを迅速に公表できなかった。 次の感染拡大に備えて対応すべきことの例の一つとして、専門家助言組織自らが研究課題（リサーチ・クエスチョン）を設定し、解決に向けて道筋をつけるべきであり、専門家会議の外にあるグループとも連携できるよう政府に積極的な支援を求めた。	Word文書 12ページ	専門家会議構成員一同	記者会見

7月6日		7月16日	7月16日	7月16日	7月16日
以下の5つのたたき台を提出。①「検査体制の拡充するための、基本的考え・戦略――感染症対策と社会経済活動の両立をいかに？――」、②「東京を中心とした感染拡大に対するメリハリのついた戦略」「ワーキンググループを作って検討すべき事柄として③「サーベイランスとリスクアセスメント」、④「感染者に対する偏見・差別とプライバシー」の2つ、および、⑤「水際対策について」。①は7月16日の分科会で公式に提言した。②は大都市の歓楽街における感染拡大防止対策ワーキンググループ、③は感染者情報の活用のあり方に関するワーキンググループ、④は偏見・差別とプライバシーに関するワーキンググループを設けて継続的に検討された。	「感染者情報の活用のあり方に関するワーキンググループ」設置。2020年7月22日～2021年1月13日、全6回開催	**検査体制の基本的な考え・戦略** 感染リスク評価および検査前確率から①有症状者（症状のある人）②無症状者（明らかな症状がない人）a.感染リスクおよび検査前確率が高い場合、b.感染リスクおよび検査前確率が低い場合の3つに分けて方針を示した。	**これからのあるべき対策の概要** 三密回避の重要性を引き続き強調すると同時に、今後の報告数が緩やかな増加ないし平坦の場合は東京都の迅速に対象地域や業種を絞った対策を追加すべきと提言した。爆発的に感染拡大する最悪の事態に備えて次の一手をあらかじめ検討しておく必要があるとの考えも示した。	**今後実施すべき対策について** 特措法に基づいて、バーやクラブ等の接待を伴う飲食などにガイドライン（感染防止策の指針）の遵守を要請し、これを遵守しない店には外出自粛とする措置を講じることを「感染が拡大している都道府県」に求めた。また遵守が不十分な店には休業要請も検討するという提案が政府からあった。	**GoToトラベル事業に関する分科会の政府への提言** GoToトラベル事業を「新しい生活様式」に基づく旅の在り方を国民に周知するための契機とし、特に接触確認アプリについては利用を強く推奨することを要望した。ただし「当面の間は積極的に東京都から他の道府県への移動および他の道府県から東京都への移動を支援するGoToトラベル事業を行うことについては延期すべきである」とした。
		PowerPoint文書 10ページ（表紙含む）	PowerPoint文書 1ページ	PowerPoint文書 1ページ	PowerPoint文書 1ページ
		新型コロナ 対策分科会	新型コロナ 対策分科会	新型コロナ 対策分科会	新型コロナ 対策分科会
第1回新型コロナウイルス感染症対策分科会（以下、新型コロナ対策分科会）		第2回新型コロナ 対策分科会	第2回新型コロナ 対策分科会	第2回新型コロナ 対策分科会	第2回新型コロナ 対策分科会

7月22日	7月30日	7月30日	7月31日	8月5日
直近の感染状況等の分析と評価 現時点での対策として、①合理的な感染症対策のための迅速なリスク評価、②集団感染（クラスター）の早期封じ込め、③基本的な感染予防の徹底（三密回避等）、④保健所の業務支援と医療体制の強化、⑤水際対策の適切な実施を求めるとともに、「感染拡大が継続したときや爆発的な感染拡大に備えて、判断に係る指標等および取るべき対策について可及的速やかに検討する」ことを提言した。	**保健所ひっ迫の要因** 社会活動の再開による感染機会の増加により感染者が増加している、積極的疫学調査が数・量とも激増している、濃厚接触者への実施検査数が増加しているなどと要因を分析し、無症候性病原体保有者への原則入院勧告の廃止などを対策として提案した。	**啓発資料「新型コロナウイルス感染症はこうした経路で広がっています」** 接触、飛沫、マイクロ飛沫の3つの感染経路を示した。マイクロ飛沫感染とは換気の悪い密閉空間で空気の粒子がしばらくの間空気中を漂い、少し離れた距離にまで感染が広がる恐れがあることを指す。手洗い・手指消毒、マスクの着用、2m（最低1m）の身体的距離、適度な換気を国民に啓発した。	**今後想定される感染状況の考え方（暫定合意）** 第1回緊急事態宣言以降の感染拡大の傾向として、いわゆる「マイクロ飛沫感染」が世界的にも重要と認識されてきていることにも警鐘を鳴らした。各都道府県で今後想定される感染状況として「感染ゼロ散発段階」「感染漸増段階」「感染急増段階」「感染爆発段階」に分類し、段階の判断に当たって考慮すべき要素や、急増段階・爆発段階に移行を防ぐための対策を示した。	**お盆休みにおける帰省等のあり方について** 帰省する場合は、手指消毒やマスク着用、十分な換気などの基本的感染防止策の徹底や三密を極力避けて高齢者等への感染につながらないよう注意をする、そうした対応が難しいと判断される場合にはオンライン帰省を含め慎重に考慮してほしいことを政府として国民に促すことを求めた。
PowerPoint文書 5ページ（表紙含む）	PowerPoint文書 10ページ	PowerPoint文書 1ページ	PowerPoint文書 10ページ（表紙含む）	Word文書 1ページ
新型コロナ 対策分科会	前田秀雄	記名なし	新型コロナ 対策分科会	新型コロナ 対策分科会
第3回新型コロナ 対策分科会	第4回 アドバイザリーボード	第4回 アドバイザリーボード	第4回新型コロナ 対策分科会	

8月6日	**一般社団法人日本感染症学会提言「今冬のインフルエンザとCOVID−19に備えて」** 「臨床症状による診断ではなく、できる限り検査キットを行って診断する」「原則として、COVID−19の流行が見られる場合には、可及的に（インフルエンザと新型コロナの）両方の検査を行うことを推奨する」などを提言した。	Word文書 25ページ	舘田一博	第5回 アドバイザリーボード
8月7日	**今後想定される感染状況と対策について** 7月31日の新型コロナ対策分科会での提言から「暫定合意」が取れた。4段階をステージⅠ～Ⅳと呼ぶなど、7月22日～31日の分科会で提言した内容を一部修正。一定の条件を満たせば自動的に先手を打って対策を講じる（いわゆる〝サーキットブレーカー〟）ためのステージ分類を通した対策を提言した。ステージごとに医療逼迫具合や新規報告数などの指標を示し、国や都道府県に対して、これらの指標を「総合的に判断」して、感染の状況に応じ積極的かつ機動的に対策を講じることを求めた。	PowerPoint文書 8ページ（表紙含む）	新型コロナ 対策分科会	第5回新型コロナ 対策分科会
8月20日	「偏見・差別とプライバシーに関するワーキンググループ」の設置決定。 2020年9月1日～同年11月6日に全4回開催			
8月21日	**新型コロナウイルス感染症のワクチンの接種に関する分科会の現時点での考え方** ワクチン接種に当たり考慮すべき事柄を列挙した。「国としてワクチンの確保に全力で取り組んでいくとともに、海外からの購入に際しては、安全性および有効性などが明確になっていない時点で確保の判断を行う必要がある。従って、最終的には確保したワクチンを全ては使用しない可能性があるとしても、必要なワクチンを確保することを目指す必要がある」「接種を優先すべき対象者については、高齢者および基礎疾患を有する者の重症化を予防することを中心とし、さらにそれらの者に対し新型コロナウイルス感染症の診療を直接行う医療従事者を含めることを考えるべきである」などとした。	PowerPoint文書 7ページ（表紙含む）	新型コロナ 対策分科会	第6回新型コロナ 対策分科会
8月24日	**大都市の歓楽街に対する迅速な感染拡大防止と中長期的な感染防止を目的とした提言** 大都市の歓楽街（接待を伴う飲食店のある地域）での感染拡大が確認された際に周辺地域または全国へ拡大をさせないための早期介入が重要であり、保健所を支援するため政府のリーダーシップの下、タスクフォース的な組織を早急に設置し、自治体や関連業界と連携した対応を求めた。関連する業界・地域の関係者（従業員、お客など）が検査を迅速に受けられる体制を構築することなどを提言した。	Word文書 1ページ	新型コロナ 対策分科会	第7回新型コロナ 対策分科会

日付	9月4日	9月11日	9月11日	9月11日	9月25日
内容	**「GO TO Eatキャンペーン事業」についての考え方** 同キャンペーンについて「会食による感染リスクを認識し、事業者・利用者双方が十分な感染予防対策を図るとともに、感染発生時にお店の利用者をトレースできる体制を確保した上で推進するべき」「各都道府県においてステージⅠまたはⅡに相当すると判断される地域で実施することを基本とし、ステージⅢまたはⅣに相当すると判断される地域では、開始後に感染が拡大した場合を含め、慎重に対応していただきたい」などと提言した。	「大都市の歓楽街における感染拡大防止対策ワーキンググループ」設置決定。2020年9月15日~同年10月27日に全4回開催	**GO TOトラベル事業及び県を越えての人の移動についての分科会から政府への提言** 「感染対策を社会全体が徹底すれば、社会経済の制限を徐々に緩めることは可能である」とした。GoToトラベル事業を開始する目安としては、当該都道府県の感染の状況がステージⅠまたはステージⅡ相当であることを基本とすることを要請、ステージⅢであれば当該都道府県を除外することを求めた。「小規模分散型旅行」を普及させることを提言し、人の混雑のレベルにより割引率やクーポン発行量を調整するダイナミックプライシングなどインセンティブの導入を求めた。	**イベント開催制限緩和についての分科会から政府への提言** 地域の感染の状況がステージⅠまたはステージⅡ相当であれば、感染防止策を徹底することを前提として5000人という人数上限を解除することを検討すること、また、歓声や声援などが想定されないクラシックコンサートなどについては収容率を100%以内とすることも検討すること、ステージⅢ相当以上と判断された場合にはイベントの人数制限を元に戻すことやイベントを中止することを含めた慎重な対応を取ることなどを求めた。	**人の移動に関する分科会から政府への提言** 「地域を越えて感染を広げる可能性」を規定する3つの要素として、①人口当たりの感染者数、②感染リスクを高める行動、③旅行者の総数を挙げた。当該地域での感染が一定程度に制御されている場合には、旅行者の総数を強力に抑制しなくても、感染リスクを高める行動を避けることで、地域を越えて感染を広げる可能性を低くできると考えられると指摘し、「飲酒を伴う懇親会」や「大人数や深夜に及ぶ飲食」など感染リスクを高めやすい7つの場面を示した。一方、当該地域の感染が拡大してしまった場合には、感染リスクを高める行動を避けるのみでは不可能であり、旅行者の総数を強力に抑制する必要が出てくる。社会経済活動と感染防止の両立のためには感染リスクを高める行動をなるべく避けていく必要があるのに加え、旅行者の密集を避けるために「小規模分散型旅行」の実現が強く求められると指摘した。
形式	PowerPoint文書 2ページ(表紙含む)		PowerPoint文書 3ページ(表紙含む)	PowerPoint文書 2ページ(表紙含む)	PowerPoint文書 5ページ(表紙含む)
作成	新型コロナ対策分科会		新型コロナ対策分科会	新型コロナ対策分科会	新型コロナ対策分科会
会議	第8回新型コロナ対策分科会		第9回新型コロナ対策分科会	第9回新型コロナ対策分科会	第10回新型コロナ対策分科会

10月13日	**「一般的な会食」における集団感染事例** 国立感染症研究所実地疫学専門家養成コース（FETP）・同感染症疫学センターによる提言。「一般的な会食に関連する集団感染の共通点としては、発症者と感染者の距離が近い（手を伸ばせば届く程度の距離）ことであった」などと分析した。	PowerPoint文書 12ページ（表紙含む）	国立感染症研究所 実地疫学専門家 養成コース（FETP）、 同 感染症疫学センター	第10回 アドバイザリーボード
10月15日	**現在の感染状況に対する分科会から政府への提言** 普通の生活に戻りたいといった「増加要因」と、人々が感染リスクの高い場面や行動を控えるといった「減少要因」が拮抗しており、多くの都道府県で大幅な増加がみられない一方で、急激な減少もみられない状況が続いていると最近の感染状況を分析し、「この拮抗状態がいつ崩れてもおかしくない」という認識を示した。感染拡大防止には早期のクラスター対応が有効と分かってきたのでクラスターが発生した場合には早期に適切な対応を行うことを政府に求めた。	PowerPoint文書 2ページ（表紙含む）	新型コロナ 対策分科会	第11回新型コロナ 対策分科会
10月23日	**感染リスクが高まる「5つの場面」と「感染リスクを下げながら会食を楽しむ工夫」分科会から政府への提言** 9月25日の分科会で示した感染リスクを高めやすい「7つの場面」を「5つの場面」に整理し提示した。飲酒を伴う会食においてクラスターの発生が多く見られていることから、「感染リスクを下げながら会食を楽しむ工夫」を取りまとめた。政府に国民・社会に幅広く伝わるよう発信することを要望した。	PowerPoint文書 6ページ（表紙含む）	新型コロナ 対策分科会	第12回新型コロナ 対策分科会
	年末年始に関する分科会から政府への提言 年末年始に感染を拡大させないために、政府に分散休暇取得の呼びかけや、小規模分散型旅行の推進、「5つの場面」や「感染リスクを下げながら会食を楽しむ工夫」などを広げることを提言した。	PowerPoint文書 2ページ（表紙含む）	新型コロナ 対策分科会	
	クラスターの分析に関するヒアリング調査（都道府県・保健所）等の結果と今後に向けた検討（概要） 9月25日に示した「7つの場面」について12の自治体へのヒアリング調査結果をまとめた。7つの場面はおおむね妥当、特に喫煙室は盲点などの意見が出た。	PowerPoint文書 1ページ	新型コロナ 対策分科会	

		新型コロナ対策分科会事務局	Word文書 25ページ	**クラスターの分析に関するヒアリング調査等の結果と今後に向けた検討** 上記の詳細版。分科会の事務局において、分科会構成員である専門家の意見も踏まえつつ案を作成した。
10月27日	第4回大都市の歓楽街における感染拡大防止ワーキンググループ	今村顕史、押谷仁、磯部哲、大曲貴夫、砂川富正、徳原真、前田秀雄、山岸良匡および事業者から2人、地方公共団体から10人	Word文書115ページ（うち本編28ページ、資料編83ページ、表紙など含む）	**大都市の歓楽街における感染拡大防止対策ワーキンググループ　当面の取組方策に関する報告書** 2020年7～8月のクラスター事例などの分析によると、接待を伴う飲食店などから地域内で感染が広がり、その後高齢者施設に感染拡大したこと、および、従業員・利用者の移動などにより地方都市にも感染が拡大したことから、大都市の歓楽街を感染拡大のいわば「急所」と位置付けた。先進的な取り組みを実施する自治体および事業者・有識者などへのヒアリングから、各地域・各取り組みに共通して、次の5つの視点が重要であるとした。①事業者、従業員、そして支援団体など、現場と対話する時間を惜しまないこと、②信頼関係を構築しながら、きめ細やかな予防策の行き届いた、安心できる街づくりを目指すこと、③差別や偏見にも十分な配慮を行いながら、慎重に対策を進めること、④早期に感染拡大の予兆を検知し、早期に対策を講じること。⑤以上の取り組みに重要な役割を果たす保健所に対して十分な支援を行うこと。その上で「通常時」と「早期介入時」の2つのフェーズに分けつつ、一連の取り組みパッケージを検討した。
10月29日	第13回新型コロナ対策分科会	新型コロナ対策分科会	PowerPoint文書 11ページ（表紙含む）	**検査体制の基本的な考え・戦略（第2版）** 7月16日の「検査の基本的な考え・戦略」の第2版。感染リスクおよび検査前確率が低い無症状者について（②b）は、「社会経済活動の観点から個別の事情などに応じて検査を受ける際は、検査の内容やその際の留意事項などを理解した上で受けることが重要」とした。
		新型コロナ対策分科会	PowerPoint文書 2ページ（表紙含む）	**クラスター対策の更なる強化についての分科会から政府への提言** クラスター対策が遅れる理由として、濃厚接触者の確認ができない（歓楽街等での発生）などを挙げ、これらの課題に対処するため、気軽に検査について相談できる環境づくりといった大都市の歓楽街における感染拡大防止対策ワーキンググループの報告に基づく対応の推進などを提言した。
11月6日	第4回偏見・差別とプライバシーに関するワーキンググループ	中山ひとみ、武藤香織、石田昭浩、押谷仁、鈴木英敬、吉田奨、松原洋子、山本龍彦	Word文書87ページ （表紙、目次含む）	**偏見・差別とプライバシーに関するワーキンググループ　これまでの議論のとりまとめ** ヒアリングや調査などにより把握した偏見・差別などに関する実態およびその考察を踏まえ、国や地方自治体、関係団体・NPO・報道関係者等が今後さらに取り組みを進めるに当たり踏まえるべきポイントと提言を取りまとめた。平時において①感染症に関する正しい知識の普及、偏見・差別等の防止等に向けた注意喚起・啓発・教育の強化、②感染者等に対する差別的取り扱い、誹謗中傷等を禁止する旨の条例の制定など、③偏見・差別等に関する相談体制の強化、SNS等における誹謗中傷への対応など、④悪質な行為には法的責任が伴うことの市民への周知、⑤新型コロナウイルス感染症の特性を踏まえた情報公表に関する統一的な考え方の整理、⑥非流行地における啓発など、⑦報道の在り方に関する自律的な検証、⑧偏見・差別等の防止のための施策全般について、新型コロナウイルス感染症対策に関する施策の法的位置づけの検討などが必要だとした。

11月9日	**緊急提言　最近の感染状況を踏まえた、より一層の対策強化について** 感染の「減少要因」を増やし、冬場においても社会経済活動と両立できるよう、①今までよりも踏み込んだクラスター対応、②対話のある情報発信、③店舗や職場などでの感染防止策の確実な実践、④国際的な人の往来の再開に伴う取り組みの強化、⑤感染対策検証のための遺伝子解析の推進という具体的な5つのアクションをまとめ、政府に提言した。これら5つのアクションを実施しても、２０２０年８月７日の分科会で提言したステージⅢ相当以上と国や自治体によって判断された場合には、社会経済活動に一定の制約を求めるような強い対策を行う必要があるとの考えを示した。	PowerPoint文書 6ページ（表紙含む）	新型コロナ 対策分科会	第14回新型コロナ 対策分科会
11月11日	**在日外国人対策の課題** 経済面からの医療アクセス不良や生活習慣・行動様式のリスクなどの課題を挙げ、当面の方策は多様なチャンネルでのリスコミの強化と指摘した。また本格的な対策として、自治体の外国人コミュニティとの共生アプローチや外国人医療制度の充実なども提言した。	PowerPoint文書 5ページ	前田秀雄	第13回 アドバイザリーボード
11月11日	**寒冷地における新型コロナ感染防止等のポイント** ①マスク着用など基本的な感染防止対策の実施、②寒い環境でも換気の実施（機械換気が設置されていない場合は、室温が下がらない範囲で常時窓を少し開ける。室温は18℃以上を目安にする）、③適度な保湿（湿度40％以上を目安）を推奨した。	PowerPoint文書 1ページ	記名なし	第13回 アドバイザリーボード
11月12日	**〝対話ある情報発信〟の実現に向けた分科会から政府への提言** 分科会は政府に「5つの場面」や「感染リスクを下げながら会食を楽しむ工夫」などを提言してきたが、メッセージが人々の実際の行動変容につながるようには十分に伝わってこなかった可能性が高いと指摘。感染の増加傾向が顕著な現状において、実際の行動変容や適切な受診行動につながるよう、専門家と連携して情報発信の強化を迅速に進めることや、在留外国人に対する情報発信など実効性の高い情報発信を遂行するための人的リソース増強と財政的な支援を求めた。	PowerPoint文書 2ページ（表紙含む）	新型コロナ 対策分科会	第15回新型コロナ 対策分科会
11月19日	**「コロナ下の女性への影響と課題に関する研究会」緊急提言** 「新型コロナウイルス感染症の拡大は、特に女性への影響が深刻であり、『女性不況』の様相が確認される」と指摘した。女性就業者数が多いサービス産業等が受けた打撃は極めて大きいこと、DVや性暴力の増加・深刻化、予期せぬ妊娠の増加が懸念され、10月の女性の自殺者数は速報値で851人と前年同月と比べ増加率は8割にも上ったこと、医療・介護・保育の従事者などのいわゆるエッセンシャルワーカーには女性が多く、処遇面や働く環境面が厳しい状況にあることなどを挙げた。DV・性暴力・自殺等の相談体制と対策を早急に強化するとともに感染拡大期においても可能な限り必要な機能を果たすこと、休校・休園の判断において女性・子供への影響に最大限配慮すること、いわゆるエッセンシャルワーカーの処遇改善等を十分考慮することなどといった取り組みを求めた。	Word文書 3ページ	白波瀬佐和子、大崎麻子、大竹文雄、種部恭子、筒井淳也、永濱利廣、松田明子、武藤香織、山口慎太郎、山田久	内閣府　コロナ下の女性への影響と課題に関する研究会

11月19日	**新型コロナウイルス感染症対策におけるイベントベースドサーベイランス（EBS）について** イベントベースドサーベイランスとは、対応すべき健康危機を早い段階で検知することを目的として行う、さまざまな情報源を活用した公衆衛生監視活動（サーベイランス）のこと。法に基づく報告のみならず、ニュースやSNSなどのネット情報、医療関係者や担当者の気づきなどの情報源も広く活用する。川崎市感染症情報発信システムの事例などを共有し、新型コロナ対策における早期探知・早期介入について提案した。	PowerPoint文書 6ページ（表紙含む）	岡部信彦、三﨑貴子、中島一敏、齋藤智也	第14回 アドバイザリーボード
11月20日	**私たちの考え――分科会から政府への提言――** ステージⅢに入りつつある都道府県があり、一部の地域ではステージⅢに至っている。今まで通りの対応では早晩、公衆衛生体制および医療提供体制が逼迫する可能性が高いという判断を示した。①メッセージの社会への浸透が不十分、②見えにくいクラスターの増加、③感染対策と社会経済活動との両立の難しさという3つの困難を挙げ、この機を逃さず、短期間（3週間程度）に集中し、これまでの知見に基づき、感染リスクが高い状況に焦点を絞ることが重要であると指摘し、次の6つのポイントを挙げた。①営業時間の短縮、②地域の移動に関わる自粛要請、③GoToキャンペーン事業の運用見直しの検討（GoToトラベル事業の運用見直しの検討について「政府の英断を心からお願い申し上げる」とした）、④年末年始の休暇の分散などこれまでも分科会で提言してきた取り組みを徹底、⑤財政支援なども含む経済・雇用への配慮、⑥人々の行動変容の浸透（「政府から人々の心に届き、共感が得られやすいメッセージを出していただきたい」と要請）。	PowerPoint文書 5ページ（表紙含む）	新型コロナ 対策分科会	第16回新型コロナ 対策分科会
11月25日	**現在の感染拡大を沈静化させるための分科会から政府への提言** GoToキャンペーンの運用見直しばかりに社会の注目が集まり、感染の急拡大している地域で①営業時間の短縮、②それ以外の地域との間で感染防止策が徹底できない場合にステージⅢ相当の強い対策が最も重要であるとしたことが、国や自治体、企業、市民の間で共有されていないことを問題視した。 都道府県に政府と連携し、ステージⅢ相当の対策が必要となる地域において直近3週間に酒類提供する飲食店への営業時間短縮要請を早急に検討することなどに加えて、全国どこでも高齢者施設において1例でも感染者が確認されれば迅速かつ広範に検査を行うこと、患者搬送および医療従事者の派遣などの支援について自衛隊の活用も含め全国的な支援を早急に検討すること、医療従事者に対する誹謗中傷がいまだに見受けられることから誹謗中傷を防止する啓発を継続すること、医療・経済・雇用などへの財政面も含めたいっそうの支援を行うことなどを求めた。	PowerPoint文書 3ページ（表紙含む）	新型コロナ 対策分科会	第17回新型コロナ 対策分科会
12月3日	**国内移動と感染リスク** 20代を中心とする若者の県をまたいだ移動が感染を広げたというファクトをグラフなどで示した。移動歴がある症例に占める20代症例の割合と全症例に占める割合をプロットすると、特に2020年6月から7月にかけて20代は移動歴のある陽性例に占める割合が非常に高く、10月から11月にかけても3割はこの年代が占めていた。	PowerPoint文書 11ページ（表紙含む）	新型コロナ 対策分科会	第16回 アドバイザリーボード

日付	内容	資料	主体	会議
12月11日	**今後の感染の状況を踏まえた対応についての分科会から政府への提言** 多くの人々は行動自粛要請に対しへきえきしており、経済的打撃を受けている事業者からも対策の早期緩和を望む声があるとの認識を示した。ステージⅢ相当の対策が必要な地域を【シナリオ1】感染減少地域、【シナリオ2】感染高止まり地域、【シナリオ3】感染拡大継続地域の3つのシナリオに分けてそれぞれ対策を示した。シナリオ2ではこれまで実施してきた対策の実効性が感染拡大を沈静化させるまでには上がっていないため、営業時間短縮要請などの対策を延長するとともに、医療提供体制や公衆衛生体制の強化策として、医療・介護従事者を支援するため医療機関などへの財政的な支援や退院基準を満たした患者の受け入れ先の確保支援などを求めた。シナリオ3においては緊急事態宣言を回避すべく、強い警戒メッセージを発出しつつ、対策の抜本的な強化を図ることを提言した。	PowerPoint文書 8ページ（表紙含む）	新型コロナ 対策分科会	第18回新型コロナ 対策分科会
12月11日	**忘年会・新年会・成人式等及び帰省についての提言** 年末年始のイベントについて国民に呼びかけてほしい内容を政府に提言。忘年会・新年会、成人式、初詣・カウントダウン、帰省に分けて注意事項を挙げた。ステージⅢ相当の対策が必要となる地域では一歩踏み込んで、忘年会・新年会をオンラインにする、帰省を延期するといったことを検討するよう求めた。	PowerPoint文書 8ページ（表紙含む）	新型コロナ 対策分科会	第18回新型コロナ 対策分科会
12月23日	**現在直面する3つの課題** ①首都圏からの感染の染み出し、②感染者の多くは20～50歳代で2次感染者の多くも20～50歳代、③感染拡大の重要な要素の一つは飲食を介しての感染、という3つの課題を示した。とりわけ、歓楽街や飲食を介しての感染が感染拡大の原因であることについてさまざまなデータを基に説明した。その上で感染減少に転じるために、感染拡大継続地域（2020年12月11日の提言における「シナリオ3」）については忘年会・新年会は基本的に見送るなどさらに強い対策を求めた。	PowerPoint文書 25ページ（表紙含む）	新型コロナ 対策分科会	第19回新型コロナ 対策分科会
1月5日	**緊急事態宣言についての提言** 今までの知見に基づいて可及的速やかに緊急事態宣言を発出すべきという考えを示した。理由は、2020年11月以降、緊急事態宣言（ステージⅣ）を回避するためにステージⅢ相当の地域で感染拡大を沈静化する方策を示し、国や該当地域の自治体も営業時間短縮要請の延長などといった対策を強化してきたが、首都圏では人流が減らず、医療逼迫がさらに深刻化してきたため。首都圏において可及的速やかに感染を下方に転じさせ、医療機関と保健所への過剰な負荷を軽減させた上で、緊急事態宣言の期間を通して、可及的速やかにステージⅢ相当にまで下げること、さらに緊急事態宣言の解除後も必要な対策はステージⅡ相当以下に下がるまで続けることなどを緊急事態宣言の意義として挙げた。具体的には、首都圏において飲食の場を中心に感染リスクが高い場面を回避する対策やそのための環境づくりなどを求めた。	PowerPoint文書 7ページ（表紙含む）	新型コロナ 対策分科会	第20回新型コロナ 対策分科会
1月7日	第9回基本的対処方針等諮問委員会 東京都、埼玉県、千葉県、神奈川県を対象に1月8日から2月7日まで緊急事態宣言を発出することについて政府から諮問された。併せて、対象となる4都県において、飲食につながるような人流制限を強力に推進するために、飲食店の営業時間短縮（20時まで）や酒類の提供時間（11～19時）に関する要請、また、特に20時以降の不要不急の外出自粛要請などについても諮問があった。緊急事態宣言の解除の基準についてはいわゆるステージⅢ相当になっているかなどを含め総合的に判断するとの			

	政府提案があった。しかし専門家から「ステージⅢに入ればすぐに解除するわけではなく、ステージⅡ相当に向かっているといった文言が必要」といった意見が上がった。このため、基本的対処方針には「緊急事態宣言の解除後の対策の緩和については段階的に行い、必要な対策はステージⅡ相当以下に下がるまで続ける」という文言が盛り込まれた。		
1月8日	東京都など1都3県を対象に第2回緊急事態宣言		
1月13日	第10回基本的対処方針等諮問委員会 大阪・京都・兵庫・愛知・岐阜・福岡・栃木の7府県を緊急事態宣言の対象区域に追加し、期間は1月14日から2月7日までとすることについて政府から諮問があった。「不要不急の外出自粛は20時以降だけ」と受け止められていることなども踏まえ、①首相や大臣なども含め全員が一体となったメッセージを発すること、②2月7日までに感染レベルが下がった場合だけではなく下がらなかった場合も含め今後のシナリオを考えておくこと、③「無症状者で感染リスクおよび検査前確率が高い場合（検査戦略における2a）」に対する検査キャパシティーを増強することなど条件に了承された。		
1月14日	大阪府、愛知県、福岡県など7府県に第2回緊急事態宣言の対象地域を拡大		
1月15日	**新型インフルエンザ等対策特別措置法及び感染症法の改正に関しての基本的な考え** 国民の自由と権利への制限は必要最小限のものでなければならず、権利制限を伴う対策は差別や偏見を生じさせずに迅速かつ的確に対応すべきという基本原則を大前提に、特措法および感染症法改正についての課題と基本的な考え方を示した。特措法については「国と地方公共団体、地方公共団体間の役割、権限を明確化する必要がある」などとした。また感染症法については「国がまん延防止に必要な情報を得て分析評価の結果を迅速に公表できるよう、国や地方公共団体間の情報連携の改善が図られるために必要な規定を整備する必要がある」などとした。	PowerPoint文書 5ページ（表紙含む）	新型コロナ 対策分科会 第22回新型コロナ 対策分科会
2月2日	**緊急事態宣言下での対策の徹底・強化についての提言** 第2回緊急事態宣言の解除が難しいと考えられる地域と解除可能と考えられる地域を分けて評価と課題、対策を示した。まだステージⅢ相当に達したと考えられず解除が難しい地域では、①国民の行動変容を起こす国と都道府県が一丸となった情報発信、②感染減少の加速に向けた対策の徹底、③高齢者施設での感染防止策の徹底、④病床・医療従事者の確保強化、⑤入院・転院支援のためのコーディネート機能の強化、⑥自費検査の実態の見える化、⑦重症者予防のため治療法の普及、という7つの対策の確実な実行を求めた。	PowerPoint文書 14ページ（表紙含む）	新型コロナ 対策分科会 第23回新型コロナ 対策分科会
2月2日	第11回基本的対処方針等諮問委員会 栃木県を緊急事態宣言の対象区域から除外し、それ以外の10都府県への緊急事態宣言を3月7日まで延長することについて政府から諮問があった。委員からは「民間検査会社による自費検査の精度管理に国が直接関与することが重要」「これまで緊急事態宣言は行動制限や行動自粛などの感染経路対策のみでやってきたが、経済を回すためには、スクリーニングを実施して地域から感染源を減らす感染源対策が極めて重要である」などの指摘があり、基本的対処方針に反映された。		

2月7日	2月9日	2月9日	2月12日	2月13日	2月25日
栃木県で第2回緊急事態宣言解除	**緊急事態宣言・解除の影響　シミュレーションによる分析** 疫学マクロモデルによるシミュレーションで「段階的に規制を解除していくことで、再度緊急事態宣言を避けることができる。再度宣言回避は命と経済両方にとって良い」、また「早期ワクチン配布を実現させ、同時に経済重視へ転換するのが効果的」などが分かった。また、マルチエージェントモデルでは「解除後の政策として、営業時間短縮とテレワークを共に維持することが感染症対策として有効というシミュレーション結果」が出た。	**緊急事態宣言解除後の感染再拡大防止戦略の骨子（案）** 全国、特に緊急事態宣言解除後の地域を中心とした解除後のリバウンド防止に焦点を当てた対策骨子を示した。①恒例行事における人々の行動、②感染の早期探知・早期介入、③高齢者施設における流行阻止という、3つのポイントを挙げた。その上で、「これから年度末に向けては、謝恩会・歓送迎会・卒業旅行・お花見に伴う宴会等はなるべく控えていただきたい」「特に緊急事態宣言が解除された都府県は、感染拡大の予兆・感染源を早期に探知するため、感染リスクの高い地域・集団を中心に、広範かつ頻回に行う積極的検査を実施していただきたい」「都道府県は、高齢者施設における、職員等に対する定期的な検査を実施していただきたい」などの対策を示した。	第12回基本的対処方針等諮問委員会 「まん延防止等重点措置」などを盛り込んだ改正新型インフルエンザ等対策特別措置法（2021年2月3日公布）が2月13日から施行になること、および、2月9日の新型コロナ対策分科会で議論したワクチン接種における実施体制や接種順位などを基本的対処方針に追記することについて政府から諮問された。委員からは「ターゲットスクリーニングを実施し感染源を早期に検知し、感染源対策を行ってリバウンドを防ぐことが極めて重要である」「変異株の国内での感染例が見られるため、変異株の国内監視体制強化を盛り込む」といった意見が出され、基本的対処方針に盛り込まれた。	改正特措法が施行	**緊急事態宣言解除後の地域におけるリバウンド防止策についての提言** 緊急事態宣言解除後の最重要課題は感染再拡大（リバウンド）を生じさせないこととして、解除後の地域における対策として、リバウンド防止のための日常生活の在り方、リバウンドの予兆の探知、予兆への迅速な対応を提言した。換気が良く、座席間の距離も十分で、適切な大きさのアクリル板も設置され、混雑していない店を選択するといった「緊急事態宣言解除後地域における当面の間の会食の在り方」や「生活の在り方」を国民に周知することなどを国に求めた。
	PowerPoint文書 8ページ（表紙含む）	Word文書 1ページ			PowerPoint文書 8ページ（表紙、別紙含む）
	大竹文雄、 小林慶一郎、 藤井大輔、仲田泰祐、 久保田荘、 千葉安佐子	尾身茂、脇田隆字			新型コロナ 対策分科会
	第24回新型コロナ 対策分科会				第25回新型コロナ 対策分科会

2月25日	**緊急事態宣言解除後地域における当面の間の飲食業の在り方** 上記文書に別紙3としてつけた。二酸化炭素濃度測定器を用いて店内を測定し、二酸化炭素濃度が一定水準（目安1000ppm）を超えないように換気や収容人数を調整するといった店内換気の重要性などを指摘した。	PowerPoint文書 1ページ（上記文書の別紙）	新型コロナ対策分科会	第25回新型コロナ対策分科会
2月26日	第13回基本的対処方針等諮問委員会 大阪、京都、兵庫、愛知、岐阜、福岡の6府県では新規感染者数はステージⅡ、全体としてもステージⅢ相当になっているため2月28日から緊急事態宣言を解除することについて政府から諮問された。医療関係の委員からは、2月に入って関西圏で変異株の検出が続いていることもあり、3月7日までとしていた期限を1週間前倒しすることへの懸念が表明された。第3波の感染の全国的波及は首都圏から染み出したものであるということに鑑みて、解除後に当該各府県が国と連携して強いリーダーシップで感染対策を行うという条件の下で、解除することに「かなり瀬戸際での合意」をした。			
2月28日	大阪府や愛知県、福岡県などの6府県（首都圏の1都3県以外）で第2回緊急事態宣言解除			
3月5日	第14回基本的対処方針等諮問委員会 1都3県の緊急事態宣言の期間を3月21日まで延長することについて政府から諮問があった。全体としてはステージⅢ相当まで下がってきているが、ぎりぎりの数字であり、安定的に指標が下がるかどうかを見極める必要があるため。諮問委員会としては首都圏はリバウンドの可能性がかなり高いため、この2週間のうちに、政府の対策本部および4都県に以下の7つを実行することを求めた。①国と自治体が一体感のあって分かりやすいメッセージをそれぞれの年齢層に出すこと、②感染リスクの高いと思われる集団や場所を重点的に、軽症者を含む無症状者に焦点を当てて検査を行うこと、③保健所設置区・市と東京都が連携し、深掘り調査も含む広域的な疫学情報を集約すること、④変異株のPCR検査の実施、⑤ステージⅢになればまん延防止等重点措置を躊躇（ちゅうちょ）なく打つ、⑥高齢者施設の職員の定期的な検査、および、一例でも感染が見つかった場合の早期封じ込め、⑦医療提供体制や保健所の強化、保健所の負担軽減。			
3月18日	第15回基本的対処方針等諮問委員会 緊急事態宣言を3月21日で解除することについて政府から諮問があった。解除は適切だが、「リバウンドが必ず起こる」という強い懸念が表明された。感染者数が下げ止まったのは、緊急事態宣言で急所を突いた対策を実施したため効果はあったが継続には限界があること、人々のコロナ疲れ、首都圏の隠れた感染源が原因とした。リバウンドが4月末や5月に来ることを想定し「時間との闘い」を念頭に置いた準備を要請した。具体的には、無症状者のモニタリング検査を1万人から始めて増やすこと、変異株のスクリーニング検査を40％に引き上げること、サーキットブレーカーが効くようにしっかりとモニタリングしステージが変わればすぐにアクションを起こすこと、病床の確保と保健所の強化など。「言葉」だけではなく医療・公衆衛生に支障を来すことを絶対に避けるという覚悟をもって「アクション」を起こし、結果を出すことを求めた。			

3月21日

第2回緊急事態宣言解除

4月1日

第1回基本的対処方針分科会

特措法改正に伴い、基本的対処方針等諮問委員会が法的に明確に位置付けられ「基本的対処方針分科会」となった。大阪府、兵庫県、宮城県について、全体としてステージⅢ相当の指標が多く見られ、新規陽性者数などについてはステージⅣ相当になっているため、特措法改正で新たに設けられたまん延防止等重点措置の対象にすることについて政府から諮問された。期間は2021年4月5日から5月5日まで。①人々の間に「コロナ疲れ」が見られるため、アクリル板設置の経済的支援や検査の実施などで国や自治体が今まで以上に汗をかくこと、②今回の感染急拡大には感染力が強い変異株が影響しており、東京都など他の都道府県でも同じような状況になる恐れがあるため、まん延防止等重点措置の発出を決めてから基本的対処方針分科会に諮って正式決定する一連のプロセスを速くして活用しやすくすること、③経済との両立を図るには、これまで以上に感染源対策に力を注ぐ必要があるため、検査をさらに充実させることを、同分科会として求めた。第2回緊急事態宣言下では飲食店に焦点を当てた対策がある程度効いたが、変異株などウイルス自体が変化しているため、それに対応しないとウイルスに負けてしまうという認識を改めて共有した。

4月5日

大阪府、兵庫県、宮城県にまん延防止等重点措置

4月8日

今冬の感染対策の効果の分析について～人出と感染者数を中心に～

今冬にどのように感染が増減したかを、東京・大阪の人出や新規陽性者数の推移、来店時間別飲食店来店者と新規陽性者の推移などから分析した。「20時までの営業時間短縮要請は、夜（21時）の人出の減少にもつながり、新規陽性者数の減少に効果があったと考えられる」などの知見を得た。情報効果については「新規陽性者数等が人々の行動自粛に与える影響（情報効果）は徐々に低下したと考えられる」。また介入効果については「70歳代では、緊急事態宣言の介入効果が他の年代に比べて小さい一方で、新規陽性者数の増加による情報効果が他の年代よりも大きい」「20代では、介入効果が他の年代よりも大きい一方で、新規陽性者数の増加による情報効果は小さい」「女性よりも男性のほうが、介入効果も情報効果も働きにくい」とした。

PowerPoint文書
18ページ（表紙含む）

新型コロナ
対策分科会

第1回新型コロナ
対策分科会

4月9日

第2回基本的対処方針分科会

東京都、京都府、沖縄県をまん延防止等重点措置の対象区域に追加することについて政府から諮問があった。期間は東京都で4月12日～5月11日、京都府と沖縄県で4月12日～5月5日。同分科会では、東京都と生活圏が同じ神奈川県、埼玉県、千葉県の一部についてはまん延防止等重点措置の対象区域としたほうがいいのではないかという意見が出た。国と各県が連携する中でこの3県の知事からはステージⅢに達しておらず、まん延防止等重点措置発動の意向や要請はこの時点ではなかった。一方で、これらの県の一部では東京とほぼ変わらない感染状況の区域もある。機動的にまん延防止等重点措置発動なども含めた感染対策をしていくために、「サーキットブレーカー」を活用し、新型コロナ対策分科会もアドバイザリーボードの評価を踏まえて、必要であれば意見を表明すると述べた。具体的には、変異株の急拡大もあり特に若者に対して危機感を共有するようなメッセージの発出、しっかりと感染対策をしている飲食店の認証制度の整備と実施、飲食店に限らずセレモニーなどによる接触の制限など。また、感染者数を減らす対策と並行して

	病床数の確保など医療提供体制の強化の取り組みを進めているが、最悪の事態を想定し、トリアージについても、新型コロナ対策分科会が学会などと連携して議論を進めていきたいと表明した。			
4月12日	東京都、京都府、沖縄県にまん延防止等重点措置			
4月14日	**COVID－19抗原定性検査の活用に関する考察（暫定）** 抗原定性検査について、簡便性・迅速性といった利点、感度・特異度が低いなどの欠点を踏まえて、医療機関・福祉施設において、軽い症状を含め有症状の職員に対して、PCR検査等が迅速に実施できない場合などについて、医療従事者が用いることを推奨すると提案した。	PowerPoint文書 18ページ（表紙含む）	中島一敏、小坂健、和田耕治、脇田隆字	第30回 アドバイザリーボード
4月15日	**感染再拡大（リバウンド）防止に向けた指標と考え方に関する提言** 2020年8月7日にサーキットブレーカー（一定の条件を満たせば先手を打って自動的に対策を講じること）に関する提言を出したが、国と自治体、専門家の間で指標の活用・判断についての共通認識が必ずしも迅速に共有されず、結果的に機能しないこともあった。この2020年8月7日のステージ分類に修正を施した。過去2回の緊急事態宣言を踏まえ、より適切な指標や評価方法が明らかになってきたことから指標について再提言した。例えばステージⅢの指標として、入院医療が確保病床の使用率20％以上、入院率40％以下、重症者用病床で確保病床の使用率20％以上、PCR検査の陽性者率5％以上、新規陽性者数が週に10万人当たり15人以上などとした。①早期探知およびステージ判断のための指標、②上昇局面および下降局面での着目点、③都市部と地方部における対応の違い、④まん延防止等重点措置、⑤国や都道府県の判断・分科会等の助言の5つについてポイントを整理した。なかでも、若者の感染者が増えている、夜間の人流が増えている、今週先週比が上がっているという3条件を満たすとまん延防止等重点措置のような強い対策が求められる可能性が高いとした。	PowerPoint文書 9ページ（表紙含む）	新型コロナ 対策分科会	第2回新型コロナ 対策分科会
4月16日	**第3回基本的対処方針分科会** 埼玉県、千葉県、神奈川県、愛知県をまん延防止等重点措置の対象区域に追加することについて政府から諮問があった。期間は4月20日～5月11日。この日の議論の主な論点は2つで、1つは、大阪府と生活圏を共にする人たちから感染が広がっている奈良県、および、今週先週比の上昇がみられる福岡県もまん延防止等重点措置の対象区域とすべきか。もう1つは、大阪府の吉村洋文知事の「まん延防止等重点措置の効果が見られなければ緊急事態宣言の発令を要請する」と発言を受けて、何をもってまん延防止等重点措置の効果と言うのか。都道府県の平均ではなく地域ごとの小単位の感染状況を分析して早めに感染拡大の予兆を察知して対策を打たなければ、まん延防止等重点措置を発動しても手遅れとなり緊急事態宣言を出さざるを得なくなるため、より細かい地域単位の疫学情報の共有を同分科会から求めた。			
4月20日	埼玉県、千葉県、神奈川県、愛知県にまん延防止等重点措置			

4月23日

第4回基本的対処方針分科会

東京都、大阪府、京都府、兵庫県に対して緊急事態宣言を発出し、愛媛県をまん延防止等重点措置の対象区域に追加することについて政府から諮問があった。期間は4月25日～5月11日。併せて宮城県と沖縄県のまん延防止等重点措置の適用期間を5月11日までに延長することも諮問された。強い対策を短期間に集中して打つという政府提案については反対意見がなかったが、どうなったら解除するのかという目標を示す必要があるという意見が多く聞かれた。ステージⅢになっており、ステージⅡに向かっていることが解除の条件であり、5月11日の時点でステージⅣのままであれば感染が下がっていたとしても緊急事態宣言を延長することもあり得ることを確認して、政府提案を了承した。

4月25日

東京都、大阪府、兵庫県、京都府に第3回緊急事態宣言。愛媛県にまん延防止等重点措置

5月6日

抗原定性検査を活用した検査戦略

倦怠（けんたい）感やのどの痛みなどの軽い症状の場合、医療機関を受診せずに社会活動を継続している人たちがいることを踏まえ、軽症状者に対しては抗原定性検査を機能的に活用することで、クラスターの大規模化および医療の逼迫を防ぐことを提言した。具体的には、各職場で職員などに毎日健康状態を健康確認アプリなどで登録してもらい、複数の軽症状者が確認された場合には職場等に所属する医師または委託された医療機関が抗原定性検査を実施し、陽性者が発見されれば職場において広範囲にPCRなどの検査を実施するといった方法を提案した。重症化予防などの観点から、高齢者施設、医療機関、障がい者福祉施設の職員などにまずは導入すべきだとした。

Word文書2ページ
（参考資料PowerPoint文書6ページ）

アドバイザリーボード

第33回
アドバイザリーボード

5月7日

第5回基本的対処方針分科会

愛知県と福岡県を緊急事態宣言の対象に追加すること、および、5月9日からまん延防止等重点措置の対象区域に北海道、岐阜県、三重県を追加すること、および宮城県のまん延防止等重点措置は5月11日までとすることについて政府から諮問があった。宮城県以外、緊急事態宣言およびまん延防止措置の期限は5月31日までとするとの提案だった。一部の委員は北海道は緊急事態宣言の対象とするほうがいいのではないかという意見を述べ、また、他の委員からも岡山県、群馬県、徳島県、石川県、茨城県も感染状況が悪化していることへの懸念が示された。ただし独自の時短要請などで効果が出ている県もあり、各県と緊密な連携をとりながら、機動的な対処をしていくとの国の方針の説明があった。

人々にコロナ疲れが見られる中、高齢者を中心にワクチンが行き渡るまで、大きなリバウンドを起こさずに社会経済活動を徐々に正常化していくために7つのポイントが示された。①抗原定性検査を活用し、陽性者が出れば職場において広範囲にPCR検査を実施することで、早期のクラスター対策につなげる（2021年5月6日のアドバイザリーボード資料「抗原定性検査を活用した検査戦略」参照）、②医療機関のキャパシティーの更なる強化、③大きなリバウンドが起こる前に、まん延防止等重点措置を素早く発動する、④ワクチン接種のスピードアップ、⑤水際対策における14日間の健康観察などの確実な実行、⑥飲食店などの認証制度の着実な実施、⑦若者を含むさまざまな人に当事者意識を持ってもらうためのリスクコミュニケーション強化。

日付	内容	資料	提出者	会議
5月12日	愛知県と福岡県を第3回緊急事態宣言の対象に追加。 まん延防止等重点措置の対象に北海道、岐阜県、三重県を5月9日から追加し、5月11日をもって宮城県を除外			
5月14日	第6回基本的対処方針分科会 まん延防止等重点措置の対象区域に群馬県、石川県、岡山県、広島県、熊本県を追加することについて政府から諮問があった。大多数の委員からは北海道、岡山県、広島県についてはステージⅣに達しており、さらに感染が拡大する恐れがあるため緊急事態宣言の対象とすべきだとの意見が上がった。まん延防止等重点措置はステージⅢの段階でステージⅣにならないように、地理的に限局し、〝空振り〟も恐れずなるべく早く打つが、この1道2県はその段階を超えていると考えられるのに加え、全国的にも変異株の影響で感染のスピードが極めて速くなっているということが主な理由。これを受けて、新型コロナ対策を担当する西村康稔経済財政・再生相が菅義偉首相と相談し、これらの1道2県については緊急事態宣言の対象とすることで改めて諮問が行われた。期間は1道2県への緊急事態宣言が5月16日～5月31日、3県へのまん延防止等重点措置が5月16日～6月13日。政府は知事や副知事のみに聞くのではなく地域の専門家の意見もより広範に聞き取って諮問を出すべきである点と、検査を促進する重要性を改めて強調した上で、政府からの2回目の諮問について分科会の了承を得た。			
5月16日	北海道、広島県、岡山県を緊急事態宣言の対象に追加。 まん延防止等重点措置の対象に群馬県、熊本県、石川県を追加			
5月21日	第7回基本的対処方針分科会 沖縄県を5月23日～6月20日の期間に緊急事態宣言の対象区域に追加すること、および、愛媛県を5月23日以降まん延防止等重点措置の対象から除外することについて政府から諮問があった。政府案については了承された。その上で、高齢者にワクチン接種が行き渡るまでの間、感染対策と水際対策でしのいでいくことの重要性を改めて強調した。なかでも、疫学情報のデータ管理についてこの1年半ほとんど改善されていないため、とりわけ都市部においてリンクが追えておらず、自治体間の情報共有も進まないので素早い対策を打てないという問題を指摘した。高齢者にワクチン接種がある程度行き渡るこの数カ月間に医療逼迫が起こる可能性が高いため、その間の乗り切り方を次回議論することにした。			
5月23日	沖縄県を緊急事態宣言の対象に追加、宣言の対象は10都道府県に。 愛媛県をまん延防止等重点措置の対象から除外			
5月26日	**福井県『マスク会食推進事業』におけるマスク無し飲食分析データの追加評価** 国立感染症研究所実地疫学研究センターによる資料。福井県の「マスク会食推進事業」を分析。個人のNPI（薬剤を用いない対策）として適切なマスク着用徹底の占める位置は極めて高く、本事業はその着眼点において優れているとした一方で、根拠となったデータやその施策との関連性などについては改善の余地があるとした。	Word文書 7ページ	砂川富正	第36回 アドバイザリーボード

5月28日

第8回基本的対処方針分科会

5月31日までとしていた東京都など9都道府県への緊急事態宣言を6月20日まで延期（沖縄県の緊急事態宣言は6月20日までのまま）すること、埼玉県、千葉県、神奈川県、岐阜県、三重県の5県へのまん延防止等重点措置を6月20日まで延長すること、および、6月13日までとしていた群馬県、熊本県、石川県へのまん延防止等重点措置は延長しないことについて政府から諮問があった。①変異株が拡大し、人々の「コロナ疲れ」で協力を得づらくなっている中で、ＩＴをはじめとするさまざまなテクノロジーの活用について新型コロナ対策分科会などで提案、議論する、②検査についてもさらにできることを議論する、③緊急事態宣言解除後にまん延防止等重点措置を活用する「下りまん防」などについて検討、④変異株に対応した接触の時間・距離、換気などの公衆衛生の対策をどうすべきかを国や専門家から提案、⑤感染対策としての戦略的なワクチン活用、⑥リスクコミュニケーションの強化、⑦水際対策への迅速な反映の7つが主に議論され、政府の提案が了承された。

6月10日

第9回基本的対処方針分科会

群馬県、石川県、熊本県についてまん延防止等重点措置の適用を6月13日をもって終了することについて政府から諮問があり、構成員の賛同を得て、了承された。（持ち回り開催）

6月13日

群馬県、石川県、熊本県をまん延防止等重点措置の対象から除外

6月16日

科学とＩＣＴを用いた対策の提言――多くの国民にワクチン接種が行き渡るまでに――

ワクチンをけん引役として科学とＩＣＴを活用する以下の5つの対策をパッケージとして提言。①青壮年層へのワクチン戦略（青壮年層への接種の加速、感染リスクの高い集団等における接種の促進）、②積極的・戦略的検査（陽性者が見つかった場合の徹底的検査、抗原定性検査を活用した検査戦略など）、③ＩＣＴを活用したシステム構築と対策（情報分析の司令塔機能の構築、ＱＲコードなどを活用した疫学情報の迅速な分析）、④下水サーベイランスによる早期探知、⑤二酸化炭素濃度測定器を利用した換気の徹底

PowerPoint文書
14ページ（表紙含む）

新型コロナ
対策分科会

変異株が出現した今、求められる行動様式に関する提言

日本国内で同定される多くのウイルスがアルファ株であり、デルタ株も少しずつ増えてきている。変異株の場合、同じウイルス量のばく露でも感染しやすくなることや、感染者から排出されるウイルス量がより多いことなどが考えられる。そこで分科会として、マスクを鼻にフィットさせたしっかりとした着用を徹底すること、マスクをしっかりと着用していても室内でおしゃべりする時間は可能な限り短くし大声は避けることなどを国民に周知するよう国に求めた。

PowerPoint文書
3ページ（表紙含む）

新型コロナ
対策分科会

第4回新型コロナ
対策分科会

6月17日

第10回基本的対処方針分科会

①北海道、東京都、愛知県、京都府、大阪府、兵庫県、福岡県の7都道府県について緊急事態宣言を解除し、6月21日から7月11日までまん延防止等重点措置に移行すること、②岡山県と広島県への緊急事態宣言を解除すること、③沖縄県への緊急事態宣言を継続すること、④埼玉県、千葉県、神奈川県へのまん延防止等重点措置は7月11日まで継続すること、⑤岐阜県と三重県へのまん延防止等重点措置を解除することについて政府から諮問があった。

東京都の緊急事態宣言を解除すべきかどうかについてさまざまな意見が出た。本来で言えばステージⅡに安定的に向かっている状況ではなく、解除できる水準ではないが、医療逼迫が改善されていること、緊急事態宣言下でも人流が下がらずこのまま続けていても納得感が生まれにくいこと、ただし、リバウンドの可能性が極めて

高いことから、東京都の緊急事態宣言解除について、以下の3つの条件付きで承認した。①検査や認証制度、飲食店などへの経済的支援について国が強いコミットメントで実行する、②医療逼迫が起これば東京オリパラの実施状況にかかわらず躊躇（ちゅうちょ）なく強い対策を打つ、③ワクチンが多くの人に行き渡るまでの見通しを示す。

6月18日	**２０２０年東京オリンピック・パラリンピック競技大会開催に伴う新型コロナウイルス感染拡大リスクに関する提言** 東京オリパラが開催されれば、国内で既に存在している感染拡大・医療逼迫のリスクに加え、国内の医療に更なる負荷がかかる可能性があるとして、本大会に関連するリスクの評価およびそのリスクの最小化に向けた専門家の考えを取りまとめた。まず6月下旬以降の感染拡大と医療逼迫に関するリスクとして①大会の開催にかかわらず存在するリスク、②大会開催に伴って新たに生じる感染拡大のリスクに分類した。①として、緊急事態宣言発出中にもかかわらず既に首都圏の人流は、増加の一途をたどっており、7月にかけて感染が再拡大する蓋然性が高いことなどを挙げた。②として、a.大会主催者が責任を持って制御する感染リスク、b.大会主催者、政府、開催地の自治体が連携して制御する感染拡大リスクに分けて検討した。aとして、協議関係者間でのクラスター発生、バブルからバブル外への感染流出、会場内での感染拡大などを挙げた。bとして、大会開催に伴う人流・接触機会の増大のリスク、営業時間短縮など市民が協力する感染対策にとって観客がいる中で深夜まで及ぶ試合が実施されることは「矛盾したメッセージ」となるリスクを挙げた。 その上で政府には、感染対策の継続および経済的支援、開催直前や期間中であっても感染拡大や医療逼迫の予兆が見られた場合には時機を逃さずに、また事態の切迫を待たずに強い対策を躊躇（ちゅうちょ）なく取ることを求めた。また、大会主催者には、「無観客開催が最も感染拡大リスクが少ないので、望ましいと考える」とした。また、行政と連携し、パブリックビューイングを含め不特定多数が集まる応援イベントや街角の大型ビジョンでの中継放映の中止、応援を主目的とした飲食店等での観戦の自粛要請を検討することなどを求めた。	Word文書 18ページ	阿南英明、今村顕史、太田圭洋、大曲貴夫、小坂健、岡部信彦、押谷仁、尾身茂、釜萢敏、河岡義裕、川名明彦、鈴木基、清古愛弓、高山義浩、舘田一博、谷口清州、朝野和典、中澤よう子、中島一敏、西浦博、長谷川秀樹、古瀬祐気、前田秀雄、吉田正樹、脇田隆字、和田耕治	記者会見
6月20日	東京都など9都道府県を対象にした第3回緊急事態宣言解除、東京都や大阪府など7都道府県は6月21日からまん延防止等重点措置に移行。岐阜県と三重県をまん延防止等重点措置の対象から除外し、6月21日以降、措置の対象は10都道府県に。沖縄県は緊急事態宣言を継続			
7月7日	**新型コロナウイルス感染症の社会行動リスク解析：パイロット調査の暫定報告** 発熱外来などで新型コロナウイルスの検査を受ける人を対象に、主に会食等の社会活動・行動のリスク因子を解析するための症例対照研究のパイロット調査を実施した。従来からリスク因子とされてきた会食は感染のオッズ（見込み）が高かった。酒のあるなしにかかわらず会食に複数回行った人は感染のオッズが高く、酒を飲んでいるとこのオッズがさらに上昇する可能性があるとした。	PowerPoint文書 12ページ（表紙含む）	新城雄士、有馬雄三、宮原麗子、鈴木基 ほか	第42回 アドバイザリーボード
7月8日	第11回基本的対処方針分科会 ①東京都を緊急事態宣言の対象とする、②沖縄県は緊急事態宣言を継続する、③埼玉県、千葉県、神奈川県、大阪府はまん延防止等重点措置を継続する、④北海道、愛知県、京都府、兵庫県、福岡県のまん延防止等重点措置を7月11日までで解除することについて政府から諮問があった。①～③の期間は7月12日～8月22日。沖縄県としてはまん延防止等重点措置に移行することを要望していたが、対策緩和と捉えられ夏休みにさらに多くの人が訪れ医療逼迫に陥る事態は避けたいとの政府の判			

断があった。ただし本分科会で、沖縄県については状況が改善すれば早めの緊急事態宣言解除があり得ることを明確にすることにした。東京五輪については「無観客ということがないと、今回の緊急事態宣言の発出は多くの国民に共感を得ない」という意見も出たが、事務局から「オリンピックにおける観客をどうするか等につきましては、5者協議なりで決まっていく話でございますので、この基本的対処方針にはなじまないのではないかと考えております」との返答があった。緊急事態宣言を出すことによって飲食関係の事業者や一般の人の中に経済的にも生活の面でもダメージがさらに深刻になる人が多くいることを理解し共感しているというメッセージを発するとともに、検査の充実や認証制度の実施について今まで以上に汗をかくことを国に求めた上で政府提案を了承した。

7月11日

北海道、愛知県、京都府など5道府県についてまん延防止等重点措置の対象から除外

7月12日

東京都に第4回緊急事態宣言。沖縄県は緊急事態宣言を継続。
埼玉県、千葉県、神奈川県、大阪府にまん延防止等重点措置

7月16日

分科会会長談話
新型コロナ対策分科会会長
Word文書 1ページ

夏休み期間中の感染拡大を防ぐために

ワクチン接種はかなりのスピードで進んでいる。4連休、夏季休暇、お盆、オリパラなどが集中する2021年7月から8月下旬にかけての2カ月を、新型コロナウイルスとの闘いにおいて「山場」という見方を示した。感染拡大を防ぐため①都道府県を越えた移動は控えめに、②普段会わない人や大人数・長時間での飲食は控えめに、③オリンピックの応援は自宅で、という3点を求めた。

7月23日

東京五輪開幕（2021年8月8日まで）

7月30日

第12回基本的対処方針分科会

8月2日から8月31日までを期間として、緊急事態宣言の対象区域に東京都、沖縄県だけではなく埼玉県、千葉県、神奈川県、大阪府を追加すること、および、まん延防止等重点措置の対象として北海道、石川県、京都府、兵庫県、福岡県を追加することについて政府から諮問があった。途中評価を実施すること、最悪の場合には緊急事態宣言やまん延防止等重点措置を全国展開すること、万が一うまくいかなかったときの「プランB」を検討することを条件に、政府提案を了承した。今は爆発的な感染拡大という大火事が起こっており、やるべき対策が徹底されていないことがその原因で、今は消火に集中すべきという点で認識を一にした。その上で①正しく情報を伝える、②人流がなぜ減らないのかを分析する、③ワクチンが行き渡ってからのシナリオを示す、④緊急事態宣言下では特に、普段会わない人との接触を避けてもらうためのメッセージの発出、検査の充実、医療提供体制の強化といった対策を徹底するという4点を政府に求めた。

8月2日

埼玉県、千葉県、神奈川県、大阪府の4府県を緊急事態宣言の対象に追加。
北海道、石川県、京都府、兵庫県、福岡県にまん延防止等重点措置

8月5日	第13回基本的対処方針分科会 8月8日～8月31日の期間に、福島県、茨城県、栃木県、群馬県、静岡県、愛知県、滋賀県、熊本県にまん延防止等重点措置を適用することについて政府から諮問があった。感染力の強いデルタ株が主流になり、感染拡大地域において感染経路不明者の割合が6割を超えている上に、百貨店や理美容店、学習塾などでもクラスターが発生している。分科会では「いろいろなところで情報が伝わっていても、実際の人々の行動変容につながっていないこと」を核心と捉え、ワクチン接種だけではなく、特に事前確率の高い人たちへの検査を中心としたさまざまな検査の充実、医療提供体制の強化、情報発信の強化を政府に求めた。また緊急メッセージとともに、新型コロナ対策分科会として準備中の「ワクチンの接種率が向上した後に社会がどう変わるか」という資料を前倒しで発表してもらうことも提案した。			
8月8日	福島県、茨城県、栃木県、群馬県、静岡県、愛知県、滋賀県、熊本県にまん延防止等重点措置			
8月12日	**期間限定の緊急事態措置の更なる強化に関する提言** 東京都などで「緊急事態措置」が行われているにもかかわらず、人流や接触が減らず、感染の爆発的な増加が進み、医療逼迫が日々深刻化しているとして、8月26日までの集中的な対策の強化により、昼夜を問わず、東京都の人流を緊急事態措置開始直前の7月前半の約5割にすることなどを提案した。	PowerPoint文書 4ページ(表紙含む)	新型コロナ対策分科会	第5回新型コロナ対策分科会
8月17日	第14回基本的対処方針分科会 ①まん延防止等重点措置を実施中の13道府県のうち、茨城県、栃木県、群馬県、静岡県、京都府、兵庫県、福岡県の7府県を緊急事態宣言の対象とする、②宮城県、富山県、山梨県、岐阜県、三重県、岡山県、広島県、香川県、愛媛県、鹿児島県の10県をまん延防止等重点措置の対象とする、③緊急事態宣言とまん延防止等重点措置の期間を9月12日までとする、④緊急事態宣言やまん延防止等重点措置の対象区域では、酒類提供の停止とともに、百貨店やショッピングモール、専門店など1000平米を超える大型商業施設での人数管理や人数制限といった入場整理を徹底することを国の基本ラインとすることなどについて政府から諮問があった。 「一番の問題は、事業者や店舗に対しては制限をかけやすいシステムになっているが、一般の市民に対しては自発的な協力をお願いするしかないことである」との問題意識の下、政府に法的な仕組みあるいは運用上の工夫を早急に整備・実施してほしいという点で合意した。また医療提供体制についても同様、医療機関や医療従事者に対しても自発的な協力を要請するだけではなく、より協力してもらいやすい法的な仕組みや現行法の運用上の改定に関する議論を開始し、専門家も加わるべきだとした。また、ワクチンや抗体カクテル療法は有効だが、それらだけで全て解決するといったメッセージは避け、検査や医療提供体制も含めたパッケージとして対策を進めること、および、人流5割削減などについて「買い物を4回から2回に減らす」といった具体的な行動の例とともに伝えることを求めた。			
8月20日	緊急事態宣言の対象に茨城県や栃木県、京都府など7府県を追加。まん延防止等重点措置の対象に宮城県や山梨県など10県を追加。			
8月24日	東京パラリンピック開幕（2021年9月5日まで）			

8月25日	8月25日	8月27日	9月3日
乳幼児から大学生までの福祉施設・教育機関（学習塾等を含む）関係者の皆様への提案 国立感染症研究所実地疫学研究センターによる資料。10代以下の感染者数が増加傾向にあるなどといった所見を示し、ICTを活用した授業や人の密集が過度になるリスクが高いイベント（文化祭、学園祭、体育祭等）の延期や中止の検討などをさらに進めることを求めた。	第15回基本的対処方針分科会 まん延防止等重点措置を実施中の北海道、宮城県、岐阜県、愛知県、三重県、滋賀県、岡山県、広島県を緊急事態宣言の対象とし、高知県、佐賀県、長崎県、宮崎県の4県にまん延防止等重点措置を適用することを政府から諮問された。適用期間は8月27日から9月12日まで。 東京の5割の人流削減要請について、一時期は35％程度まで削減されたが、2週間が経過し、25％にとどまっている。最大の問題は、緊急事態宣言を出しても一部の人の協力を得られないことだとした。大人数や、互いに知らない人たちが集まる場所で感染が起こっており、国や自治体の要請が守られていない。社会の協力が得られないことが何度も緊急事態宣言を出さざるを得なくなっている要因だとした。政府に対して、①20～50歳代が感染のドライビングフォースとなっており、この世代にリンボイスでメッセージを発する、②夏休みが終わり学校が再開すると感染が再び拡大する恐れがあるため、学校についてはオンライン授業や教職員のワクチン接種の徹底、教職員や大学生を対象にしたスクリーニング検査などありとあらゆる対策を実施して感染を抑える、③医療関係者がコロナ診療への協力を促す仕組みづくりなどを求めて、政府提案を了承した。	緊急事態宣言の対象に北海道や宮城県など8道県を追加。まん延防止等重点措置の対象に高知県や佐賀県など4県を追加。	**ワクチン接種が進む中で日常生活はどのように変わり得るのか？** 多くの人々の協力の下、不要不急の外出の自粛や飲食店の営業時間短縮など日常生活への制約を通して新型コロナへの対策が進められてきたが、人々の間では先が見えないことによる不安や不満が高まってきており、感染対策への協力が得られにくくなってきている。一方、感染対策の重要な柱であるワクチンの接種率が向上しつつある。ワクチンの有効性は明確ではあるが、特にデルタ株に対しては万能ではないことも指摘されてきている。従って、合理的かつ効果的で納得感のある感染対策が今まで以上に求められている。 ワクチン接種の効果と限界、想定されるワクチン摂取率と行動制限の必要性を考察した。60歳代で85％、40～50歳代で70％、20～30歳代で60％という最もあり得るシナリオでも、マスク着用やテレワークなど人々の生活や社会経済活動の制限が一定程度必要になるとの見解を示した。人々の行動制限を軽くするには、ワクチン接種率の向上、科学技術の活用、飲食店での第三者認証積極的疫学調査の実施などが必要だとした。これまで科学技術を用いた対策として、健康観察アプリ、検査キット、CO^2モニター、QRコード、下水サーベイランス、新たな治療薬などが議論されて少しずつ進められてきたが、科学技術の一環として「ワクチン・検査パッケージ」の活用に向けた考え方を示した。導入時期についてはほとんどの希望者にワクチンが行き渡る11月頃が考えられるとした。
Word文書 2ページ			PowerPoint文書 10ページ（表紙含む）
国立感染症研究所実地疫学研究センター			新型コロナ 対策分科会
第49回 アドバイザリーボード			第7回新型コロナ 対策分科会

9月8日	9月9日	9月12日	9月28日	9月30日
緊急事態措置解除の考え方 緊急事態宣言などを解除する際は、今まで以上に、新規陽性者数の動向よりも医療逼迫の状況を重視していく必要があるとの見方を示した。医療の逼迫を判断する際には、①新型コロナウイルス感染症医療への負荷、②一般医療への負荷の2つの側面から考える必要がある。①は病床使用率が50％未満、重症病床使用率が50％未満などの指標を示し、②救急搬送困難事案など医療システム全体を総合的に評価することが必要であるとした。	第16回基本的対処方針分科会 9月12日が期限となっている緊急事態宣言およびまん延防止等重点措置について政府から以下の内容について諮問があった。①宮城県と岡山県以外の19都道府県の緊急事態宣言を延長する、②宮城県と岡山県はまん延防止等重点措置に移行する、③まん延防止等重点措置を実施している12県について富山県、山梨県、愛媛県、高知県、佐賀県、長崎県は解除する、④緊急事態宣言とまん延防止等重点措置の期限を9月30日までとする、など。 以下の点を政府に求めて、政府提案は了承された。①感染が下火になってきたのは、ワクチンが万能ではないものの効果が大きかったことも一つの要素と考えられるので、引き続きワクチン接種の加速に努め、ホットスポットにおいてはブースター接種も視野に入れる。②新規感染者数も指標として重要だが、中等症や重症の患者をできる限り減らし医療逼迫を防ぐ、③「ワクチン・検査パッケージ」などを導入し、社会経済活動を正常化していく、④急にガードを下げるとまた感染が拡大するので、国民には基本的な感染対策をお願いしつつ、政府は医療逼迫回避や検査の充実のために汗をかく。	19都道府県で緊急事態宣言を延長、宮城県と岡山県はまん延防止等重点措置に移行。 まん延防止等重点措置も延長し、富山県や山梨県など6県を対象から除外	第17回基本的対処方針分科会 緊急事態宣言とまん延防止等重点措置を9月30日をもって終了することについて政府から諮問を受けた。①慎重を期して段階的に緊急時体制を緩めていくこと、②サーキットブレーカーによって医療逼迫の予兆を早期に検知した際にはまん延防止等重点措置や緊急事態宣言など必要な措置を躊躇（ちゅうちょ）なく講じること、③自治体の長もいざというときには公私の団体や個人に対し特措法24条9項に基づく協力要請を発すること、④「ワクチン・検査パッケージ」だけでは不十分なので、QRコードやCO_2モニター、下水サーベイランスなども活用した総合的な対策を打つこと、⑤若年層のワクチン接種率が低いため、学校や運動クラブなどでなるべく接種率を上げることなどを前提に、政府提案を了承した。	緊急事態宣言解除、まん延防止等重点措置解除
PowerPoint文書 3ページ（表紙含む）				
新型コロナ対策分科会				
第8回新型コロナ対策分科会				

10月20日		11月8日	11月16日
遺伝子検査におけるCt値活用の方向性について~ウイルス量および感染性との関連を中心に~ PCR法など遺伝子検査の陽性は症状回復後も数週間続くことが多く、どこまで感染性が持続しているか判断が難しい。感染性評価におけるCycle Threshold（Ct値）の活用の今後の方向性に関して現時点の考え方を提示した。Ct値と検体採取の標準化と精度管理などの課題を今後検討する必要があるとした。	**新型コロナウイルスの感染拡大とワクチン接種の進捗に応じた医療需要の予測ツールの開発** ワクチン接種が進む中で、今後の医療需要を検討する際にワクチンによる重症化予防などの効果を考慮する必要がある。感染者数を基に、必要な病床数（酸素投与を必要とする患者や重症者）といった医療需要を短期的・中期的に予測することを目的としたツールを開発した。使用方法や留意点などを記載している。	**新たなレベル分類の考え方** ワクチン接種率が70％を超えるなどしたことで新型コロナとの向き合い方にも新たな考え方が求められるとした。医療逼迫が生じない水準に感染を抑えることで日常生活の制限を段階的に緩和すべきであるが、全国一律ではなく都道府県が各地域の感染状況や医療逼迫状況などを評価して対策すべきであるとの考えの下、レベル0~レベル4の新たなレベル分類を提示した。目指すべきは安定的に一般医療が確保され、新型コロナウイルス感染症に対し医療が対応できている状況である「レベル1」とした。2020年8月7日に初めて出した「ステージ分類」に、2021年4月15日の修正の後に再修正を施し「レベル分類」とした。	**ワクチン・検査パッケージ制度構築における留意点** ワクチンの感染予防効果は一定期間持続するが、時間が経過するとその効果が低減し、他者に2次感染させることもあり得る。また検査で陰性と確認された人にも感染するリスクは存在し、検査陰性であっても感染者を見逃す場合もある。ワクチン・検査パッケージ運用に当たっては、同パッケージにより一定程度感染リスクを低減することは可能であるが、一定の感染対策は引き続き必要であることに留意すべきとした。
Word文書5ページおよびPowerPoint文書11ページ	Word文書3ページ	PowerPoint文書6ページ（表紙含む）	Word文書1ページ
大塚喜人、小坂健、押谷仁、舘田一博、三鴨廣繁、宮地勇人、柳原克紀、脇田隆字	古瀬祐気、和田耕治、押谷仁、高勇羅、鈴木基、脇田隆字	新型コロナ対策分科会	押谷仁、尾身茂、小林慶一郎、舘田一博、中山ひとみ、武藤香織、脇田隆字 協力者：小坂健、中島一敏、前田秀雄、和田耕治
第56回アドバイザリーボード		第10回新型コロナ対策分科会	第11回新型コロナ対策分科会

日付	内容	文書	執筆者	会議等
11月16日	**第5波までの医療提供体制の検証と教訓に基づく今後のあり方――都市部を中心に――** 日本の医療構造の特性を分析し、第5波までの医療対応に関して検証した。その上で第6波に向けた医療体制として、第1にワクチン接種の更なる拡大、抗原検査キットの活用、中和抗体療法の適応患者への早期実施によって、重症化する患者を減らして医療負担を増大させないこと、第2に他の疾患の患者治療を安易に犠牲にすることなく、病床を効率よく運用することを求めた。具体的には、都道府県が病院と協定を締結し、病床確保フェーズごとに各病院の病床確保数を事前に決定することや、入退院調整を都道府県が一元化し実施すること、臨時の医療施設などの設置などを提言した。また、自宅療養や宿泊療養の医療体制として、IT技術による健康観察やパルスオキシメーターの全戸配布の必要性を述べた。	PowerPoint文書 16ページ(表紙含む)	執筆者：阿南英明 共同執筆者：今村顕史、太田圭洋、釜萢敏、小林慶一郎、高山義浩、前田秀雄、武藤香織、尾身茂	第11回新型コロナ対策分科会
11月19日	**第18回基本的対処方針分科会** 2021年11月8日新型コロナ対策分科会で出された「レベル分類の考え方」やワクチンの追加接種について盛り込んだ基本的対処方針案について諮問があった。ワクチンの追加接種について主に議論になった。政府案は「2回目接種完了から原則8か月以上経過した追加接種対象者のうち、接種を希望する全ての方が追加接種を受けられるよう、体制を確保」とあったが、一部の委員から「ワクチンは接種後6カ月経過すると抗体価が減弱していくため、理想的にはその段階から高齢者や免疫不全者に接種を進めることが目指すべき方向性」などの意見が出た。ただし諸外国の例を見ると8カ月程度が標準的な追加接種期間だったのと、自治体が追加接種の準備を進める際に8カ月程度の期間がないと難しいという判断があった。委員からは余裕があれば高齢者施設などに限定して例外的に6カ月でも追加接種することが議論になった。政府は、こうした意見などを踏まえて、都道府県や市町村とも協議しながら、感染状況を見つつ事務執行に当たるとした。			
11月25日	**新型コロナウイルス抗原検査の有用性・注意点，活用方法について――ワクチン・検査パッケージの導入時期を迎えて――** 抗原検査の特徴と有用性、活用の方向性についてまとめた。ワクチン・検査パッケージとして簡易定性抗原キットを使用する場合の注意点として、確定診断の目的のために無症状者に対する使用は認められていない、軽微な体調不良を認めた場合には積極的に簡易定性抗原キットを使用する、などを提言した。	Word文書 5ページ	大塚喜人、小坂健、押谷仁、尾身茂、舘田一博、三鴨廣繁、宮地勇人、栁原克紀、脇田隆宇	第60回 アドバイザリーボード
12月23日	**年末年始の感染拡大を防ぐために** 国内ではオミクロン株は複数の〝スポット〟で既に感染が始まっているとの認識を示した。市中感染が始まると急速に感染拡大する可能性があるといった特徴を示した上で、医療逼迫を起こさないために、体調が悪い場合には早めに医療機関で受診・検査をする、特にワクチン未接種者はなるべく検査を受ける、忘年会や新年会は換気などがしっかりしている第三者認証店を選び、できるだけ少人数で行い、大声・長時間を避ける、などを要請した。	Word文書 2ページ	新型コロナ対策分科会会長	分科会会長談話

12月28日	1月6日	1月7日	1月9日
年末年始における新型コロナウイルス感染症対応方針についての提案 オミクロン株の市中感染と判断される事例が各地で確認され、徐々に増加していることを受け、後藤茂之厚労相、山際大志郎コロナ担当相への提言。各都道府県が柔軟に対応できるようにするのが狙い。オミクロン株感染者を全員入院して隔離するのではなく、従来株と同様に重症度に応じて入院適応を判断し、自宅療養者に対してはオンライン診療等できめ細かく健康観察することなどを求めた。	**なぜ効果的な対策を早く打つ必要があるのか？** 現状では沖縄県で若者を中心に感染が増加しており、急激な感染拡大が続けば、感染者数に比例して重症者数の増加や、軽症者の急増による保健所の濃厚接触者調査の負担増などのインパクトがあると分析した。その上で、高齢者への追加接種を前倒しで進めることや、ＰＣＲ検査２回陰性を求めず発症後10日間経過で退院可能とするなどの自治体による弾力的な対応を感染が拡大している地域に対して求めた。	第19回基本的対処方針分科会 広島県、山口県、沖縄県を対象に1月9日から1月31日までまん延防止等重点措置を実施することについて政府から諮問された。オミクロン株は世代間時間が非常に短く、伝播のスピードが速い。一方で重症化率が低いと見られる中で、強い対策をまた国が求めると反発があり、現場が「錯綜」しているという報告があった。従って、首相や大臣、政府、専門家、自治体首長ががワンボイスで話すことが今まで以上に大事となる点を指摘した。また今後、軽症者が短期間のうちに大量に出てくるために、自宅療養、退院基準など弾力的な対応が必要になること、欠勤者が増えるため企業のＢＣＰ（事業継続計画）が重要になること、重症化しやすい高齢者を守ることが必要であることが強調された。ワクチン・検査パッケージをできるだけ早いうちに見直すこと、無料枠が拡充された検査の戦略的な活用、ワクチン接種の前倒しなどを求めて、政府提案は了承された。	広島県、山口県、沖縄県にまん延防止等重点措置
Word文書 1ページ	Word文書 2ページ		
脇田隆字、尾身茂、阿南英明、磯部哲、今村顕史、太田圭洋、大竹文雄、岡部信彦、小坂健、賀来満夫、釜萢敏、高山義浩、田中幹人、中島一敏、前田秀雄、武藤香織、和田耕治	尾身茂、和田耕治、脇田隆字、中島一敏、押谷仁、前田秀雄、岡部信彦、舘田一博、阿南英明、釜萢敏		
第65回 アドバイザリーボード	第66回 アドバイザリーボード		

1月14日	**感染者の療養解除および濃厚接触者の健康観察の期間の短縮について――オミクロン株の急激な感染拡大を受けて――** 感染者・濃厚接触者の急激な増加で医療従事者等が就業できないことを原因とした医療逼迫が生じていること、諸外国でも期間が見直されていること、オミクロン株の特徴などから、検査陽性者における療養解除の基準について発症日または診断日から10日間経過（基本的に検査なしで解除）、濃厚接触者の健康観察終了の基準について最終ばく露から7日間経過（なお、感染研の報告では5％程度の残存発症リスクがあるが、10日目までの健康状態の確認、または検査を組み合わせることで、従来の14日間の待機と同程度のリスクまで下げることが可能）などと、それぞれ3つの選択肢を示した。	Word文書 4ページ	舘田一博、阿南英明、今村顕史、岡部信彦、押谷仁、釜萢敏、高山義浩、吉田正樹、和田耕治、前田秀雄、脇田隆字、尾身茂	2022年1月13日の第67回アドバイザリーボードの翌日
1月19日	第20回基本的対処方針分科会 1月21日から2月13日までの期間、群馬県、埼玉県、千葉県、東京都、神奈川県、新潟県、岐阜県、愛知県、三重県、香川県、長崎県、熊本県、宮崎県の13都県を対象にまん延防止等重点措置を適用することについて政府から諮問があった。社会経済活動への制限を少なくしオミクロン株の特性に合ったメリハリのある対策を打つこと、人流制限より感染リスクの高いところでの接触を減らす人数制限などを求め、政府提案を承認した。			
1月21日	**オミクロン株の特徴を踏まえた効果的な対策** 潜伏期間が約3日（デルタ株では約5日）でデルタ株に比べ感染拡大のスピードが極めて速いなどの特徴から、オミクロン株はデルタ株をはじめとしたこれまでの新型コロナウイルス感染症とは異なる感染症と考えるべきであると指摘した。軽症者の数が急激に増加して地域医療に負荷が生じ、その後、高齢者に伝播して重症者数・入院者数も増加し、医療逼迫や社会機能不全が懸念されることから以下のような対策が効果的であるとした。①医療逼迫や社会機能不全に陥らない程度に感染者数を抑制する、②多くの人が同時期に感染することで生じる医療や介護、教育をはじめとした社会機能への影響を最小化にする、③重症化リスクのある高齢者や基礎疾患のある人への医療を確保しつつ、一般診療も両立することで、死亡者数を最小化する。	Word文書3ページ（資料 PowerPoint 文書5ページ）	阿南英明、磯部哲、今村顕史、太田圭洋、大竹文雄、岡部信彦、小坂健、押谷仁、尾身茂、釜萢敏、小林慶一郎、高山義浩、田中幹人、舘田一博、中島一敏、中山ひとみ、古瀬祐気、前田秀雄、武藤香織、脇田隆字、和田耕治	2022年1月20日の第68回アドバイザリーボードの翌日
1月21日	東京都や愛知県、宮崎県など13都県にまん延防止等重点措置を適用、適用地域は16都県に			
1月25日	第21回基本的対処方針分科会 北海道、青森県、山形県、福島県、茨城県、栃木県、石川県、長野県、静岡県、京都府、大阪府、兵庫県、島根県、岡山県、福岡県、佐賀県、大分県、鹿児島県の18道府県を対象に1月27日から2月20日までまん延防止等重点措置を適用することと、また、広島県、山口県、沖縄県の3県についてまん延防止等重点措置の2月20日まで期間を延長することについて政府から諮問があった。1人の委員が反対意見を唱えた。主な理由は政府案は基本的対処方針がオミクロン株に対応したものになっておらずデルタ株以前のものとほとんど変更がないまま、まん延防止等重点措置の実施地域の拡大を提案しているため。また全国知事会（オブザーバー参加）も「オミクロン株の特性を踏まえた感染対策の確立について」という文書を出し、オミクロン株の特性を踏まえた感染対策を確立し、基本的対処方針を見直すとともに、早急に			

実行することを求めた。ただし、一部の委員からは、今後新たな変異株が出てくる可能性も考えれば、オミクロン株に合わせて基本的対処方針を変更することは危険であるという意見も出た。オミクロン株に対応した感染対策とするために基本的対処方針を見直すのか、あるいは基本的対処方針は変更せず別途戦術のような形にするのかも含めて新型コロナ対策分科会で今後検討すること、このところずっと開催されていない新型コロナ対策分科会を開催することを条件に、政府提案を了承した。

1月27日

北海道、青森県、大阪府など18道府県にまん延防止等重点措置を適用、沖縄県などの適用を延長し、適用地域は34都道府県に

2月2日

第70回
アドバイザリーボード

阿南英明、今村顕史、太田圭洋、岡部信彦、押谷仁、尾身茂、釜萢敏、高山義浩、舘田一博、谷口清洲、中島一敏、前田秀雄、脇田隆字、和田耕治

Word文書
4ページ

流行拡大期において保健医療体制の確保を図るための感染症法の措置の柔軟な適用についての提言

多数の軽症者への保健所並びに医療機関の業務負荷を軽減することにより、基礎疾患を有する等重症化リスクのある陽性者に重点的にきめ細かく対応するメリハリのある体制を確保する必要がある。また、患者等の人権保護のためにウイルスの変異等による感染伝播性や重症度に即した効率的な対応をすることも求められる。流行拡大における保健医療体制の確保を図るための感染症法の措置の柔軟な適用について提言した。中等症1以上の有症状者、50歳以上または5歳以下、妊娠中などといった条件のいずれも状態も満たさない陽性者について別途診断類型を設けることや、積極的疫学調査は医療機関と福祉施設への重点化を徹底すること、軽症の在宅療養者については原則として健康観察や入院勧告などの医療公衆衛生対応を省力化すること、濃厚接触者については感染予防を行っていない最後の接触から7日間で自宅待機を終了し、終了時には陰性確認の検査は行わないことなどを提案した。

2月3日

第22回基本的対処方針分科会

和歌山県にまん延防止等重点措置を適用することについて政府から持ち回りで諮問があった。分科会としては政府提案を了承したが、「まん延防止措置の実施地域の拡大を主な内容として、対策についてはほとんど変更がない」という理由で1人の委員から反対意見があった。また和歌山県へのまん延防止等重点措置については賛成するものの、オミクロン株の致死率をみた場合に「季節性インフルエンザに比べて相当程度高い」という特措法の対象とすることには反対という意見などもあった。（持ち回り開催）

2月4日

第12回新型
コロナ対策分科会

新型コロナ
対策分科会

PowerPoint文書
9ページ（表紙含む）

オミクロン株の特徴を踏まえた感染防止策について

政府からの提案。感染・伝播性が高い一方、若年者や基礎疾患のない人などは重症化しにくいというオミクロン株の特徴を踏まえた対策を進めるため、実際に発生しているクラスターを分析した。その上で「飛沫や換気の悪い場所におけるエアロゾルによる感染が多く、これに対応した対策が重要となる」などの点に着眼した。「換気が悪く、大人数・大声を出すような感染リスクの高い場面・場所への外出は避ける」といった対策を国民に求めた。

2月5日

和歌山県にまん延防止等重点措置を適用、適用地域は35都道府県に

日付	内容	資料	委員	会議
2月10日	第23回基本的対処方針分科会 ①まん延防止等重点措置の期限が2月13日までとなっている東京都や愛知県など13都県について3月6日まで延長すること、②高知県に対して2月12日から3月6日までまん延防止等重点措置を適用すること、③臨時の医療施設整備など医療機関の対応強化に加え、2月4日の新型コロナ対策分科会の提言を踏まえ、現行の対策に加えてオミクロン株の特徴を踏まえた効果的な感染対策に取り組むために基本的対処方針を変更することについて政府から諮問があった。 一部の委員からオミクロン株に合った対策にすべきだという理由で反対意見があった。他の委員からも基本的対処方針などにさらに改善の余地はあるという意見は出たが、全体としては政府提案を了承した。高齢者および小児の対策に重点化し、柔軟に対応すること、出口戦略を含む中長期のシナリオを考えておく必要があるということで分科会としてコンセンサスを得た。			
2月12日	高知県にまん延防止等重点措置を適用、適用地域は36都道府県に			
2月18日	第24回基本的対処方針分科会 まん延防止等重点措置の期限が迫っている北海道や大阪府など17道府県について期限を3月6日まで延長すること、および、山形県、島根県、山口県、大分県、沖縄県へのまん延防止等重点措置について2月20日で解除することについて諮問された。2人の委員が法的な根拠に照らすと疑問があるという理由で重点措置の延長について反対した。この意見については、致死率が季節性インフルエンザにかかった場合に比して相当程度高いと認められることが特措法の要件ではあるが、致死率はそもそも正確には測れないため、1つの指標のみで法的根拠を議論するのは適切ではなく、さらにその上で公衆衛生上の対策も季節性インフルエンザとは違い、ウイルスが変化しているためワクチンに対する確信度がないということと安価で比較的どこでも入手可能な経口薬がないという点も加味すべきであるという意見があった。			
2月20日	沖縄県など5県のまん延防止等重点措置を解除、大阪府など17道府県の期限を3月6日まで延長し、同措置が適用されている31都道府県全てで期限が2022年3月6日までとなった			
2月24日	オミクロン株感染蔓延期における『濃厚接触者』に関する作戦転換 従来の積極的疫学調査に基づく濃厚接触者の行動制限は、オミクロン株に対しては有効性が低下している可能性があるとの認識を示した。濃厚接触者特定と行動制限が社会活動維持の弊害の要因になっており、従来施策をオミクロン株に適合するように転換することに向けた検討や国民へのメッセージ発出が必要であると提言した。	PowerPoint文書 8ページ(表紙含む)	阿南英明、太田圭洋、大竹文雄、岡部信彦、釜萢敏、高山義浩、中島一敏、前田秀雄、和田耕治、脇田隆字、尾身茂	第73回 アドバイザリーボード

3月2日	**オミクロン株による新型コロナウイルス感染症と季節性インフルエンザの比較に関する見解** オミクロン株による新型コロナ感染症と季節性インフルエンザに共通する特徴と相違点を挙げ、致命率を比較した。「オミクロン株による新型コロナ感染症の現時点で分析された致命率は、季節性インフルエンザよりも高いと考えられる」こと、「肺炎の発症率についても、限られたデータではあるが季節性インフルエンザよりも高いことが示唆される」という分析結果を示した。	Word文書 7ページ	阿南英明、今村顕史、岡部信彦、押谷仁、尾身茂、河岡義裕、川名明彦、齋藤智也、鈴木基、瀬戸泰之、西浦博、武藤香織、吉田正樹、脇田隆字	第74回 アドバイザリーボード
3月2日	**オミクロン株の流行下における感染者の重症化リスクの分析結果に基づく、陽性者対応のさらなる重点化に関する提案** 高齢者など重症化リスクのある陽性者に対してより重点的にメリハリのある対応を可能とするために、現行の制度における更なる柔軟な対応が必要との考えを示した。軽症でリスクの低い陽性者の診断類型「低リスク確定例」（仮称）を追加し、健康観察は症状悪化時の本人からの申し出を基本とするなどして、保健所、診療検査医療機関等の業務の対象を重症化リスクの高い陽性者に早急に特化することを提案した。	Word文書 4ページ	前田秀雄、脇田隆字、尾身茂	第74回 アドバイザリーボード
3月4日	第25回基本的対処方針分科会 福島県、新潟県、長野県、三重県、和歌山県、岡山県、広島県、高知県、福岡県、佐賀県、長崎県、宮崎県、鹿児島県の13県についてまん延防止等重点措置を3月6日で終了すること、また、北海道、青森県、茨城県、栃木県、群馬県、埼玉県、千葉県、東京都、神奈川県、石川県、岐阜県、静岡県、愛知県、京都府、大阪府、兵庫県、香川県、熊本県の18都道府県について同措置の期間を3月21日まで延長することについて政府から諮問があった。 2人の委員が反対した。理由は「オミクロン株は重症度が低く、まん延防止等重点措置による私権制限を課すべきだと判断できるほどの重症化リスクがある感染症であるかということを改めて精査すべき」などであった。確かに、オミクロン株はウイルスに罹患しても多くの人は重症化せず、高齢者に重症者が集中している。加えて10歳以下の小児も感染しており、小児自身の重症化リスクは低いが、周囲の大人に感染させ、そこに高齢者が含まれるケースもあるため、教育や保育の機会を守りつつ、子どもや学生に対しても適切な感染対策を実施する必要がある。従って、高齢者、10歳以下の子ども、それ以外の働きざかりの人たちや大学生などといった人口集団区分ごとの対策の重要性を改めて確認した上で、分科会としては政府提案を了承した。なお、委員からはオミクロン株について致死率や超過死亡で見ると季節性インフルエンザよりは高いという結果が出された。			
3月4日	**まん延防止等重点措置期間延長について** 基本的対処方針分科会と新型コロナ対策分科会の委員である大竹文雄大阪大学教授による文書。オミクロン株は重症化リスクが低い、まん延防止等重点措置の効果は限定的、まん延防止等重点措置は財政的・社会経済的影響が大きい、オミクロン株の特性に応じた対策が求められるという4点からまん延防止等重点措置の期間延長に反対する理由を述べた。	Word文書 3ページ	大竹文雄	第25回基本的 対処方針分科会
3月6日	福岡県など13県でまん延等防止措置を解除。東京都など18都道府県で同措置を2022年3月21日まで延長			

3月15日		3月17日	3月17日
小児科医（子どものアドボカシー）の立場から子どもの新型コロナウイルス感染症対策を考える 日本小児科学会が２０２２年１月19日に出した「５～11歳小児への新型コロナワクチン接種に対する考え方」などが紹介された。ここでは、子どもを新型コロナから守るためには、周囲の成人への新型コロナワクチン接種が重要である、基礎疾患のある子どもへのワクチン接種により新型コロナの重症化を防ぐことが期待される、５～11歳の健康な子どもへのワクチン接種は意義があるといった考え方が示された。	**我が国の全ての死因を含む超過死亡数と過少死亡者数（２０１７年～２０２１年比較）【暫定値】** 超過死亡数とは、何らかの原因により、総死亡数がどの程度増加したかを示す指標である。過少死亡数とは、何らかの原因により、総死亡数がどの程度減少したかを示す指標である。２０１７年～２０２１年において比較したところ、超過死亡については、長野、徳島をはじめ８県において、２０２１年12月中の全ての死因を含む超過死亡数が例年の同時期より多かった。２０２１年１月から12月までの期間の全ての死因を含む全国の超過死亡数は、過去（２０１７～２０２０年）の同期間と比べて、最も大きい規模となっている。また、過少死亡者数については、宮崎県のみにおいて、２０２１年12月中の全ての死因を含む過少死亡数が例年の同時期より多かった。２０２１年１月から12月までの期間の全ての死因を含む全国の過少死亡数は、過去（２０１７～２０１９年）の同期間と比べて同程度であった。	**コロナ禍における社会経済活動** コロナ禍が社会経済活動に与えた影響を分析した。月次ＧＤＰ（国内総生産）はコロナ前の２０２０年１月の水準に戻っていなかった。飲食サービス業、宿泊業でマイナスの影響が大きかった。コロナ期には失業率がコロナ前の予測値と比べて０・25～０・５ポイント上昇した。パンデミック当初から２０１９年同月比で非正規職員数は減少した。婚姻数は２０１９年と比べて約11万件減ったという推定がある。出生数もトレンドから下がったままである。超過自殺者数は約４９００人で20代が多い。また女性の自殺も多い。特に第６波では保育所の休園が急増した。	**第26回基本的対処方針分科会** ３月４日の基本的対処方針分科会で期限を延長した18都道府県のまん延防止等重点措置を解除することについて政府から諮問があった。基本的には反対者はおらず全員の賛成により政府の諮問は了承された。ただし、この日の議論は「嫌な予感がする」というある委員の言葉に集約される。リバウンドする可能性は極めて高いが、２年以上にわたって社会経済活動が大きな制約を受けたことを考えれば解除せざるを得ないという難しい判断を迫られた。諸外国の例を見ても、ガードを完全に下げた国はワクチンの追加接種率が高くとも死亡者が急増した。従って、同措置の解除後も状況に応じて必要かつ効果的な対策を実施していく必要を確認した。具体的には、感染拡大により重症化リスクが高まる高齢者、現在感染を広げている原因の一つと考えられる10歳以下の子供たち、何度も感染拡大の契機となってきた歓送迎会や花見といった恒例行事に参加するようなそれ以外の人たちについて、それぞれ対策を示し、実行することを政府に求めた。
PowerPoint文書 22ページ（表紙含む）	PowerPoint文書 10ページ	PowerPoint文書 12ページ（表紙含む）	
森内浩幸	鈴木基	千葉安佐子、藤井大輔、仲田泰祐、大竹文雄、砂川武貴	
第76回 アドバイザリーボード		第26回基本的 対処方針分科会	

3月21日	3月23日	4月6日	
まん延防止等重点措置解除。 東京都は3月22日からリバウンド警戒期間に（2022年5月22日終了）	**高齢者における新型コロナウイルス感染症の療養のあり方について（案）** 日本老年医学会、日本在宅医療連合学会／日本在宅ケアアライアンス、日本プライマリ・ケア連合学会との合同提案。高齢者が感染した場合には原則入院で入院以外の療養（自宅療養、宿泊療養、施設内療養）は、あくまでも例外的な取り扱いとされてきた。しかしオミクロン株を中心とした感染拡大において高齢者の療養について、入院を契機としてフレイル（要介護の一歩手前の健康状態）が進みやすくなっていること、入院期間が長期化するほどその影響が大きいことなどが指摘されており、デルタ株までの流行と比較すると高齢者における重症化リスクの低下が確認されていることから、次の感染再拡大に備えて、可及的速やかに、高齢者の療養の在り方についての具体的な議論を深めることを求めた。	**高齢者における新型コロナウイルス感染症の療養の課題について** 2022年3月23日の第77回アドバイザリーボードでの提言を踏まえ、高齢者の療養について以下のような論点で引き続き議論を深める必要性を提言した。①隔離期間中の高齢者の暮らしを支える家族や介護職員などの安全確保や不安軽減につながる検査実施体制の確保、感染対策の指導、相談窓口の強化、②高齢者とケアに関わる者に対するワクチン接種の確実な推進、③地域の行政や医療機関の積極的な関与の下、支援チームと介護現場との連携を強化、④市町村単位での高齢者施設等同士の連携強化や意見交換の場づくり、⑤高齢者一人ひとりの健康状態に適し、かつ、その希望に沿った医療やケアを実現する観点からの療養場所の選択など。	**大都市における新型コロナウイルス感染症陽性者の行動特性に関する調査（積極的疫学調査深掘）** 2021年6月1日～7月18日に感染拡大が先行した都心2か所の区保健所において深掘りの積極的疫学調査を実施した。特に20～30歳代の一部には、10人以上あるいは5回以上の「会食・飲み会」の行動歴を認め、非常に活動が活発な人たちが存在していた。「会食・飲み会」は必ずしも飲食店だけではなく、自宅でもおこなっていた。約3割の人は発症日も含めて出勤や登校、外出、会食・飲み会の行動歴があり、発症後（体調不良時）の行動自粛の喚起が重要である。感染拡大が先行した地域には、一部に多重的に感染リスク行動を行う陽性者が存在することが明らかになった。ただし、今回の調査で明らかとなった行動が活発な人が感染増加に寄与していると推定されるが、本調査結果のみではあくまで仮説であり、今後その検証が必要である。
	Word文書 1ページ	Word文書 2ページ	PowerPoint文書 51ページ（表紙含む）
	今村顕史、岡部信彦、尾身茂、釜萢敏、高山義浩、舘田一博、中島一敏、中山ひとみ、武藤香織、脇田隆字、和田耕治、秋下雅弘、石垣泰則、草場鉄周	阿南英明、今村顕史、太田圭洋、岡部信彦、尾身茂、釜萢敏、川名明彦、高山義浩、田中幹人、舘田一博、中島一敏、中山ひとみ、武藤香織、吉田正樹、脇田隆字、和田耕治、磯部哲、大竹文雄、小林慶一郎、秋下雅弘、石垣泰則、草場鉄周	渋谷克彦、井上まり子、前田秀雄
	第77回 アドバイザリーボード	第79回 アドバイザリーボード	

4月6日	4月8日	4月8日	4月27日
2021年の夏期の感染拡大が収束に至った要因に関する学際的な研究からの見解 2021年7月初旬~9月末の第5波が収束に至った要因に関してAI（人工知能）なども用いながら学際的に研究成果を総合的に評価して取りまとめた。主な理由として、ワクチンや自然感染による免疫の獲得や、感染拡大時の接触機会の減少などを挙げた。第5波以前において特徴的だった、流行が若者から始まり、高齢者へ、そして施設や医療機関などに広がってクラスター形成をするような現象が第5波では見られず、全ての年齢層で感染がほぼ同時に収束した。これは高齢者からワクチン接種が急速に進んだことが寄与したなどと分析した。	**現在の感染者数増加を契機とした急激な感染拡大を防止し社会経済活動を継続するための緊急メッセージ** まん延防止等重点措置の解除後、夜間滞留人口や接触の機会が増加し、より感染拡大しやすいと考えられているオミクロン株のBA・2が占める割合も増えた。感染再拡大の兆候が見られる地域もあることから、国民に3回目のワクチンの早期接種などを要請した。医療関係者・自治体には、高齢者施設等における普段からの感染対策や感染が疑われた場合の医療の早期介入を要請した。	**今後の感染拡大時の考え方** **―4-5月に急激な感染拡大が生じ深刻な医療逼迫が想定された場合にどのような選択が可能か？―（たたき台）** BA・1よりも感染者数の増加速度が速いオミクロン株のBA・2の割合が増え、接触機会も急増している状況で、急激な感染拡大が生じ、深刻な医療逼迫につながる可能性もある。そうした状況を想定していかなる施策を講じるべきか論点を挙げた。社会経済活動への制限の観点からは以下の2つの意見・選択肢があった。 ①医療逼迫が改善されるまで、社会経済活動は制限すべきとの意見 ②情報に基づく人々の自発的な行動変容を信頼し、社会経済活動は制限すべきではないとの意見 早急に具体的な選択肢に関する議論を深める必要性について述べた。	**今後の感染拡大時の対策についての論点―5月の連休後に急速な感染拡大が生じた場合、如何に対処するのか？―（たたき台）** 2022年4月8日のたたき台を踏まえた。BA・2による急速な感染拡大が起きた場合に取り得る施策に関する議論のたたき台。感染対策および社会経済活動の重点の置き方の観点からAおよびBに分け、さらに保健医療体制の観点から①および②に分け、4つを概念上独立したものとして提示した。それぞれについて、講じられる対策の例と、採用される際の留意点を記した。 【考え方A】まん延防止等重点措置等により社会経済活動を制限することで、感染者数の抑制により重点を置く。 【考え方B】法に基づく社会経済活動の制限を講じず、人々の自主的な対応を尊重し、教育を含む社会経済活動を維持することにより重点を置く。 【考え方①】公衆衛生・医療上の特別な対応を維持し、感染者や濃厚接触者に対する行動制限および特定の医療機関での隔離・診療で対応し、可能な限り、医療機関や宿泊施設での隔離を行う。 【考え方②】公衆衛生・医療上の特別な対応を軽減し、社会の医療資源全体で対応し、治療上入院が必要でない限り、地域の医療機関や在宅での診療を優先する。
Word文書3ページ （資料集PowerPoint文書20ページ）	PowerPoint文書 2ページ（表紙含む）	PowerPoint文書 2ページ（表紙含む）	PowerPoint文書 8ページ（表紙含む）
阿南英明、今村顕史、太田圭洋、岡部信彦、押谷仁、尾身茂、釜萢敏、小林慶一郎、舘田一博、田中幹人、谷口清州、中島一敏、仲田泰祐、西田淳志、前田秀雄、脇田隆字、和田耕治	新型コロナ対策分科会	武藤香織、尾身茂、中山ひとみ、清古愛弓、小林慶一郎、太田圭洋、岡部信彦、脇田隆字	中山ひとみ、太田圭洋、大竹文雄、岡部信彦、尾身茂、小林慶一郎、清古愛弓、武藤香織、脇田隆字
第79回 アドバイザリーボード	第15回新型コロナ 対策分科会		第16回新型コロナ 対策分科会

5月19日	5月20日	5月23日
日常生活における屋外と、小児のマスク着用について 空気の循環により感染リスクが室内に比べて低めとなる屋外でのマスク着用について、周囲の人と距離を十分に確保できるか会話が少ない場合、または家族のような一緒に過ごすことが多い間柄の人たちだけであればマスクの着用は必要ではない、とした。また、オミクロン株の特徴が判明しない中で小児の感染がこれまでよりも多く確認されていたことを踏まえて2022年2月に一時的にマスク着用の必要性が強化された小児におけるマスク着用については、「2歳以上の未就学児については、マスク着用を一律には求めず、無理に着用させない」という従来の考え方に戻していくことを考慮する時期にあると指摘した。	**新型コロナウイルス感染症　対策の評価** 政府が新型コロナ対応の検証のために開催した有識者会議で報告した。2年以上、政府の対策にさまざまな提言をしてきた専門家の立場で、新型コロナ対策の主な課題と今後の方向性について述べた。 まずパンデミックの対応戦略として、(A)封じ込め、(B)感染抑制、(C)被害抑制の3種類があるが、日本はAとBとの間で最適解を求めてきたとする。パンデミックにおける専門家と政府の役割として、専門家は「対策に関連して、政府に問題提起や提案をすること」、政府は「専門家からの問題提起や提案の採否を決定し、その理由について人々に説明し、政策を実行すること」という原則を示した。新型コロナ対策における両者の関係について、次の課題認識を示した。 ①アドバイザリーボードによるリスク分析とは別に、新型コロナ対策分科会やアドバイザリーボードといった専門家助言組織からの提案に対して、政府からその採否や判断の理由や実行状況などの説明が十分ではなく、人々から見ても意思決定の過程や根拠が分かりにくかった。 ②政府への助言に際して、専門家はさまざまな調査研究を多様な専門性を集めて迅速に実施する必要がある。だが、調査研究課題の優先順位の決定、研究全体の調整・統括・支援する仕組みが脆弱であった。 ③政府への助言組織の設置要綱が極めて簡略で、諸外国では一般的である専門家の免責事項が記載されていなかった。また、通常の学術研究と違って研究業績として評価されにくいこと、高度な調査研究の支援ができる仕組みが不十分であったことなどから、助言組織の構成員に過重な負担がかかり続けた。 ④政府と自治体の責任および役割分担などが不明確な場合があり、政策決定および実行の遅れや、人々の困惑につながる事例があった。 ⑤都道府県や保健所設置市などの一部地域では、公衆衛生の専門家が不足し、感染動向などの分析が必ずしも十分でなかった。 その上で、今後求められる方向性として「緊急時において政府や地方自治体は迅速な意思決定が求められる。そのため、普段から緊急時の情報収集、意思決定における仕組み、役割分担やプロセスを明確にしておく必要がある」「我が国の状況に適した形で、パンデミックなどの大型のリスクに対応できる科学的助言システムを構築すべき」などと提言した。	**第27回基本的対処方針分科会** 2022年5月19日のアドバイザリーボードでの専門家の提言を受け、基本的対処方針におけるマスクの着用について「屋外において、他者と身体的距離が確保できる場合、他者と距離が取れない場合であっても会話をほとんど行わない場合は、マスクの着用は必要なく、特に夏場については、熱中症予防の観点から、マスクを外すことを推奨する」「乳幼児(小学校に上がる前の年齢)のマスクの着用には注意が必要であり、特に2歳未満では推奨されない」などとする変更案について政府から持ち回りで諮問があり、了承された。(持ち回り開催)
Word文書 2ページ	PowerPoint文書 34ページ(表紙含む)	
阿南英明、今村顕史、岡部信彦、押谷仁、尾身茂、釜萢敏、鈴木基、舘田一博、中島一敏、前田秀雄、脇田隆字、和田耕治、岡田賢司、谷口清州、多屋馨子、峯眞人、森内浩幸	尾身茂、脇田隆字	
第84回 アドバイザリーボード	第3回有識者会議	

6月1日	6月8日	7月14日	
小児における新型コロナウイルス感染症の課題について 小児科医との連携による提言。第5波までは小児の感染は大人と比べると少なく重症者もまれとされていたが、オミクロン株に置き換わった第6波では大人におけるワクチン接種率の増加と感染による免疫保有者の増加などから小児感染者が増え、学校教育、学校行事、休園・休校・学級閉鎖などに伴う保護者を含んだ日常生活への圧迫などが目立った。また極めて少数ながら入院患者や、死亡例も出ている。小児に対して過度な警戒を強いずに感染拡大や重症化を避けるために、マスク着用（十分な身体的距離が確保される場合や体育の授業においてはマスク着用は不要）、学校行事（感染対策を工夫した上で、できるだけ実施する方向で考えるべき）、検査（少なくとも有症状者に限ることを基本とすべき）、ワクチン（大人とは異なった丁寧な接種、接種場所の提供が必要）、および小児医療体制や小児重症化への備えについて提言した。	**〝効果的かつ負担の少ない〟医療・介護場面における感染対策** オミクロン株を中心とした流行による感染者および濃厚接触者の爆発的な増加に伴い、医療現場や介護現場に障害が発生する事態が生じている。一方で、医療や介護の現場で効率的かつ負担の少ない施設内感染対策への知見も蓄積されてきており、これらの対策の方向性を示した。施設内においては標準予防策を前提としながら、接触・飛沫・エアロゾル感染対策および空間の分離を考慮し、効果的な感染伝播の阻止のために①換気、②距離、③時間、④マスクの視点での感染対策の徹底を求めた。また、医療機関での面会について、新型コロナが市中で流行しているうちは一度に全ての面会を許可することは難しいが、個々の患者の状況により面会の受け入れを考慮することを提言した。例えば、新生児・小児病棟、出産立ち会い、看取りなど、家族や関係者の面会の必要性や重要性が高い場面から面会を受け入れることが求められると指摘した。さらに「外来で一般患者とともに新型コロナ疑い患者を受け入れる場合には、インフルエンザ流行時に準じた対応で可能である」との見解を示した。	**第7波に向けた緊急提言** 2022年7月以降、全国で新規感染者数が増加に転じており、BA・1系統が主であった日本の第6波ではこれまでの流行の中でも死亡者数が最も多かったが、より感染性が高いBA・4やBA・5系統が流行の中心になっていることから、第7波に対する実効的な対策を直ちに実施する必要があるとの認識を示した。具体策として、①ワクチン接種の加速、②検査の更なる活用、③効率的な換気、④国・自治体による効率的な医療機能の確保、⑤基本的な感染対策の再点検と徹底を提言した。同時に、「コロナを一疾病として日常的な医療提供体制の中に位置付ける」ための検討も始める必要があるのではないか、という問題提起もした。	**感染拡大防止のための効果的な換気について** オミクロン株の特性も踏まえた専門家の知見として、改めて効果的な換気の方法を示した。エアロゾル感染と飛沫感染の両方の換気対策が必要とし、エアロゾル感染の対策としてはエアロゾル発生が多いエリアから扇風機、サーキュレーターで排気し、反対側から外気を取り入れるなどの方法を示した。パーティションを配置する際は空気の流れを阻害しないようにすることなども呼びかけた。
Word文書 8ページ	Word文書 6ページ	PowerPoint文書 12ページ（表紙含む）	PowerPoint文書 8ページ（表紙含む）
阿南英明、今村顕史、太田圭洋、岡部信彦、尾身茂、釜萢敏、舘田一博、中島一敏、前田秀雄、脇田隆字、岡田賢司、谷口清州、多屋馨子、峯真人、森内浩幸	阿南英明、今村顕史、岡部信彦、太田圭洋、釜萢敏、高山義浩、舘田一博、中島一敏、前田秀雄、吉田正樹、和田耕治、脇田隆字、尾身茂	新型コロナ対策分科会	新型コロナ対策分科会
第86回 アドバイザリーボード	第87回 アドバイザリーボード	第17回新型コロナ対策分科会	

7月14日	7月14日	8月2日	8月3日
効果的に感染拡大を防止しながら、社会経済活動を維持していくための検査の活用について 感染拡大を防止しながら、社会経済活動を維持するために、検査を今後どう活用すべきかについて検討した。「有症状者」については早期に検査を行い早期治療につなげるとともに、有症状者からの2次感染を防止することが重要である一方、「無症状者」については治療対象を発見するために行う検査は感染拡大時には推奨するが、感染拡大していない場合には検査前確率が低いことから基本的に推奨されない。①高齢者施設等、②学校、③保育所等、④業務復帰・継続のための検査、⑤旅行・イベント等の参加といった場面ごとに、検査の目的、留意点、活用方法などを整理した。	第28回基本的対処方針分科会 基本的対処方針に「現下の感染拡大への対応については、新たな行動制限を行うのではなく社会経済活動をできる限り維持しながら、保健医療体制について、2021年11月12日に新型コロナ対策本部が決定した『次の感染拡大に向けた安心確保のための取組の全体像』に基づき整備してきた病床等をしっかりと稼働させることを基本に、引き続き、自治体や医療機関等の支援を行い、保健医療体制の確保に万全を期すとともに、医療への負荷に直結する重症化リスクのある高齢者を守ることに重点を置いて、効果が高いと見込まれる感染対策に、国・地方が連携して機動的・重点的に取り組むこととし、同時に新型コロナウイルスと併存しつつ平時への移行を慎重に進めていくこととした」などの文言を盛り込んだ変更案について政府から諮問があった。構成員の賛成の下、政府提案は了承された。(持ち回り開催)	**「感染拡大抑制の取り組み」と「柔軟かつ効率的な保健医療体制への移行」についての提言** 極力医療逼迫の深刻化を抑えつつ、社会経済活動の継続を選択する場合、①感染拡大を招かない一人ひとりの主体的行動の涵養、②オミクロン株の特徴に合わせた柔軟かつ効率的な保健医療体制への移行が求められるとした。①と②を実行しても医療逼迫が起こる場合は国と連携して場面や期間を限定した一部の行動制限について判断が求められるとした。 感染拡大初期は保健所や行政による患者などの強固な管理体制が構築されたが、いずれは通常医療の中に位置付けるように移行するなどの認識を示した。取り扱い変更へ向けて調整が必要な①医療対応、②保健所・行政対応、③感染状況の把握、④高齢福祉施設対応、⑤インバウンド対応の5つのテーマについてそれぞれ、ステップ1として現行法・通知解釈の範囲で運用可能な内容を、ステップ2として将来の保健医療体制の在り方に関して法改正や通知の変更を伴うゴールを示した。例えば、感染状況の把握についてはステップ1として、全数届出情報に依存したデータ収集とは異なる、新たなサーベイランスの早急な構築を求めた。	**限りある医療資源を有効活用するための医療機関受診及び救急車利用に関する4学会声明** 日本感染症学会、日本救急医学会、日本プライマリ・ケア連合学会、日本臨床救急医学会による声明。次のことを呼びかけた。 ①症状が軽い場合、65歳未満で基礎疾患や妊娠がなければ、あわてて検査や受診をする必要はない。 ②症状が重い場合、37・5℃以上の発熱が4日以上続く場合、65歳以上の人や65歳未満でも基礎疾患がある人、妊娠中、ワクチン未接種の人などは重症になる可能性があるため早めにかかりつけ医に相談する。 ③顔色が明らかに悪い、唇が紫色になっている、表情や外見などがいつもと違う、様子がおかしい、息が荒くなった、急に息苦しくなったなどの場合には救急車を呼ぶことをためらわないでほしい。
PowerPoint文書 8ページ(表紙含む)		PowerPoint文書 19ページ(表紙含む)	Word文書 6ページ
新型コロナ 対策分科会		阿南英明、磯部哲、今村顕史、太田圭洋、大竹文雄、岡部信彦、小坂健、釜萢敏、小林慶一郎、高山義浩、舘田一博、田中幹人、谷口清州、中島一敏、中山ひとみ、武藤香織、脇田隆字、尾身茂	日本感染症学会(理事長 四柳宏)、日本救急医学会(代表理事 坂本哲也)、日本プライマリ・ケア連合学会(理事長 草場鉄周)、日本臨床救急医学会(代表理事 溝端康光)
第17回新型コロナ 対策分科会		記者クラブにて会見(翌8月3日の第93回アドバイザリーボードで参考資料として配布)	第93回 アドバイザリーボード

9月7日	9月8日	9月14日	9月14日
専門家有志の提言（8月2日公表）に関する補足資料 感染拡大している現下の状況にどう対応するかの緊急避難措置を提案した。例えば全数報告については、まずは現行の発生届による全数把握も走らせながら、ただちに定点観測を立ち上げることや入院症例の把握が必要などとした。	**第29回基本的対処方針分科会** 2022年9月6日に岸田文雄首相が記者会見し、ウィズコロナに向けた新たな段階への移行として、全数届出の対象を限定すること、オミクロン株に対応した新型ワクチンの接種の前倒し、陽性者の自宅療養期間の短縮という方針を示した。これらを基本的対処方針に反映させることについて政府から諮問があった。 ①ウィズコロナが何を意味するのかについてしっかりと議論をする。日本の新型コロナ対策は最初から公衆衛生の用語でいう「サプレッション」（感染をゼロにはしないが、できるだけ感染者数を減らして医療崩壊を防ぐとともに、重症者や死亡者を減らすという戦略）を志向してきたが、それを「ミチゲーション」（感染者数は重視せず、重症例について適切な医療へのアクセスを保障する戦略）に変更するという意味なのか、②社会経済活動への制限を緩めるということは医療逼迫が起こり得ることを意味するが、医療逼迫の度合いや重症者数などについて国はどこまで許容するのか一般市民に説明する必要がある、③第8波に向けてどんなリスクがあるのか、何が起こりそうかといったことに関する分析、医療逼迫が起きた際の対策などについてアドバイザリーボードや新型コロナ対策分科会で議論し政府に提案するといったことを前提に、政府提案に了承した。	**新型コロナワクチンの有効性に関する研究〜国内多施設共同症例対照研究〜** 長崎大学熱帯医学研究所などによる症例対照研究。16歳〜64歳を対象に、「検査陰性デザイン（test－negative design）」を用いた症例対照研究を用い、BA・5の感染が全国で拡大した2022年7月〜8月について、新型コロナワクチンの国内における発症予防に関する有効性を評価した。ファイザー製・モデルナ製の新型コロナワクチン2回接種完了後181日以上経過した場合でも、未接種と比較して有効性を認めた。3回接種を行うことによりその有効性が上昇することが示された。しかし3回接種後であっても、時間の経過とともに有効性が低下する可能性が示唆された。3回接種完了後181日以上経過した場合、2回接種完了後181日以上経過した場合と比べて、相対的な有効性に関して、有意な有効性は認めなかった。	**COVID−19パンデミックの出口戦略における抗ウイルス薬の役割** 「COVID−19のリスクを抑えつつ集団レベルでの免疫を高めていくことがパンデミックに対する出口戦略として求められる」として、抗ウイルス薬が出口戦略において重要な役割を果たす可能性があると述べた。臨床的に意義のある抗ウイルス効果を期待するためには、発症・診断からできるだけ早期に抗ウイルス薬が投与されることが望ましいとした。迅速な診断および抗ウイルス薬へのアクセスが重要だと指摘した。高齢者などのハイリスク層を守るために予防的に用いることのできる薬剤や、薬剤耐性変異の生じにくい抗ウイルス薬の開発、変異株の出現や広がりを監視するサーベイランスも求めた。
Word文書 9ページ		PowerPoint文書 9ページ（表紙含む）	Word文書 6ページ
脇田隆字		前田遥、森本浩之輔、 齊藤信夫、五十嵐中 研究協力：鈴木基 および研究参加医療機関	押谷仁、河岡義裕、 舘田一博、古瀬祐気、 脇田隆字
第98回 アドバイザリーボード		第99回 アドバイザリーボード	

日付	内容	形式	作成者	会議
10月5日	**新型コロナウイルス感染症と季節性インフルエンザの流行に関する短期的な見通しと暫定的リスク評価：2022年10月5日時点** 「2022年10月から2023年3月の半年間に新たなCOVID－19の流行拡大と、季節性インフルエンザの流行が発生する可能性は極めて高い」と結論づけた。ただし、流行の立ち上がりの時期と持続期間、流行規模、医療負荷の程度については、事前情報が不足していることから、現時点で定量的に予測することは困難であるとした。ライノウイルスやアデノウイルスなど他の呼吸器ウイルスによる呼吸器感染症の流行が発生する可能性を念頭に置いておく必要があることも指摘した。	Word文書 14ページ	押谷仁、鈴木基、 西浦博、脇田隆字	第101回 アドバイザリーボード
10月13日	**今秋以降の感染拡大期における感染対策について** 政府からの提案。2022年秋以降、新型コロナ感染拡大を大幅に超える感染者数が生じることもあり得るとし、季節性インフルエンザとの同時流行への懸念も示した。ただし、オミクロン株と同程度の感染力・病原性の変異株による感染拡大であれば新たな行動制限は行わず、社会経済活動を維持しながら、高齢者等を守ることに重点を置いて感染拡大防止策を講じることや、季節性インフルエンザとの同時流行も想定した保健医療体制を準備することを基本方針とすることを提言した。年内に接種対象者全員がオミクロン株にも対応したワクチンの接種を受けられるよう取り組むことや、医療機関、高齢者施設、学校、保育所等について、具体的な感染対策をまとめた。	PowerPoint文書 9ページ（表紙含む）	新型コロナ 対策分科会	第19回新型コロナ 対策分科会
10月20日	**新型コロナウイルス感染症第8波へ向けてのリスク評価の考え方** 新型コロナのリスク評価として、伝播性、疾患としての重症度、状況（人口内の免疫状況とそれが感染や重症をどこまで阻止できるか、治療体制や医療逼迫の程度とその影響など）について総合的に検討し、第8波の流行のリスク評価をした。国内の多くの地域で感染者は増加に転じており、一部のヨーロッパやアジアの国々の状況から考えても第8波の流行が起こる可能性は非常に高いと考えられるとした。ワクチンや自然感染の免疫は減弱していくことが示されていること、多くの高齢者が3回目接種後8カ月が経過していること、高齢者の4回目接種の接種率は76％程度であること、60歳未満の多くの人は今後4回目接種の対象となること、国内では各国に比べて人口当たりの既感染者の割合が低いと考えられることなどが第8波の感染のリスクに影響するとした。また、冬季には心筋梗塞・脳卒中などで救急医療の需要が高まるため、第8波でも医療逼迫が生じるリスクは高いという考えを示した。	PowerPoint文書 17ページ（表紙含む）	押谷仁、鈴木基、 西浦博、脇田隆字	第103回 アドバイザリーボード
11月11日	**今秋以降の感染拡大で保健医療への負荷が高まった場合に想定される対応** 政府からの提案。2022年秋以降、オミクロン株と同程度の感染力・病原性の変異株による感染拡大が進行し、保健医療の負荷が高まった段階において、感染レベルを抑えるために取り得る感染拡大防止措置を取りまとめた。レベル分類についてオミクロン株に対応した指標、事象の改定も行い、各段階の具体的な感染拡大防止措置をそれまでの5つのレベルから4つのレベルに整理した。感染小康期（レベル1）、感染拡大初期（レベル2）、医療負荷増大期（レベル3）、医療機能不全期（レベル4）とし、レベル4を（避けたいレベル）とした。レベル3において感染拡大が著しい都道府県が「対策強化宣言（仮）」を行い、地域の実情に応じて、混雑した場所への外出など感染拡大につながる行動を控えることを要請することなどや、感染拡大のスピードが急激な場合には「医療非常事態宣言（仮）」を発出することなども盛り込まれた。2020年8月7日に出したステージ分類の考え方に、3回目の修正を施した。	PowerPoint文書 6ページ（表紙含む）	新型コロナ 対策分科会	第20回新型コロナ 対策分科会

11月11日	**第８波対策について** 第８波で季節性インフルエンザと同時流行した場合に行動制限を課すことが分科会で議論されているが、「行動制限という私権制限をする前提がオミクロン株では満たされていない可能性が高い」と指摘。季節性インフルエンザとの重症化率や致死率を比較すると、第７波は重症化率でも致死率でも季節性インフルエンザよりも低いか同程度であるというデータを示した上で、政府対策本部が廃止されるという特措法の条件を満たしていることになるとの見解を明らかにした。新型コロナそのもので重症化する確率は低いが、他の疾患の重症度が高い場合に、一般の医療機関での受け入れが可能になれば、医療逼迫の可能性が低くなるなどといった考えを示した。若者も含めた行動制限は「重症化リスクの極めて低い人々に対して大きな負担になる」とし、感染者数を行動規制開始の目安とはすべきでないとした。	Word文書 5ページ	大竹文雄、 小林慶一郎	第20回新型コロナ 対策分科会
11月24日	**第30回基本的対処方針分科会** ２０２１年11月8日の新型コロナ対策分科会で示されたレベル分類について、医療の逼迫度に着目する基本的な考え方は維持しながら、オミクロン株に対応し、外来医療の状況等に着目したレベル分類（新レベル分類）に見直した上で各段階に応じた感染拡大防止措置を講じることや、厚生労働省の「新型コロナウイルスと季節性インフルエンザの同時流行に備えた対応」に基づき、限りある医療資源の中でも高齢者等重症化リスクの高い方に適切な医療を提供するための保健医療体制の強化・重点化を進めていくことなどを盛り込んだ基本的対処方針の変更案について政府から諮問があり、一部の委員からは次に示す意見書などが提示されたが、分科会長の下で了承された。（持ち回り開催）			
11月24日	**基本的対処方針の変更に関する政府提案への意見書** 以下の意見を、第30回基本的対処方針分科会の議事録に記載することを要望する。①オミクロン株の重症化・死亡リスクを最新のデータに変更すべき。基本的対処方針の新型コロナウイルス感染症の致死率は現状第６波のものだが、第7波の数値に変更すれば、大阪の最近の数値を使った場合であっても60歳以上で０・75％である。季節性インフルエンザと比べて60歳以上の致死率が「相当程度高い」という表現が適切だとは言い難い。②新レベル分類の「レベル３医療負荷増大期」において都道府県から市民により慎重な行動を求める協力要請などが事実上の行動制限にならないようにする、など。	Word文書 4ページ	大竹文雄、 小林慶一郎	第30回基本的 対処方針分科会
12月14日	**新型コロナウイルス感染症の特徴と中・長期的リスクの考え方** 新型コロナのリスクをデータや最新の知見に基づいて評価した。ＷＨＯはパンデミックインフルエンザの評価には、①伝播性、②疾患としての重症度、③医療や社会へのインパクトを評価するように求めている。新型コロナの伝播性は当初より、季節性インフルエンザより高かったが、変異株の出現とともにさらに伝播性は増大してきている。加えて、ワクチンや自然感染で獲得した免疫も減弱することと、変異株は免疫逃避の程度も高いことから「疫学的には季節性インフルエンザとは異なる特徴を持つ感染症になっている」とした。新型コロナの重症度は病原性が一定程度低いとされるオミクロン株が流行株の主体となり、さらに多くの人が自然感染あるいはワクチンによる免疫を獲得したことにより、発生初期と比較して低下している。一方で、循環器系の合併症で死亡を含むインパクトが生じているとするデータが各国で得られてきている。国内でも２０２１年以降超過死亡が増加している。救急搬送困難事案の増加など新型コロナによる直接の医療負荷だけではなく、一般医療への負荷も生じている。今後さらに流行規模が大きくなれば、罹患や罹患後症状による欠勤者が増え、社会機能維持に支障が生じるリスクも存在している。一方で、感染症法に基づく公衆衛生対応（行動制限）を継続することによる社会や経済に対するインパクトも発生している点には留意が必要である。	Word文書 16ページ	押谷仁、鈴木基、 西浦博、脇田隆字	第110回 アドバイザリーボード

12月28日	1月11日	
高齢者・障がい者施設における被害を最小限にするために 我が国ではこれまでに高齢者・障がい者施設において多数のクラスターを経験し、多くの命が失われてきた。現在の感染者は第7波のピークよりは少ないが、日に日に感染状況が悪化し、医療現場への負荷が高まっており、「まだ第8波の入り口」という認識を示した。とはいえこのまま感染者数が増加すると、第7波を超える死亡者が想定され、その多くが高齢者や基礎疾患を有する人であるとした。特に集団感染が生じやすい高齢者・障がい者施設、慢性期医療機関がリスクの中心であり、その被害をいかに減らすかが重要になると指摘した。季節性インフルエンザとの同時流行に備えるとともに、全てが医療機関への入院ではなく感染者の状態に応じて施設内での療養継続を選択し、感染者や濃厚接触者への感染対策や治療を施設等でも行うことを求めた。健康チェック、ワクチン接種、早期診断・早期対応、コロナと診断された場合の早期治療、予防投与が可能な薬剤、クラスターのリスクが高まっている場面での感染対策、保健所・医療機関との連携などの点について、高齢者・障がい者施設における対策を示した。	**新型コロナウイルス感染症対策に関する見解と感染症法上の位置付けに関する影響の考察** 3年間にわたるこれまでの新型コロナ対策で社会・経済・生活・教育などへの副次的な負の影響も明らかになり、オミクロン株の出現やワクチン接種の進展によって重症者や死亡者の割合は徐々に低下しているものの、オミクロン株になってウイルスの伝播力はむしろ強くなっており感染者の数が増え、死亡者が極めて多くなっている。今後の流行サイクルも予測が困難で「本疾患が季節性インフルエンザ等の流行性疾患と同様な対応が可能な疾患になるには、もうしばらく時間がかかると考えられる」との認識を示した。その上でオミクロン株の特徴に合わせた当面の対応策を提言した。 さらに、感染法上の位置付けを変更するとした場合に考えられる影響について以下の5点を考察した。①感染症法に基づく入院措置がなくなることによる影響、②感染症法に基づく感染者の自宅・ホテル待機がなくなることによる影響、③感染症法に基づく接触者に対する措置がなくなることによる影響、④特措法の対象とならなくなることによる影響、⑤新型コロナワクチン接種に与える影響。例えば、ホテル療養に準じて、医療型ホテル療養、宿泊可能な酸素ステーションなどの設置根拠がなくなった場合、入院病床を補完する機能が失われ、高齢者対応の宿泊療養施設が一律に廃止されれば入院病床逼迫につながる自治体が出てくる可能性があるなどとした。	**今後の新型コロナウイルス感染症（COVID-19）対策における倫理的法的社会的課題（ELSI）の観点からの提言** 感染症疫学・医療の専門家有志による「新型コロナウイルス感染症対策に関する見解と感染症法上の位置付けに関する影響の考察（2023年1月）」を踏まえ、倫理的法的社会的課題（ELSI）の専門家有志が提言した。公衆衛生倫理の主要な原則の一つである「侵害の最小化」あるいは「強制的な手段の最小化」に照らし合わせ、新型コロナを「他者に感染させないための措置の対象から速やかに外す必要がある」との考えを示した。また、国として許容できる、あるいは、許容できない死者数の目標設定は回避すべきであるとした。さらに、「面会や付き添いに関する実態調査や指針策定の必要性」「新たな健康習慣の明確な啓発と人々の受け止めの継続的な把握」「新たな健康習慣に取り組みやすい環境整備」「パンデミックにおける公衆衛生倫理の観点からの助言」を求めた。今後、人々が主体的に実践できる健康習慣として推奨できる行動を専門家が取捨選択して示すことが求められるなどとした。
Word文書 11ページ	Word文書 9ページ	Word文書 6ページ
今村顕史、太田圭洋、岡部信彦、釜萢敏、川名明彦、高山義浩、舘田一博、前田秀雄、中島一敏、吉田正樹、脇田隆字、尾身茂	齋藤智也、中島一敏、前田秀雄、今村顕史、阿南英明、太田圭洋、岡部信彦、押谷仁、舘田一博、釜萢敏、高山義浩、小坂健、古瀬祐気、脇田隆字、尾身茂	武藤香織、磯部哲、井上悠輔、大北全俊、児玉聡、田代志門、田中幹人、奈良由美子、横野恵
第112回 アドバイザリーボード	第113回 アドバイザリーボード	

1月25日	1月27日	1月27日
これからの身近な感染対策を考えるにあたって（第一報） 直近では社会経済活動の更なる活性化や感染症法における類型変更の議論と相まって室内でのマスク着用をめぐる議論に関心が集まっているが、オミクロン株は伝播力が高まっており、更なる亜系統も世界各地で確認されており、国内においても今後流行が繰り返す可能性があるとの見方を示した。我が国は高齢者の割合が諸外国と比較しても多いことから感染を大きく広げないための感染対策は引き続き必要といえるとして、これからの感染対策についての考え方を示した。「地域での流行状況が大幅に拡大し、社会的に大きな影響を与える事態が想定される場合を除き、これまでの政府の要請に基づく一律の感染対策から、個人や集団が流行状況やリスクに応じて、主体的に選択し、実施することになる」「科学的知見をもとに、感染対策を実施することの合理性（科学的、経済的、社会的）に関しての対話や議論が求められる。医療の専門家や政策決定者が一方的に決めるのではなく、市民対話などの手法を用いたリスクコミュニケーション活動を通じて、合理的かつ、当事者たる市民が納得できる対策を選択することが目指すべき方向性と考える」「年代による特徴を考慮すべきである。ことに子どもにおいては、すこやかな発育・発達の妨げにならないような配慮が必要である」などの考え方を示した。	**「5類」移行にあたっての倫理的及び社会的観点からの意見** 1月25日の厚労省アドバイザリーボードに提出した資料（右記「ELSIの観点」と「身近な感染対策」）を踏まえ、倫理的および社会的観点から意見を述べた。「マスク装着や手洗い、換気は、これまでも感染症予防に有効とされ、健康習慣として実践されてきた活動でもある。今後の対策緩和に当たっても、その意義が損なわれないような啓発が必要である。また、今後の感染対策の実施を個人の責任のみに帰す事態に陥らないように留意すべきである。特に、感染リスクの高い職場で働く人々や社会的経済的に脆弱な立場に置かれた人々に最大限の配慮をしなければ、健康格差の拡大につながりかねない。基本的対処方針がなくなった後も、人々が健康習慣を守りやすい環境整備、体調不良の際に休みやすく復帰しやすい環境整備に尽力すべきである」などとした。	**第31回基本的対処方針分科会** 新型コロナの感染症法上の位置付けを3カ月ぐらいの猶予をもって現在の2類から5類感染症に移行することについて政府から諮問があった。さらに基本的対処方針にコンサートやスポーツ観戦などのイベントについて、観客が歓声を出すかどうかにかかわらず、定員の100%まで入場できるようにすることを盛り込むという提案についても諮られた。 政府提案には構成員全員が賛成した。ただし、本分科会に提出された厚生労働省の感染症部会の資料には「新型コロナウイルス感染症（COVID-19）は、感染症法に基づく私権制限に見合った『国民の生命及び健康に重大な影響を与えるおそれ』がある状態とは考えられない」とあったが、「新型コロナウイルス感染症（COVID-19）対策に関する見解と感染症法上の位置付けに関する影響の考察」（2023年1月11日アドバイザリーボード提出）を基に、5類感染症に移行すればすぐに健康・生命への影響が全くなくなるというわけではないという懸念が多くの専門家から表明された。
Word文書 2ページ	Word文書 2ページ	
岡部信彦、阿南英明、今村顕史、太田圭洋、小坂健、釜萢敏、齋藤智也、高山義浩、舘田一博、田中幹人、中山ひとみ、奈良由美子、西浦博、古瀬祐気、前田秀雄、武藤香織、脇田隆字、尾身茂	武藤香織、 田中幹人	
第115回 アドバイザリーボード	第22回新型コロナ対策分科会・第31回基本的対処方針分科会（合同開催）	

日付	内容	資料	出席者	会議
2月8日	**マスク着用の有効性に関する科学的知見** 78件の研究をメタ解析した結果では、マスク着用者の週当たり感染リスクは非着用者の0・84倍に下がる。これは自分が感染しないための効果に相当する。新型コロナ対策では症状の有無にかかわらずマスク着用が推奨または義務化されることがあったが、無症状の感染者から2次感染が起こり、また、多くの感染者が発病前に感染性を有するとき、自宅以外での屋内空間で他者を感染させる性質があるためである。感染者が不織布マスクを着用することによって2次感染のリスクは軽減され得る。これは他者に感染させないための効果に相当する。関連する21件の論文を系統的にレビューすると、コミュニティー全体でマスク着用を推奨すると、新規感染者数、入院患者数、死亡者数をそれぞれ減少させる効果があることが示唆された。こうした日常生活におけるマスク着用の新型コロナ感染予防における有効性に関する科学的知見をまとめるとともに、諸外国での対応事例を紹介した。	Word文書 4ページ	西浦博、阿南英明、今村顕史、太田圭洋、岡部信彦、小坂健、押谷仁、尾身茂、賀来満夫、釜萢敏、河岡義裕、川名明彦、忽那賢志、小林慶一郎、齋藤智也、鈴木基、舘田一博、田中幹人、谷口清州、中島一敏、中山ひとみ、西田淳志、古瀬祐気、前田秀雄、脇田隆字	第116回 アドバイザリーボード
2月8日	**これからの身近な感染対策を考えるにあたって（第2報）～学校の式典でのマスク着用を判断する際の参考ポイント～** 学校で皆がマスクを着用すれば感染リスクを減らす効果が報告されている。一方で、卒業式や入学式など一生に一度の式典では、マスクを外して参加したいという気持ちも理解できる。このため、体調に不安のある者は参加を控える、参列者同士の距離を空ける、会場内の十分な換気を確保する、近距離での会話を慎む、マスク着用・不着用について本人の意思を尊重するといった事項に配慮すれば、地域における流行が落ち着いた状況下では、卒業式や入学式等の式典において、参列者がマスクを着用しなくてもよいこととすることも考慮され得るとの考えを示した。	Word文書 1ページ	齋藤智也、岡部信彦、阿南英明、小坂健、尾身茂、釜萢敏、忽那賢志、鈴木基、舘田一博、中島一敏、西浦博、前田秀雄、脇田隆字	第116回 アドバイザリーボード
2月10日	**第32回基本的対処方針分科会** マスクの着用の考え方を見直した基本的対処方針変更案について政府から諮問があった。2023年1月25日に専門家が出した「これからの身近な感染対策を考えるに当たって（第一報）」に「これまでの政府の要請に基づく一律の感染対策から、個人や集団が流行状況やリスクに応じて、主体的に選択し、実施することになる」と記載していたことを参考にしたと思われるが、それまで例えば「屋内において、他者と身体的距離（2m以上を目安）が取れない場合」「他者と距離がとれるが会話を行う場合」にはマスク着用を推奨していたが、今後は「個人の主体的な選択を尊重すること」とするというもの。2023年2月8日のアドバイザリーボードで示された科学的知見を入れるなどの修正を加えた上で、分科会として政府提案を了承した。			
2月22日	**オミクロン株による第8波における死亡者数の増加に関する考察** 第8波の流行では、第7波よりも報告される感染者数の最大値は低下しているにもかかわらず、死亡者数は過去最多を更新している。それはなぜか。第8波における死亡者数の増加に関する分析と考察をまとめた。オミクロン株を中心とする2022年初頭の第6波以降、致死率はオミクロン株以前と比べて低下しているが、死亡者数の実数は増加している。この原因は感染者数の増加が関与していると考えられる。第8波においては、感染報告のうち80歳以上の占める割合が第7波の約1・3倍に増加した。若年層の報告が相対的に減少したことに加えて、正月休みなどによる帰省や、医療機関や介護施設でのクラスター発生によって、感染する機会が増えていることも影響している可能性がある。 オミクロン株ではウイルス感染が直接の原因となる肺炎が減少した一方で、ウイルス感染をきっかけとする併発疾患や合併症の増	Word文書 7ページ	今村顕史、太田圭洋、岡部信彦、小坂健、押谷仁、尾身茂、釜萢敏、川名明彦、鈴木基、谷口清州、高山義浩、舘田一博、中島一敏、西浦博、前田秀雄、脇田隆字	第117回 アドバイザリーボード

	3月8日	3月23日	4月19日
悪により死亡する高齢者が増加している。その場合には、介護施設や療養施設における高齢者の基礎疾患だけでなく、身体活動状態の悪さや介護施設での生活も重症化に関連し、認知症も病状の悪化につながる可能性が指摘されている。 その他、死亡者数が多くなっている原因については複数の理由が考えられるとし、感染者数の増加に伴う、高齢者における死亡者数については、これからの対策においても重要な焦点となるとした。	**これからの身近な感染対策を考えるにあたって（第3報）――〝新たな健康習慣〟についての見解――** 2020年当時に「新しい生活様式」の実践例として提言されてきた項目の中には、新型コロナと共生するに当たって必ずしも適当とは言えないものが含まれているため、「新しい生活様式」の抜本的な修正を行った。特に呼吸器疾患は高齢者に対しては生命に関わるリスクが高いため、高齢者の方々に感染が及ばないような配慮は重要であるとし、以下の基本的な対策を一人ひとりが身に着けておくことが必要であると提言した。①体調不安や症状がある場合は、無理せず自宅で療養あるいは受診をする、②その場に応じたマスクの着用や咳エチケットの実施、③換気、三密回避は引き続き有効、④手洗いは日常の生活習慣に、⑤適度な運動、食事などの生活習慣で健やかな暮らしをする。	**これからの身近な感染対策を考えるにあたって（第4報）～室内での感染対策におけるパーティションの効果と限界～** パーティションに期待された役割は、会話などで発せられる比較的大きな飛沫を物理的に遮断すること、いわゆる飛沫感染対策である。一方で、エアロゾルは空気中を浮遊し、空気の流れで室内に拡散するためパーティションでは十分な遮断はできず、まずは換気の徹底が重要だ。2022年7月14日の新型コロナ対策分科会提言「感染拡大防止のための効果的な換気について」などでパーティションが換気を阻害しないための工夫も促されてきた。今後も窓口業務のように多くの人と対面で接する場や不特定多数が密集して飲食する場などでは飛沫感染対策としての活用はあり得る。また、パーティションの有無にかかわらず、こまめな換気は、エアロゾル感染対策として引き続き重要だ。	**新型コロナウイルス感染症のこれまでの疫学と今後想定される伝播動態** 実際の第8波の感染者数は第7波よりも相当程度多かった可能性がある。第6波以降の流行規模が大きくなった主な理由として、オミクロン株およびその亜系統への置き換わり、感染対策の緩和、免疫が持つ感染・発症阻止効果の減弱、国内の罹患率の低さが挙げられる。また、第6波以降死亡者も顕著に増加した理由として、感染者数の増加に伴う死亡者の増加、福祉施設・医療機関でのクラスター増加の影響、高齢者や基礎疾患を持つリスクの高い人たちへの流行の波及、医療の逼迫に伴う急性疾患の治療需要の増大などが考えられる。今後の展開として、「第9波の流行は、第8波より大きな規模の流行になる可能性も残されている」とした。
	Word文書 2ページ	Word文書 2ページ	Word文書 8ページ
	岡部信彦、武藤香織、阿南英明、尾身茂、釜萢敏、高山義浩、舘田一博、田中幹人、中島一敏、中山ひとみ、古瀬祐気、脇田隆字	岡部信彦、今村顕史、太田圭洋、尾身茂、釜萢敏、舘田一博、谷口清洲、坪倉誠、中山ひとみ、林基哉、本間義規、前田秀雄、武藤香織、脇田隆字	押谷仁、鈴木基、西浦博、脇田隆字
	第118回 アドバイザリーボード	第119回 アドバイザリーボード	第121回 アドバイザリーボード

補論：提言の根拠は何だったのか

私たちが１００以上の提言を作成する際に、どのような研究方法を用いたか。具体例を挙げる。

（1）集まった疫学データを分析する中で分かったケース

疫学とは、公衆衛生の調査・研究手法の一つであり、一人ひとりの症例ではなく複数の症例を集団（マス）で捉え、人や時間、場所などによって頻度を分析する。

①パンデミック初期の提言

パンデミックの初期から、専門家グループのなかで疫学データの分析を担当していた押谷さんや西浦さんらは、無症状者や軽症者、潜伏期間中の人も感染させることや、感染しても誰にも感染させない人がいる一方で、一部の人たちが多数に感染させると考えた。

このため、日本や諸外国で実施していたような陽性者を徹底的に隔離し、その濃厚接触者を調べるといった「前向きの積極的疫学調査」だけでは実際に感染した人を効率よく見つけることが困難であり、感染拡大を防ぐことが難しいと考えた。感染が確認された人たちが過去に訪問した場所などを調べる。もし過去の同じ日時に共通の場所を訪れていれば、そこが「クラスター（感染者の集団）」の発生場所として特定される。その周囲でクラスターの発生を制御することができれば、クラスターの連鎖を防げる。これが「後ろ向きの積極的疫学調査」の意義である。

2020年2月24日の専門家会議の見解を受けて、翌25日に政府の新型コロナウイルス感染症対策本部が決定した基本方針でも「感染の流行を早期に終息させるためには、クラスター（集団）が次のクラスター（集団）を生み出すことを防止することが極めて重要」と記された。

クラスター対策については（6）でも述べる。

②「5つの場面」、若年層の移動を介した感染拡大、飲食を介した感染拡大

2020年4月の第1回緊急事態宣言では「接触機会の8割削減」といった広範かつ一律の行動制限を要請した。しかし2020年春以降、疫学データの分析や、大都市の歓楽街の調査によって、次第に他者との飲食の場面が感染対策の急所であることが分かってきた。

2020年9月25日に自治体などからのデータを基に整理した「7つの場面」を2020年10月23日に再整理し、感染リスクの高い「5つの場面」を提言した。

さらに、国内において20～50代の比較的若い層の移動が感染を拡大させることも分かってきた。2020年12月3日に押谷さんがアドバイザリーボードに出した「国内移動と感染リスク」という資料では、若年層（10～50代）が感染し、彼らが移動することに伴って、他の地域に感染を広げていることを示した。

２０２０年12月23日に新型コロナ対策分科会が出した「現在直面する３つの課題」では、若年層の移動や飲食を介した感染拡大についてさまざまなエビデンスを示しながら、こうした急所を押さえた感染対策をとるように提言した。

(2) 調べたい内容に合った研究方法を選択したケース

調べたい内容が特定されているときには、それに合った研究方法を選択した。

① 感染症数理モデル

２０２０年４月の第１回緊急事態宣言発出の際は「最低７割極力８割」の接触機会の削減を求めたが、これは西浦さんが、数理モデルを使って算定したものである。当時はそれ以外にどれだけの人流削減をすればよいかというデータはなかったため、私を含め、他の専門家もこれを支持した。

背景には１９１８年に流行したスペインかぜ以来、感染症学の基本とされてきた対策があった。米国東部の都市フィラデルフィアでは、第１次世界大戦の戦時公債の購入を市民に呼びかけるため、20万人を動員したパレードが行われていた。このため感染が大規模に拡大し、多数の人が亡くなった。

一方、米国中西部の都市セントルイスでは最初の感染者が出てから２日後に市長が緊急事態宣言を発し、学校や劇場といった人々が集まる場所への外出を禁止するなど極めて厳格な行動制限を実施し、接触機会を削減し、フィラデルフィアに比べ圧倒的に死亡者数が少なかった。そうした感染症学における「常識」に「8割削減」は符合していた。

②ケースコントロール研究（症例対照研究）

感染者（疾患群、ケース）と非感染者（対照群、コントロール）で比較を行うことにより、感染者と非感染者の間で、ある要因についての関係に差があるかを判別する方法である。

例えば、２０２１年７月７日のアドバイザリーボードには、構成員である鈴木さんから「新型コロナウイルス感染症の社会行動リスク解析：パイロット調査の暫定報告」が提出された。２０２１年３月30日から６月８日の期間に発熱外来受診者にアンケートを実施し、後に検査結果が判明した際に、検査陽性者を症例群（ケース）、検査陰性者を対照群（コントロール）とした。都内の２つの医療機関でアンケートを回収できた人のうち、未成年などを除外した２８４人（陽性29人、陰性２５５人）を分析した。従来リスク因子とされてきた会食は感染の確率が高いことが分かった。

③診断陰性例コントロール試験（test-negative 法）

②の症例対照研究の亜型で、ワクチンの有効性を評価するために、検査陽性者を症例群とし、検査陰性者を対照群として、それぞれのワクチン接種状況をさかのぼって追跡する「診断陰性例コントロール試験（test-negative 法）」という手法が一般的になってきた。

２０２１年９月１日のアドバイザリーボードには鈴木さんから提出された「新型コロナワクチンの

発症予防効果を検討した症例対照研究の暫定報告」は、この手法を用い、2021年6月9日から7月31日までに東京都内の5カ所の医療機関の発熱外来等を受診した成人を対象にワクチン有効性評価のための症例対照研究（診断陰性例コントロール試験、test-negative 法）の暫定結果を示したものである。検査前に基本属性、新型コロナワクチン接種歴などを含むアンケートを実施し、未成年者などを除外し、PCR検査後に陽性者を症例群（ケース）、陰性者を対照群（コントロール）と分類した。その結果、感染のオッズ（確率）を調べたところ、ワクチンを接種して14日以上経過した者は未接種者と比較して、統計学的に有意に感染のオッズが低かった。その時点で承認されていたワクチンの新型コロナの発症に対する有効性などが示された。

2022年9月14日のアドバイザリーボードでは「新型コロナワクチンの有効性に関する研究」が11都府県17カ所の医療機関の共同症例対照研究として発表された。オミクロン株BA・5の感染が全国で拡大した2022年7～8月において発症予防に対するワクチンの有効性を評価した。16歳～64歳においてファイザー社製・モデルナ社製いずれかの新型コロナワクチン2回接種完了後181日以上経過した場合でも未接種と比較して有効性を認めたが、3回接種を行うことによりその有効性が上昇することなどが分かった。

④ 患者の徹底的分析（The first few hundred 調査：FF100）

2022年3月14日に国立感染症研究所と国立国際医療研究センター国際感染症センターが発表し

た「SARS-CoV-2 オミクロン株感染による新型コロナウイルス感染症の積極的疫学調査（第6報）：ウイルス学的・血清学的特徴」では、感染者のウイルス排出期間について、オミクロン株流行当初の入院126例について呼吸器や血液検体をかなり詳細に調べた。ワクチン接種者とワクチン未経験者ともに診断もしくは発症後5日目から10日目にかけて低下し、10日目以降は感染性ウイルスがほとんど検出されなくなることが示唆された。

（3）国内外の論文や研究報告などを総合的に分析し、提案したケース

（1）や（2）のように実際のデータに、直接、基づいた研究ではなく、国内外の論文を読み議論しながら、専門家グループの間で合意した内容を提言したケースもあった。いわゆるエキスパートオピニオンである。エキスパートオピニオンの具体例を挙げる。

①マイクロ飛沫感染（エアロゾル感染）

マイクロ飛沫（エアロゾル）とは空気中を漂う5マイクロメートル未満の粒子のことである。マイクロ飛沫感染とは、換気の悪い密閉空間でこうした粒子がしばらくの間空気中を漂い、感染が広がる恐れがあることを意味する。

私たち専門家はパンデミック初期からマイクロ飛沫感染の可能性があると認識していた。2020年2月24日の見解で「呼気による感染の可能性」に触れた。呼気とは鼻や口から吐き出す息のことであり、咳やくしゃみだけにとどまらず、会話や呼吸などによる息も含む。だが政府が啓発の方法について難色を示したため「ただし、例外的に、至近距離で、相対することにより、咳やくしゃみなどがなくても、感染する可能性が否定できません」という表現とした。

その後、マイクロ飛沫感染が、重要な感染経路の一つであることが世界的にも認識されるようになった。2020年7月30日のアドバイザリーボードに「新型コロナウイルス感染症はこうした経路で広がっています」という啓発資料を提出した。

②感染者の自宅療養期間や濃厚接触者の健康観察期間の短縮

2021年末から重症化率は低いが、感染伝播力の極めて高いオミクロン株が国内でも流行し、瞬く間に広がっていった。

感染者や濃厚接触者が急激に増加する中で、これまで発症後10日間とされていた感染者の療養期間や、14日間とされていた濃厚接触者の健康観察期間を短縮することが、医療や保健所機能を守るためだけでなく、社会活動の維持においても極めて重要であると考えた。

このため、2022年1月13日のアドバイザリーボードに「感染者の療養解除および濃厚接触者の健康観察の期間の短縮について」を提出した。本来は適切なデータを踏まえたエビデンスに基づく対応とすべきであるが、社会機能の維持が急速に困難となる事態が生じる可能性に備えて、その時点で得られた限定的な情報を基に、専門家のエキスパートオピニオンとして提案した。

図　マイクロ飛沫感染について

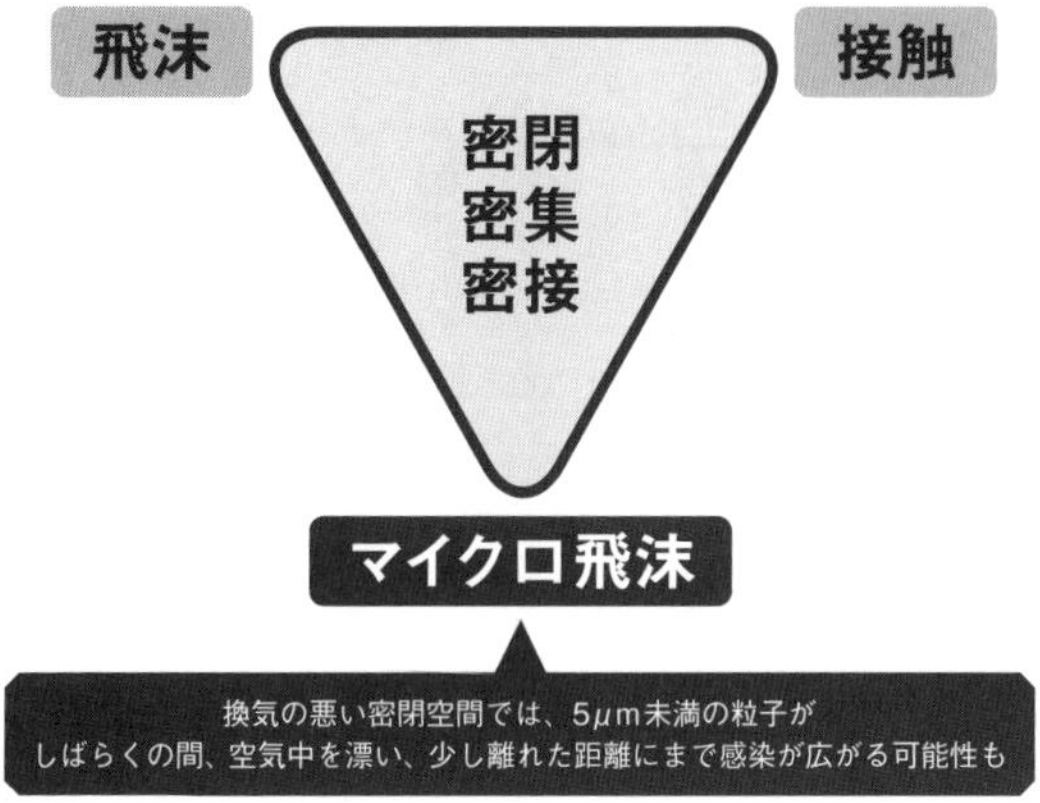
飛沫
接触
密閉
密集
密接
マイクロ飛沫
換気の悪い密閉空間では、5μm未満の粒子が
しばらくの間、空気中を漂い、少し離れた距離にまで感染が広がる可能性も

2020年7月30日に厚労省アドバイザリーボードに提出された資料で「飛沫感染」や「接触感染」と並ぶ「マイクロ飛沫感染（エアロゾル感染）」について啓発した（出所:2020年7月30日アドバイザリーボード「新型コロナウイルス感染症 はこうした経路で 広がっています」）

図　換気の重要性

エアロゾル感染を防ぐ空気の流れ

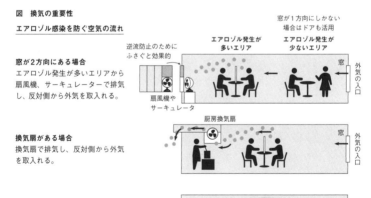

窓が2方向にある場合
エアロゾル発生が多いエリアから扇風機、サーキュレーターで排気し、反対側から外気を取入れる。

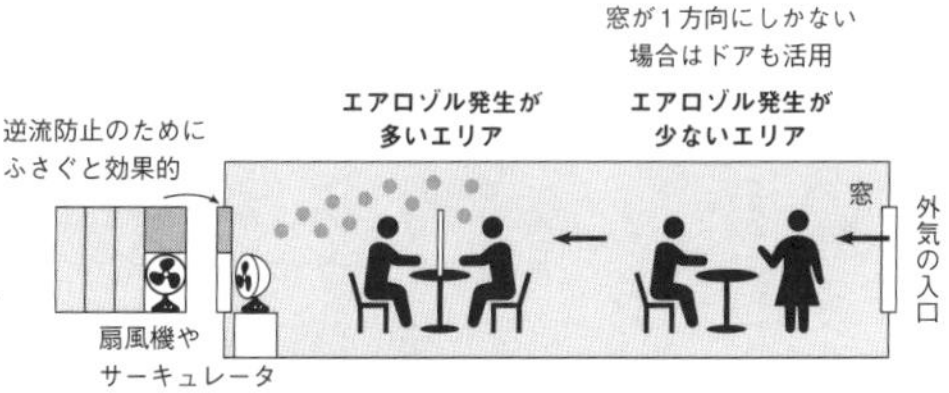

換気扇がある場合
換気扇で排気し、反対側から外気を取入れる。

厨房換気扇
窓
外気の入口

換気扇・窓がない場合
空気清浄機でエアロゾルを捕集。

空気清浄機

工学の専門家と連携し、エアロゾル感染を防ぐ効率的な換気のあり方について提言した（出所：2022年7月14日新型コロナ対策分科会「感染拡大防止のための効果的な換気」について）

③ マスクの感染防御効果

2023年初め、新型コロナの感染症法上の位置付けを新型インフルエンザ等感染症から季節性インフルエンザと同等の5類感染症に引き下げることなどをはじめとする社会経済活動の本格再開に向けた議論の中で、それまで基本的感染対策と位置付けられていた室内におけるマスクの着用の是非について社会の関心が集まっていた。

そのため、マスク着用の効果について改めて社会に科学的根拠を示す必要があると考え、国内外の研究論文を解析した。

マスク着用に関する78件の研究結果を解析すると、1週間でみるとマスク着用者の感染リスクは非着用者の0・84倍となる。これは、自分が感染しない目的でのマスク着用効果に相当する。また、関連論文21件をレビューした結果、コミュニティー全体でマスク着用を推奨すると、新規感染者数、入院患者数、死亡者数をそれぞれ減少させる効果があることも示唆された。

(4) 他分野の専門家と連携したケース

私たちが提言書作成に当たって留意したポイントの1つに新型コロナ対策分科会やアドバイザリーボードなどの委員ではない専門家や、感染症以外の分野の学会などとも連携することがあった。ただし、これは先にも述べたように、メンバーの個人的なつてをたどることも多かった。

例えば、工学の専門家と連携して、効果的な換気の仕方を提言したことがある。私たち専門家はパンデミック初期から換気の重要性を指摘し、2020年7月30日のアドバイザリーボードにマイクロ飛沫感染（エアロゾル感染）に関する啓発資料を出してからは、換気の徹底を呼びかけてきた。2022年7月14日、新型コロナ対策分科会に林基哉北海道大学工学研究院教授ら工学の専門家の協力を得て、「感染拡大防止のための効果的な換気について」という提言を出し、エアロゾル感染を防ぐ空気の流れや、換気を阻害しないパーティションの置き方などについてまとめた。

またオミクロン株流行下では高齢者や小児の感染が特に問題となったが、2022年6月8日には日本老年医学会などと連携し、「高齢者における新型コロナウイルス感染症の療養の課題について」という提言を出した。2022年6月1日には小児科医とも連携し、「小児における新型コロナウイルス感染症の課題について」という提言をまとめた。

これらも厳密なデータに基づくわけではなく、その分野の専門家の科学的知見を聞いた上でまとめたエキスパートオピニオンである。

このほか、2022年4月に「2021年の夏期の感染拡大が収束に至った要因に関する学際的な研究からの見解」という文書をAI（人工知能）の研究者らとの共同研究でまとめた。

（5）社会経済活動との両立や、社会経済活動の本格再開のための総合的な判断

私たち専門家は、2020年3月9日の専門家会議の提言で「社会・経済機能への影響を最小限と

しながら、感染拡大の効果を最大限にする」ことを基本方針とした。感染対策と社会経済活動とを両立させるには一つの価値基準ではなく複数の価値基準からの「総合的な判断」が求められた。

新型コロナの感染拡大がやや落ち着いた2020年6月から7月初めには経済の専門家も含めて3週間ほど議論し、「検査体制の基本的な考え・戦略」という提言を出した。また2020年8月7日には、「今後想定される感染状況と対策について」として感染状況と医療提供体制への負荷に応じて4つのステージに分類した。感染対策と社会経済活動との両立には、社会経済を動かす中で感染レベルが上がれば迅速に対応し、感染レベルをなるべく早期に下げることが重要であると考えたためだ。

また、オミクロン株の流行に伴い、2022年1月から、それまでの厳しい感染対策からオミクロン株に合った弾力的な対策に移行するとともに、新型コロナを「普通の病気」として位置付け、社会経済活動を本格再開していくべきなのではないかという、いわゆる「出口戦略」について、経済の専門家である大竹文雄さんから提起されるようになった。そのため、医療の専門家と経済の専門家が協力して、2022年4月27日の新型コロナ対策分科会に「4つの選択肢」を出した。

さらに専門家の間で議論を深め、2022年8月2日には専門家有志18人で「『感染拡大抑制の取り組み』と『柔軟かつ効率的な保健医療体制への移行』についての提言」を政府に提出し、記者会見でも発表した。当時、感染が急拡大しており、高齢者を中心に死亡者は過去最多であった。こうした中で、医療逼迫の深刻化を極力回避しつつ社会経済活動を継続するなら、①感染拡大を招かない一人ひとりの主体的行動の涵養（かんよう）、および、②オミクロン株の特徴に合わせた柔軟かつ効率的な保健医療体制への移行が必要であると打ち出した。

２０２２年11月30日、アドバイザリーボードで加藤厚労大臣から新型コロナの感染症法上の位置付けについて「引き続き専門家の皆さんの御意見も伺いながら、その時々の感染力等の状況や最新のエビデンスに基づき、総合的に早期に議論を進めたい」との話があった。要請に応える形で、同年12月28日のアドバイザリーボードに「新型コロナウイルス感染症対策に関する見解と感染症法上の位置付けに関する影響の考察」という提言を出した（公表は翌年1月11日）。「本疾患が季節性インフルエンザ等の流行性疾患と同様な対応が可能な疾患になるには、もうしばらく時間がかかると考えられる」という前提の下、感染法上の位置付けを変更するとした場合に考えられる影響について考察した。

（6）仮説を立てる

（3）の①で述べたように、パンデミックの初期、新型コロナウイルス感染症は感染者の多くは感染させないが、一部の感染者が大量の2次感染を引き起こすために感染が急拡大するという仮説を押谷さんが立てた。この仮説は、その後1万６０００例以上の症例分析の結果、証明された。また諸外国の専門家もこの考えを支持した。これが従来の前向きの積極的疫学調査だけではなく、後ろ向きの積極的疫学調査によってクラスターを特定することで感染拡大防止に役立てる「クラスター対策」につながっていった。

このように仮説を立てて、それを証明することを他にもやろうとした。例えば、どのような人が2

次感染させやすいか。あるいは、どのような症状があれば2次感染させやすいといえるのか。PCRは唾液などに含まれる微量のウイルスの遺伝子を専用の試薬と装置を用いて反応させ、増幅する検査方法だ。遺伝子が十分に増幅され検出されるために必要な反応回数を「Ct値」と呼ぶ。このCt値を使えばどのような人が2次感染を起こしやすいかが分かるのではないかなどと、いろいろと仮説を立てたが、残念ながら結局うまくいかなかった。

(7) 緊急事態宣言の効果を検証

緊急事態宣言に実際にどんな効果があったのか、専門家は事後的に検証し、専門家会議や新型コロナウイルス感染症対策分科会で政府への提言としてきた。具体的には、2020年5月29日の専門家会議の提言に第1回緊急事態宣言の効果分析を盛り込んだ。2021年4月8日には「今冬の感染対策の効果の分析について」という新型コロナウイルス感染症対策分科会の提言で第2回緊急事態宣言前後の対策を分析した。

2022年4月6日のアドバイザリーボードには疫学的手法に加えて、AIやシミュレーションによる分析も取り入れる形で「2021年の夏期の感染拡大が収束に至った要因に関する学際的な研究からの見解」という提言を出した。ここでは21の都道府県に第4回緊急事態宣言(注:沖縄県は第3回緊急事態宣言がそのまま延長された)を出すことになった2021年7~9月の第5波がなぜ急に収束したかを分析した。

あとがき

本書を書くに当たって、最初に考えたのは目次をどうするかであった。目次さえ決まればこの本の骨格が出来上がり、あとは時間をかければ何とかなると思ったからだ。ところが、目次のたたき台ができた時点で本文を書き始めてみると、書きたいことと目次との間で齟齬が出てきてしまった。目次と本文の間の往復が最後まで続いた。

次に考えたのは、本のタイトルであった。これは全く迷わなかった。私たちの1100日間を一言で表そうと思えば、「葛藤」という言葉しか浮かばなかった。

さらに、副題である。「専門家」とするか「専門家たち」にするか。本書の著者は私一人なので、「専門家」でもよいかもしれない。しかし本書は専門家たちが膨大な時間を割いて作った提言書を中心に書かれている。「専門家たち」とするのがふさわしいと思った。

他にも迷いはあった。「闘い」とするか、「記録」とするか。確かに私自身「ウイルスとの闘い」というフレーズをたびたび使ってきたので少し迷ったが、私たちの葛藤を描いた本書では、「記録」のほうがふさわしいと思った。そもそもこのウイルスは闘って倒せる相手ではなかった。

2020年2月、アドバイザリーボードや専門家会議のメンバーになったときには、このようなタイトルの本を書くことになるとは、夢想だにしなかった。

各章を書き進めながら、お世話になった人々のことを思い出していた。

市民の皆さんにはそれぞれ大変なご苦労があったと思われるが、そうした中、「接触8割削減」や「三密回避」などの感染対策に対して協力していただいたことに心よりお礼を申し上げたい。

3人の首相、歴代の厚労大臣や新型コロナ対策担当大臣、知事、行政官の方々、保健・医療関係者の皆さんには、立場は違っても危機を何とかして乗り越えようという共通の思いで、率直な意見交換をさせていただいた。心から感謝申し上げる。

さて、勉強会で提言書作成のために膨大な時間を共有した仲間たちへ。新型コロナというウイルスの手ごわさや、問題の複雑さに加えて、こういう場合の私のしつこさもあってか、毎週日曜日の勉強会は6時間を割ることはまれだった。しかし勉強会をやめようと言ったり、不満を述べたりする人は誰もいなかった。皆さんと3年以上にわたり仕事ができたことは、私の人生の宝である。

最後に日経BPおよび日本経済新聞社の方々、特に外薗祐理子さんにお礼を言いたい。専門家助言組織の提言や議事概要、マスコミの報道など膨大な資料を集めてくれた。どう表現するか迷ったときにもらったコメントはありがたかった。本書の執筆をどうにか終えられたのは彼女のおかげである。

2023年8月
尾身 茂

尾身 茂（おみ・しげる）

1949年生まれ。自治医科大学卒業（第1期生）。医師、医学博士。伊豆諸島や都内での地域医療などを経て、90年から世界保健機関（WHO）に勤務。99年WHO西太平洋地域事務局長。2009年帰国。独立行政法人地域医療機能推進機構（JCHO）理事長などを経て2022年公益財団法人結核予防会理事長。2009年政府の新型インフルエンザ対策本部専門家諮問委員会委員長。2020年2月、厚生労働省新型コロナウイルス感染症対策アドバイザリーボード構成員、新型コロナウイルス感染症対策専門家会議副座長。同年3月、基本的対処方針等諮問委員会（のちに基本的対処方針分科会）会長（2023年8月31日まで）。2020年7月〜2023年8月、新型コロナウイルス感染症対策分科会会長。

1100日間の葛藤

新型コロナ・パンデミック、専門家たちの記録

2023年9月25日　初版第1刷発行
2023年11月6日　　　第4刷発行

著者　尾身 茂
発行者　森重 和春
発行　株式会社日経BP
発売　株式会社日経BPマーケティング
〒105-8308　東京都港区虎ノ門4-3-12
装丁　奥村 靫正／TSTJ
デザイン・制作　山田 開生／TSTJ
編 集　外薗 祐理子
印刷・製本　図書印刷株式会社

ISBN:978-4-296-20255-3

本書に関するお問い合わせ、ご連絡は下記にて承ります。
https://nkbp.jp/booksQA